手のスプリントのすべて

第4版

矢﨑 潔 ◆ 著

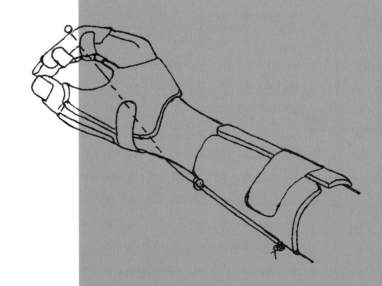

三輪書店

装具とは，補装具の一つである．この補装具とは「障害者等の身体機能を補完し，又は代替し，かつ長期間にわたり継続して使用されるもの，その他の厚生労働省令で定める基準に該当するものとして，義肢，装具，車いすその他の厚生労働大臣が定めるもの」(『障害者総合支援法』第一章第五条第 23 項) と定義される．

第4版　はじめに

　リハビリテーションという言葉の理解も，作業療法の理解もなく，この道に入ったのは45年前である．武蔵野の府中の高台で多くの変わり者と学び，学生時代を過ごした．そこでは，新しいものばかりであり，いろいろな授業を受けた．その中で，物作りである手工芸の陶芸に興味が魅かれ，いろいろな湯呑づくりに挑戦した．そのほか，専門分野の授業・実習では創造性を生かせそうなスプリントに興味を持ち始めていた．ただ，義肢装具学の座学では厳しかった荻島秀男先生の講義であったためか，それ以上の興味は惹かれなかった．しかし，就職先が東京都老人総合研究所に決まり，そのリハビリテーション医学部運動学研究室に所属することで大きく変わった．それは，予測もしていなかった荻島秀男先生が，上司：リハビリテーション医学部長として赴任してきたことであった．

　座学では興味を持てなかったが，仕事をしてゆく中で，さまざまなチャンスを与えてくださったのが，荻島秀男先生であった．そして，勉強の嫌いなわたくしを見抜き，耳学問・目学問を主体に装具学への道に導いてくれていった．このようにして，恩師荻島秀男先生はじめ，先輩・同僚・部下，多くの患者さんに助けられながら，わたしはリハビリテーション医療・教育での仕事を40数年続けることができた．

　最近は，そろそろ自分の仕事をまとめ，また誰かに引き継いでいただき，引退も考え始めている．しかし，最後にわたし自身がやらなければならない残された仕事もあり，その挑戦をしていることも確かである．その中の一つが，この『手のスプリントのすべて』の再版である．そして，将来後継者が出てきて，これを引き継いでくれればと願っている．

　わたしは，作業療法士として研究・臨床（身体障害領域）・教育と幅広い分野に席を置き働いてきた．その半ばの20年ほど前に，アメリカでの手外科領域のリハビリテーションの臨床経験や恩師Maude H. Malickの教えなどを中心にまとめた『手のスプリントのすべて』を出すことができた．この本は，多くの先輩・患者さんの教え・協力があってこそ成し得たものと感謝している．そして，患者さんや先輩・読者の皆さんに助けられながらも，第4版の出版へと話が進んだのも確かである．このように，わたしの人生は多くの人に支えられながら一歩一歩進んできたといえ，非常に幸せ者であると思っている．

　2013年の秋から，そろそろと思い，再版の準備には取り掛かっていた．そして，その暮れからは本格的に第4版への改変・加筆作業は始まっていた．ただ，まだ三輪書店からは声はかかっていなかった．でも大変な作業であったことは確かであった．そして，声がかかって1年ほどかかった今年のはじめに第一段階は終了して，三輪書店の佐々木理智さんとの第二段階の作業が始まった．彼女にとって地獄であったかもしれないが，わたしはその献身的な作業と仕事への情熱に深く感謝していると同時に，わたしは多くのことを学び確かめることができ，質の高い本ができたと思っている．

　この1年は，私生活でもいろいろとあった．それは，天国と地獄のようであった．

　特に，昨年秋にすぐ上の兄：淳が入院し，この春に旅立ったことは，わたしの人生にとって3番目に悲しいことの出来事であった．ただ，この再版作業は佐々木さんの力によって明るい将来を開くものにしてくれたと思われる．一方では，娘：璃沙の自立と将来の伴侶が決まったことは，わたしと家族にとっては非常に嬉しいことであった．息子：洋平も大学を卒業し，社会人として歩んでおり，妻：芳子と共に心配しつつ，喜んでいる．

　最後になるが，この本を兄：淳に捧げたい．そして，奥の間で仕事を続ける我儘なわたくしを長い間，静かに見守り，支えてくれている妻：芳子に深く感謝したい．そして，これからもわたくしを支えてくれることを願う．

2015.7.15　さいたま市にて
やさき　きよし

第3版　はじめに

　世界的な気象現象の異変が続き，最近になく寒い冬が過ぎてゆく中で，新たな出発となる『手のスプリントのすべて　第3版』が完成しつつあるのに何かほっとする．同時に，"新たな光"が見えてくるような気がしてくる．

　今の世の中は，"いいこと"が少ない．また，いろいろな報道で人々は悲しんだり，浮かれたり落ち着きがないのが現状である．改革と叫ばれ数年，医療制度の変革の影響を直接受けるセラピストは，日々の臨床活動の中で実感として経済的な進展のないことを感じているだろう．また，感じてほしい．でも，それが自分たちの責任であることを考え，改善の一歩を踏んできている人がいることも確かかも！　でも多くの人は，大きな流れの中で変化を求めてはいないようである．

　多くの場合，先輩からの厳しい指導のないセラピストは，免許取得とともに一人前とされる．いや本人が一人前と思い込む．現在のセラピストの卒後教育は最悪かも？　もっと免許取得前の"人間教育の充実"と臨床での卒後教育が必要ではないだろうか．

　自分が，臨床をはじめた頃にはなかったもので，今，気になることがある．

　最近，病院に行くと「次の患者様の○○様．」の"○○様"，でも"こころ"の伴ったものなのか非常に疑問に感じる．本当にその気持ちがあるならば，と考えさせられることが非常に多いからである．この感覚は，リハビリテーションの現場でも強く感じ，「こんなことで"保険請求"ができるかな？」と思うことも多くなっている．

　もし，○○様と考えるならば，もっと自分を鍛えるべきである．職場では，自分も含めセラピストにプロフェショナルとしての行動を願い思う．特に，医療社会に自分を委ねているかぎり，日々発展している技術は習得してほしい．当然，自分の出た学校で教えられなかった"知識・技術・情報"は学び，習得し，身につけるように努力するのは当然である．

　臨床では，学校で教わらなかったからとはいえない．対象者・利用者からは経験があってもなくても同じに見られる．当然，保険診療上も同じである．でも最も必要なのは，学校で教えることのない"はさみの使い方"かもしれない．これは一つの極端な例であるが．

　30数年，自分がこの道を歩み，特にここ数年は，いろいろな意味で疑問を感じ原点に戻れればと"もがき，すすん"できたが，初心に返るといかに自分が怠惰であったかに気がつく．そんな中，新たな挑戦として自由な自分に戻り，疑問を感じながらも1年間一歩一歩すすんできた．そして，この1年は，"継ぎはぎ"の仕事，それぞれの場面で全力を尽くしたと思うが，対象者には迷惑をかけてきただろう．臨床現場では，総合病院土浦協同病院（茨城）と藤井脳神経外科病院（栃木）の若いセラピストに刺激を受け，多くのことを学んできた．

　いろいろなことで，自分を振り返ることができた1年であったと思われる．自分は，本当に幸せな人間と思う1年でもあった．反面，周りの人は苦痛なことも多く，耐えることを強いられたのかもしれない．

　どんな時も，周りの人の理解と助けがなければ人々は生きていけない．自分も同じである．家族が自分を陰で支え，仕事の機会を与えてくださった人々の理解，我慢し，共に働いてくれているセラピストの仲間意識，特に自分の毒舌を我慢しながら可能性を求めている対象者・利用者の忍耐には深く感謝する．ただただ，自分は幸せな人間である．

　最後に，三輪書店の皆様に，この本を新たな姿で再出発させてくださることに感謝する．そして，多くのセラピストにとって少しでも刺激になればと考える．さらに，進歩が遅れている臨床現場での"スプリント療法"の発展に繋がれば幸いである．

　2006年2月20日　　　　　　　　　　　　　　　　　　　　　　　　作業療法士　矢﨑　潔

　　　　　　　　　　　　　　　　　　　　　　　　　　　　　　　　　　　　　　　市川にて

第2版　はじめに

　『手のスプリントのすべて』が，出版されてすでに4年の月日が過ぎた．この間，セラピストに留まらず多くの人々に読まれたことを感謝するとともに驚きを感じている．また，装具の世界も少しずつ進歩していることがうかがえ，自らも努力しなければならないと考えている．

　スプリントを作製しはじめ，25年以上経過したが，最近，思いの外，スプリントについてリハビリテーション医学・整形外科分野に携わる人々の関心が高いことに気づかされた．現在，本書が学生の教科書や臨床に携わるセラピストの方々に幅広く利用されていることは，非常に幸せなことと思っている．このことは，この本の「スプリントの普及とレベルアップ」という目的を多少なりとも果たしていることを示すものと，感謝している．

　改訂にあたり，あくまで装具全体を捉えながらスプリントを紹介していくという初心を忘れることなく，初版の不備な点と基本的なスプリントが一部抜けていたのを補充することにした．また，新しい装具の流れとスプリントの部品なども紹介し，加えた．

　人生50年と言われた時代であれば，私の人生も終着駅に近づいてきていると思われる．そして，私にとって今年は，それに匹敵するような年でもあった．

　職業人として，身近な者との関係や社会人としての信頼を完全に崩し，失った年であり，自分自身が新しく生まれ変わらなければならない年でもあった．最も身近にいた妻・芳子は厳しくもあったが，大きな支えにもなっていた．身体的に制限された身体で家族を支えながら私の仕事を見守ってくれたことは確かである．新しい自分を見守る家族はすばらしいものである．サボテンを世話する自分を笑う娘・璃沙，サッカーをともに楽しんでくれる息子の洋平，常に冷静に批判する妻・芳子があってこそ「挑戦」があり，大きな山を越えることができたと確信している．

　新しい道を『手のスプリントのすべて』の改訂で出発できたことは非常に嬉しいことである．

　私が一人でいると人間から「人」となるようであるが，「ノ」が「\」の支えがあって生きることができるものとを感じている．「\」は家族であり，私の心の支柱でもある．

　この本が，みなさんが臨床で一人になったとき，「\」の役割を果たすことができればと考えている．

　最後に，いろいろな人々に感謝しなければならないと思うが，特に，心臓手術を終え，療養にあたっている母・きみよに感謝し，この本を捧げたいと思う．

　　1998年6月24日　　　　　　　　　　　　　　　　　　　　　　　市川　大野中央病院にて

　　　　　　　　　　　　　　　　　　　　　　　　　　　　　　　　　　　　　矢﨑　潔

第1版 はじめに

　リハビリテーション医療の世界に入り，既に20年の歳月が過ぎ去った．私にとって，リハビリテーションのはじまりは，府中の高台に建てられた校舎の図書館の本の山のなかで五味重春先生にお会いしたときである．

　英語が苦手であったために，進路を変更し，行き着いたところが「東京都立府中リハビリテーション学院」であった．しかし，その学院が英語を基盤にした教育をしているとは知る術もなかった．そして日本人教師（？）でありながら黒板に英語で書く先生，常に「英語の不得意な私」を苛めてくれたのが荻島秀男先生であった．その先生に好感がもてる訳はなかった．しかし，無事卒業を迎え，就職は東京都養育院に決め，出勤した．

　その時，はじめて運命の悪戯を知った．最終的に，老人総合研究所に決まり，そこでの上司が荻島先生であったが，私には別人に見えた．荻島先生は本格的に装具への道を開いてくださった．ここでの仕事は現在の解剖・運動学的基礎づくりで，装具研究の出発点であり，長い旅立ちでもあった．また師としての「荻島秀男先生の人間性」に接することのできた時期でもあった．そして世界のいろいろな装具を見る機会を得た．またMaude H. Malickに会い，勉強するための段取りをつくってくださったのも荻島先生であった．

　Maude H. Malickは，私にスプリントの基本を示し，それらを系統的にまとめることを教えてくれた．ここでの3年半はすべてが新しいものであり，興味深いものであった．そして親から受け継いだものが開花しはじめた時でもあった．しかし，Maude H. Malickは教えることの限界を知り，私に次のステップを踏むことをすすめてくれた．Maude H. Malickがすすめたところは，Philadelphiaの手のリハビリテーション・センターであった．そこでは多くの患者がいろいろなスプリントを装着していたが，Maude H. Malickとは異なるアプローチをしていた．それは，今までの考えからは想像のつかない華やかさで，スプリントが激しい流れのなかで活き活きしているのを見ることができた．このようにして両親から受け継いだ私の「器用さ」は大きく磨かれ，スプリントに対する基本的な考え方・技術が確立していった．その後，生来の「頑固」さからセンターを去らざるをえなくなったが，自分を試したかったことから，再びアメリカでの生活が続いた．この時も恩師である荻島先生は信頼し，見守ってくれた．

　帰国後は静かなところで一からやり直したかった．そして盛岡でその後の生活を伴にしてくれる妻・芳子に会うことができたことは幸運であった．璃沙の誕生は，再び，目標である「スプリント」に関心を引き寄せる結果となった．しかし，常にすべてが思い通りにはならなかった．可愛いい「静夏」の死は40数年間の自分を振り返らせ，念願の「スプリントの本」を書く決心をさせた．そして，その生れ代わりとも言える「洋平」の誕生は，我が家に明るさと希望を与えてくれた．心の支えである「静夏」と明るい家庭を支える二人の子ども，妻・芳子の支えがあってはじめてこの本が完成する運びになった．

　私が歩んできたように，人間は，一生のうちで多くの人に出会い，それらの人々の力で大きく育つことができる．そして，その人たち以上に努力するならばいかなる困難な道も開け，短い時間でその次の段階へ進むことができると思う．

　この本が，読者のみなさんにそんな「出会い」を与えることができるならば幸いである．

　臨床20年で，一つの目標を達成できたことは非常に幸せであった．

　この本は，亡き父「平八」，今も世界一の母の座を譲らない母「きみよ」に捧げたい．そして，この本ができるまでの長い間，常にご指導くださり，出版するまでにしてくださった恩師・荻島秀男先生と実際出版・印刷に際して協力してくださった三輪　敏さんとそのスタッフには深く感謝する．また，職場において，独裁者である自分を理解し，協力してくれている個性豊かな部下たちに感謝する．そして，現在の仕事を温かく見守ってくれる当院，会長・長谷川幹太郎氏，理事長・長谷川鉄士良氏の両氏には常々感謝している．

1994年4月20日　　　　　　　　　　　　　　　　　　　　　　　　　　市川　大野中央病院にて

矢﨑　潔

目次

I．セラピストと装具，そして，スプリント

1．装具の概念 ……………………………………………………………… 3
    1．装具とは ……………………………………………………………… 3
    2．装具とスプリント …………………………………………………… 3

2．装具の歴史 ……………………………………………………………… 5
    1．古代から10世紀までの装具 ………………………………………… 5
    2．11世紀から19世紀までの装具 ……………………………………… 5
    3．20世紀以後の装具 …………………………………………………… 7

3．リハビリテーション医療と装具・スプリント ……………………… 13

4．治療訓練と装具（スプリント） ……………………………………… 15
    1．頸椎装具（CO）・頸胸椎装具（CTO） …………………………… 15
    2．体幹装具 ……………………………………………………………… 16
        1）胸腰仙椎装具（TLSO）・腰仙椎装具（LSO） ……………… 16
        2）側彎症装具・その他の体幹装具 ……………………………… 18
    3．下肢装具 ……………………………………………………………… 19
        1）治療訓練と下肢装具 …………………………………………… 19
        2）リハビリテーションにおける下肢装具の役割 ……………… 20
        3）長下肢装具（KAFO） ………………………………………… 20
        4）短下肢装具（AFO） …………………………………………… 23
        5）膝装具 knee orthosis（KO） ………………………………… 27
        6）小児に対する装具 ……………………………………………… 29
        7）その他の下肢装具 ……………………………………………… 30
    4．上肢装具 ……………………………………………………………… 32
        1）指装具 digital (finger) orthosis（DO, FO） ………………… 32
        2）手装具 hand orthosis（HO） ………………………………… 33
        3）手関節装具 wrist hand orthosis（WHO） ………………… 36
        4）把持装具 prehension orthosis（PO） ……………………… 37
        5）肘装具 elbow orthosis（EO） ………………………………… 40
        6）上腕装具 upper arm orthosis ………………………………… 40
        7）肩装具 shoulder orthosis（SO） ……………………………… 41
        8）オーバーヘッドスリング overhead sling …………………… 43
        9）ポータブルスプリングバランサー
            portable spring balancer（PSB） …………………………… 44
        10）アームスリング arm sling …………………………………… 47
        11）バランス式前腕補助具 balanced forearm orthosis（BFO） … 49
        12）その他の上肢装具，および補助具 …………………………… 51

5．スプリントの適応 ……………………………………………………… 52
    1．痛み …………………………………………………………………… 53
    2．動揺性 ………………………………………………………………… 54
    3．変形の可能性 ………………………………………………………… 56

4．術前評価 ………………………………………………………………… 58
　　　5．特殊訓練 ………………………………………………………………… 58
　　　6．治癒過程 ………………………………………………………………… 59
　　　7．創造性 …………………………………………………………………… 60
　　　8．その他 …………………………………………………………………… 60

6．スプリントの目的 …………………………………………………………… 61
　　　1．固定 ……………………………………………………………………… 62
　　　2．支持 ……………………………………………………………………… 64
　　　3．保護 ……………………………………………………………………… 65
　　　4．関節の変形の改善 ……………………………………………………… 65
　　　5．代用・補助 ……………………………………………………………… 66
　　　6．機能の変換（創造性） ………………………………………………… 66
　　　7．筋機能の改善 …………………………………………………………… 67
　　　8．関節可動域の改善 ……………………………………………………… 67
　　　9．その他 …………………………………………………………………… 67

7．スプリントの条件 …………………………………………………………… 68
　　　1．スプリントの条件（特性） …………………………………………… 68
　　　2．装着後のフォローアップ ……………………………………………… 69

8．スプリントの分類 …………………………………………………………… 71
　　　1．基本的な分類（機能的分類法） ……………………………………… 71
　　　2．リハビリテーションによる役割からの分類 ………………………… 71
　　　3．装着（使用）する部位による分類 …………………………………… 71
　　　4．装着目的による分類 …………………………………………………… 71
　　　5．装具の構造による分類 ………………………………………………… 72
　　　6．装着時間による分類 …………………………………………………… 72
　　　7．材料による分類 ………………………………………………………… 73
　　　8．疾患別分類 ……………………………………………………………… 74

9．静的スプリントと動的スプリント ………………………………………… 74
　　　1．静的スプリント static splint ………………………………………… 74
　　　　1）静的スプリントから動的スプリントへ ……………………………… 74
　　　　2）静的スプリントの固定の原理 ………………………………………… 75
　　　　3）手のアーチとスプリント ……………………………………………… 76
　　　2．動的スプリント dynamic splint ……………………………………… 76
　　　　1）アウトリガー型動的スプリント ……………………………………… 77
　　　　2）継手型動的スプリント ………………………………………………… 80
　　　　3）弾性型動的スプリント ………………………………………………… 80
　　　　4）操り型動的スプリント ………………………………………………… 80
　　　　5）動的スプリントの固定の原理 ………………………………………… 80

10．スプリント作製のための道具とスプリントの材料 ……………………… 81
　　　1．スプリント作製に必要な道具 ………………………………………… 81
　　　2．スプリントの材料 ……………………………………………………… 83
　　　　1）熱可塑性材料 …………………………………………………………… 83
　　　　2）低温の熱可塑性材料 …………………………………………………… 83
　　　　3）その他の材料 …………………………………………………………… 84

4）新しい材料の動向と工夫 …………………………………………… 84

Ⅱ．疾患別スプリント療法

1．スプリント療法の適応疾患 ……………………………………………… 91
1．関節リウマチ ………………………………………………………… 91
2．脳血管障害 …………………………………………………………… 91
3．脊髄損傷 ……………………………………………………………… 91
4．熱傷 …………………………………………………………………… 91
5．肩の機能障害 ………………………………………………………… 92
6．手外科領域の疾患 …………………………………………………… 92
 1）末梢神経損傷 …………………………………………………… 92
 2）腱機能障害 ……………………………………………………… 92
 3）手指の骨折 ……………………………………………………… 92

2．スプリント療法の実際 …………………………………………………… 93
1．関節リウマチにおけるスプリント療法 …………………………… 93
 1）関節リウマチの治療訓練 ……………………………………… 93
 2）関節リウマチの進行とスプリント療法 ……………………… 93
 3）変形の予防とスプリント ……………………………………… 94
  (1) 手関節の変形 …………………………………………… 94
  (2) MCP関節の変形 ………………………………………… 95
  (3) 指節間関節の変形 ……………………………………… 95
  (4) 母指の関節の変形 ……………………………………… 97
2．脳血管障害におけるスプリント療法 ……………………………… 97
 1）スプリント療法の実際 ………………………………………… 98
  (1) 安静用スプリント ……………………………………… 98
  (2) 手のスプリント ………………………………………… 98
 2）安静用スプリントと関節肢位 ………………………………… 99
3．脊髄損傷におけるスプリント療法 ………………………………… 100
 1）脊髄損傷と治療訓練 …………………………………………… 101
 2）スプリント療法の条件 ………………………………………… 101
 3）スプリント療法の実際 ………………………………………… 102
 4）基本的な機能訓練とスプリント ……………………………… 102
 5）スプリントから装具へ ………………………………………… 104
4．熱傷におけるスプリント療法 ……………………………………… 105
 1）熱傷の治療訓練 ………………………………………………… 106
 2）熱傷のスプリントの基本 ……………………………………… 107
 3）スプリント療法の実際 ………………………………………… 108
5．肩関節障害におけるスプリント療法
 ―肩関節：回旋筋腱板損傷，骨折脱臼などを中心に― ………… 109
 1）肩関節障害と治療訓練 ………………………………………… 110
 2）肩関節障害のスプリント療法 ………………………………… 111
6．手外科領域のスプリント療法 ……………………………………… 111
 1）神経損傷におけるスプリント療法―末梢神経損傷を中心に― … 111
  (1) 末梢神経損傷と治療訓練 ……………………………… 112
  (2) 末梢神経損傷のスプリント療法の基本 ……………… 113
  (3) スプリント療法の実際 ………………………………… 113

                    ① 正中神経 ……………………………………………………… 114
                    ② 尺骨神経 ……………………………………………………… 114
                    ③ 橈骨神経 ……………………………………………………… 116
            2）腱の機能障害におけるスプリント療法 ……………………………… 116
                （1）腱の機能障害と治療訓練 …………………………………… 116
                （2）腱の機能障害のスプリント療法の基本 …………………… 117
                （3）スプリント療法の実際 ……………………………………… 117
            3）手・手指の骨折におけるスプリント ………………………………… 119
                （1）手・手指の骨折の治療訓練 ………………………………… 120
                （2）手・手指の骨折のスプリント療法 ………………………… 122
                （3）スプリント療法の実際 ……………………………………… 122

Ⅲ．スプリントの作製

1．スプリント作製の全体的な流れ ……………………………………… 127
2．スプリント作製のための上肢の評価 ………………………………… 128
≪評価の実際と方向性≫
一般的情報（医学的情報を中心に） ……………………………………… 129
機能的評価 …………………………………………………………………… 129
精神・心理・社会的評価 …………………………………………………… 129

3．スプリント作製工程 …………………………………………………… 130
図説　作製手順 ……………………………………………………………… 131
多目的トレース法の基本トレース：手・前腕軸 ………………………… 132
基本型，基線・基点と型紙の実際 ………………………………………… 133
型紙のいろいろ ……………………………………………………………… 134
採寸法から型紙へ …………………………………………………………… 135
型紙の修正 …………………………………………………………………… 136
材料の裁断 …………………………………………………………………… 136
材料の加熱 …………………………………………………………………… 137
モールディング：成型と仮仕上げ ………………………………………… 137
仮装着 ………………………………………………………………………… 138
仕上げ ………………………………………………………………………… 139
ストラップのいろいろ ……………………………………………………… 140
スプリント作製ノート・フォローアップシート ………………………… 140
装着指導 ……………………………………………………………………… 141

4．スプリント作製のいろいろ …………………………………………… 142
掌側型カックアップスプリントからMCP関節用動的スプリントの作製 …… 142
掌側型カックアップスプリントから全掌側型および掌側・背側型安静用
　スプリントの作製 ………………………………………………………… 143
背側型カックアップスプリントからPIP関節伸展・屈曲域改善用
　スプリントの作製 ………………………………………………………… 143
尺側偏位防止（改善）用スプリント ……………………………………… 148
橈骨神経麻痺に対するスプリント ………………………………………… 149
平行棒式スプリント ………………………………………………………… 150
保護用スプリント …………………………………………………………… 151
保護・治療訓練用スプリント ……………………………………………… 152

RIC 型把持スプリント･･･ 153
　　長対立スプリント・短対立スプリント（短把持スプリント）･･････････ 154
　　ウェブスペーサー･･ 155
　　保護用スプリント（サムスパイカ）･･････････････････････････････ 156
　　安全ピン型指伸展用スプリント
　　　（古くから使われている伸展域改善用スプリント）･･････････････ 156
　　シリンダーキャスト･･･ 156
　　運動学習・可動域改善用スプリント･･････････････････････････････ 157
　　指伸展用スプリント･･･ 157
　　再屈曲拘縮防止用スプリント･･･････････････････････････････････ 158
　　屈曲拘縮改善（伸展域拡大）用装具･･････････････････････････････ 159
　　MCP・手掌支持付き指伸展用スプリント･･････････････････････････ 159
　　Capener 型ワイヤースプリント･････････････････････････････････ 160
　　全指式 Capener 型ワイヤースプリント･･･････････････････････････ 160
　　PIP 関節伸展補助用スプリント･････････････････････････････････ 161
　　指屈曲用スプリント･･･ 163
　　コイル式スプリント　手用スプリントと指用スプリント･･････････････ 164
　　new spider「Musashi」を作る･･････････････････････････････････ 166

●資料　スプリント材料の比較表：2014･･････････････････････････････････ 168
和文索引･･･ 169
欧文索引･･･ 171

Ⅰ．セラピストと装具，そして，スプリント

1．装具の概念

1．装具とは

　上肢装具 upper limb orthosis を学ぶにあたり，われわれはその第一歩として輸入語（翻訳語）である「装具」という言葉を理解する必要がある．現在われわれは，orthosis, brace（装具），splint（副子・スプリント）の3つの英米語を使用しているが，これら3つの言葉の本来の意味をみてみたい．
　Dorland の Medical Dictionary（25版）には，次のように説明されている．

orthosis：An orthopedic appliance[*1] or apparatus[*2] used to support, align, prevent, or correct deformities or to improve the function of movable part of the body.
　　　[*1] appliance：a device used for performing or for facilitating the performance of particular function.
　　　[*2] apparatus：an arrangement of a number of parts acting together in the performance of some special function；used in anatomical nomenclature to designate a number of structures or organs which act together in serving some particular function.
brace：An orthotic appliance or apparatus（an orthosis）used to support, align, or hold parts of the body in correct position.
splint：A rigid[*3] or flexible appliance for fixation or movable part.
　　　[*3] rigid：not bending or flexible；unyielding；stiff and hard.

　以上のように orthosis は，「身体の変形の支持，防止，改善，そして身体部位のアライメントを整えるため，あるいは身体の可動部の機能を改善するために使用される．また，身体の可動部（関節）の機能を改善するために使用する整形外科的補助具」であり，装具としての総合的な意味をもつ．この言葉は，VL Nichel（1953）により，"ortho"と"statikos"を統合した"orthostatic"を略したものである．一方，brace は「正しい肢位に保つ」という意味が強く，同時に，語源から「締め金，留め金，かすがい」などの意味をもち，重さや圧に抵抗し，方向づけ，それを伝える．あるいはねじれや歪みを防ぐ，静的（static）な意味が強く，その使用幅は狭い．この用語は，体幹装具の使用に適する．特に側彎症用装具のミルウォーキー体幹用装具 Milwaukee brace はよい例であり，古くから使用されている．一方，splint は「可動部位，脱臼などの部位の固定のために利用される弾性，あるいは，非弾性の添え木的なもの」をいい，簡易的なものの意味合いが強い．この言葉の起源を探ってもそれはうかがえる．"splint"は，オランダ中部の splinte という言葉に由来する．辞典で，この言葉を調べると"添え木""副子"とあり，簡易的に使用されるもののようで，われわれが臨床で使用する"splint：スプリント"をそのまま表現している．
　ただ，1989年11月に神戸で開催された第6回国際義肢装具連盟の世界会議（International Congress of the International Society for the Prosthetics and Orthotics）での決定事項として，Ellis 女史が国際専門用語として orthosis を使用し，鎧（よろい）を作る鉄，皮の小さい板（札・さね），肘当てなどが語源である splint などの使用は不適当であると報告した．また，orthosis は"a support around weakened bodily segment"と定義された．筆者は作業療法士として長い間臨床に携わり，splint という言葉を使用してきて愛着を感じているが，「装具」という言葉を考える時，装具の総称としての英米語は VL Nickel が提唱している「まっすぐな」（right or correct）という意味の ortho と「過程・活動」を示す名詞語尾の sis の合成語である「orthosis」が適切と考え，ISPO の決定に異論はない．
　ここでわが国でのこの用語の扱いを考える．装具とは，補装具の一つである．この補装具とは「障害者等の身体機能を補完し，又は代替し，かつ長期間に渡り継続して使用されるもの，その他の厚生労働省令で定める基準に該当するものとして，義肢，装具，車いすその他の厚生労働大臣が定めるもの」（『障害者総合支援法』第一章第五条第23項）と定義される．

2．装具とスプリント

　これは現在，厚生労働省が「補助具の種目，受託報酬の額などに関する基準」に決めた装具で，法的にその手続き，作製者，報酬などが定められている．一方，splint は，作業療法士・理学療法士が治

表 1 装具とスプリントの比較

	orthosis（装具） Engen 型把持装具	splint（スプリント） RIC 型把持スプリント
概　略	医師の処方に基づき，義肢装具士が作製する．この装具は法律的に手続きが定められ，価格も基準が決められている．作製は，特殊な道具，機器の操作（使用）が必要であり，基本的な教育を受け，技術を習得しなければならない．また，治療用装具を含め，長期間の使用に耐えられる材質を使用している（作製費の請求は，各支払い機関で，手続きが異なるので注意が必要）	医師の処方に基づき，セラピストが簡易的に作製する．治療訓練上，各時期に必要に応じて処方され，作られる治療用仮装具である．多くの場合，臨床で直接治療訓練に携わるセラピストが患者を前に，1時間程度で作ることができる． 一般に，手外科領域の日々変化する手に使用されることが多く，随時セラピストが調節するものをいい，法律的には十分な保障はない
耐久性	非常によい．半永久的に使用できる．しかしながら，ストラップに使用するマジックテープなどは 6 カ月〜1 年で修理が必要である．修理のないことは使用していないこととしいえる．耐用年数が決まっている	プラスチック系材料が多く使用され，その耐久性は短く，6 カ月程度である．また，高温の場所では変形する．ただ使用期間が短いので，臨床的にはほとんど問題ない
全面接触	よい．皮膚との接触面が少ないものが多く，一部に負担がかかりすぎることもある	非常によい．特にプラスチック系材料は成型（モールディング）に富む．ただ，通気性に問題を残す
使用期間	損傷が回復するまで，あるいは，障害度に変化がないかぎり，永久に使用する	症例により多少差があるが，1〜2 カ月以内である（手は日変するため，調節しつつ使用される）
作　製	一定の教育（資格）を必要とする．材料，道具，機器は幅広い．作製時間・期間は現状では採型からできあがりまで約 15 日かかることが多い．病院・施設に専従者がいる場合は 1 週間以内で作製される	一定の教育は必要とするが，資格は明確でない．材料，道具などは限られている．作製時間は長くとも 1〜2 時間である．ただ，日々の調節は必要で，特殊な知識技術が不可欠となる
修　理	特殊技術が必要で，作製所に持ち帰るため日時がかかる．修理費用の請求には手続きが必要となることがある	技術・道具があればその場で簡単にできる
外　観	完成された感じが強いが，硬く冷たい感じもする	成型・仕上げ技術により個々に大きな差がでる．スプリントそのものはソフトで温かい感じになる
重　量	やや重い	非常に軽い
その他	この装具の理解度に地域較差が大きく，まだ十分に普及していない	治療訓練の一部として技術の発展が期待される

療訓練の一部として，それぞれの疾患・治療訓練の経過状況に応じて出された処方をもとに，患者を前にして短時間で評価・作製し，装着まで行う．この splint は日々の変化にも対応できるものでなければならない．splint の利用に対する正式な法的報酬はなく，各病院・施設持ち出しが多い．

以上により 3 つの用語の違いが理解できたと思われるが，実際の用語の適用をどのように行うかも問題である．

筆者は，総称として orthosis を用いるが，臨床からみれば義肢装具士（PO）が作製し，永久使用が可能で，仕上がりもよく，見た目のよい装具を orthosis（以下，装具），セラピストが作るものを splint（以下，スプリント）としている．**表 1** は装具とスプリントの違いについて，把持装具を例にとって説明を加えたものである．把持装具として代表的な Engen 型把持装具と RIC 型把持スプリントの比較であるが，装具とスプリントの違いを理解することができるだろう．

2．装具の歴史

1．古代から10世紀までの装具

　装具の歴史は古く，人間が痛みや損傷を受けた身体部位の保護，固定などの目的で「何かで，そこを庇う」ことから始まっている．すなわち，木片・枝などをその部位に添えたのが装具の起源であり，初期の装具は非常に簡素で，考古学的に人類が初めて装具を試みたのは骨折の治療と思われる．

　W.H. Bunch（1985）は，ネアンデルタール人の尺骨の骨折治癒後のアライメントのよいものが発掘されていると報告し，これには，何らかの支えがあった可能性を推測している．記録上，装具の最も古いものは，『エドウィン・スミス・パピルス Edwin Smith Papyrus』である．1930年に完訳されたこの歴史的な本は，B.C. 3000～2500年頃に書かれたもので，この本の最後の部分に48症例が記載されている．その大部分は，外傷で，骨折も鎖骨2症例，上腕骨3症例も含まれている．その他，副子（スプリント）や包帯の正しい使用法が示されている．

　装具そのものを遺跡から発掘したのは GE. Smith である．この発見は，1908年に英国医学雑誌に発表された．

　これによると B.C. 2750～2625年頃には人類は簡単な装具を使用していた（**図1**）．この最古の装具はエジプトのミイラから発見された骨折の固定用副木で，このほか前腕の開放骨折用副木もあった．これらの副木は，古代から使用されてきた添え木であるが，関節の固定，ある程度の安静を目的としたもので，骨折などを癒す程度の非常に簡素なものである．このように古代より保護，固定，支持などを目的とする装具（添え木・副子）が作製されてきた．B.C. 1650年頃にクレタ島にあるミノス王国において手製と思われるコルセット様のものが使用されていたことが報告されている．この間いろいろな装具が作製されたが，素材的には貧弱であり，その適応は骨折を中心としたごく狭いものであった．そして，これら装具はこの時代の文化的背景からもあまり発達しなかった．

　医学を変えたヒポクラテス（Hippocrates）（B.C. 460～B.C. 377）の時代に入り，装具も多少発展した．彼は，骨折，脱臼，先天性奇形などの治療に貢献し，骨折，脱臼の牽引装置などを用いている．これらは，彼の後継者らが書いた『ヒポクラテス集典（Corpus Hippocraticum）』に記載されている．その後，17世紀頃まで世界は以前にまして適者生存の風潮が高まり，障害者の時代ではなかった．そして，医学の発展は急速に衰えた．しかし，そのようななかでも装具の進展について多少の動きはあった．

　たとえば武智と明石（1996）は，彼らの著書の中でこの時期の状況を歌った詩を紹介している．それは，ギリシャの詩人 Alexis の詩（B.C. 392）で，ある女性を歌ったものである．武智らはその詩の中に，

　その身があまりゆがんでいるので，
　身にまとう乳あてを，
　まっすぐな棒につなぎ，
　それで，その身をまっすぐにしている．

とあると報告している．また，クラウディウス・ガレヌス（C. Galenus）（131～201）はさまざまな考えを発表し，kyphosis, lordosis, scoliosis などの用語を初めて使用し，整形外科領域では体操療法やマッサージなどに関し業績を残している．なかでも，生理・解剖学的原理をもとに脊椎変形に対して運動矯正（運動により改善させた）を行った最初の人であるともいわれている．Antiyllus（200年頃）は外科医であるが，関節疾患に支持用装具を用いた．その後400年頃，Caelius Aurelianus は麻痺治療に他動運動と装具を用いた．また，アメリカンインディアンの遺跡から発掘された白樺樹皮製の被殻も体幹装具の一種である（900年代）．このように，多少の進展は見られるが，全体的には前述のような装具の長い空白時代が続く．

2．11世紀から19世紀までの装具

　11世紀に入り，フランスでコルセットという概念が生まれたが，ヨーロッパは封建時代であり，文化は領主や僧院を中心とし，装具に必要な諸文化の発展は遅れた．しかし，なにもなかったわけでは

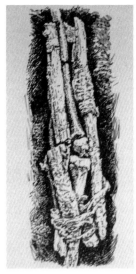

図1 エジプトのミイラから発見された世界最古の装具（Orthopeadic Appliances Atlas Vol. 1, 1952 より）

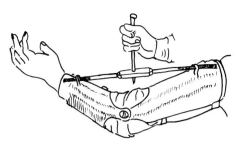

図2 16世紀初め頃のターンバックルを使用した肘関節変形矯正装具（Gersdorff 作製）

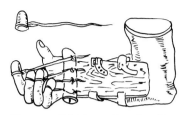

図3 17世紀中頃の指屈曲用装具（Hildanus 作製）

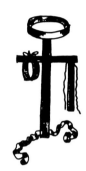

図4 脊椎装具の原形である鉄十字装具（18世紀頃，Heister 作製）

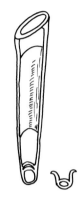

図5 現在もなおその名と原理が生きているトーマス型下肢免荷装具（1865年，HO. Thomas 作製）

なく Chauliac は錘や滑車を利用して大腿骨骨折の治療を試みており，その後の骨折治療に影響を与えている．そして，ルネッサンスの時代に入るわけである．

ルネッサンス時代は，今までのように宗教的意味合いの強い文化にとらわれず，人間が理性を取り戻した時代であり，個性豊かな面も現れた．その結果，さまざまな分野で新しい業績が生まれ，医学界でもいろいろな新しい報告がなされた．この中には現代医学に大きな影響を与えたものもあった．ハンス・フォン・ゲルスドルフ（Hans von Gersdorff）は"Feldbuch der Wundarzneikunst（創傷外科書）"（1517）を書き，その中で，現在なお拘縮改善に使われているターンバックル（turn buckle）と同じ原理のねじを利用した牽引治療を肘関節の変形矯正装具として報告している（**図2**）．アンブロワーズ・パレ（Ambroise Paré）（1510〜1590）は，自分のスタッフに背筋麻痺患者にはコルセットを，内反足には矯正装具を作らせている．

この時代と前後してスペインやドイツでいろいろなコルセットが作られた．そのほか内反足・側彎症などの変形のためにもさまざまな装具が作られはじめた．17世紀頃には，未発達ながらファブリクス・ヒルダーヌス（Fabricus Hildanus）も指屈曲用の装具を作製していた（**図3**）．またこの時代には鎧のような万能装具も作られ，原理的には現在も使用されているものも多く，歴史的に重要な時期といえる．

18世紀になると，整形外科の父である Nicolas Andry（1658〜1742）（フランス）が，1741年に著書"l'Orthopedie"の中で初めて"Orthopedie（整形外科）"という言葉を作り，その概念を確立した．彼はこの著書の中で変形の予防や変形が起きた時の矯正の必要性などを述べている．そのほか，この時代の装具は以下のとおりである．

Lorenz Heister（1683〜1758）は鉄十字という脊椎装具の原形を作り（**図4**），オーグスタン・ルーは Heister の考えを進め，骨盤帯付きの側彎症装具を作った（1762）．また，ル・ヴァッシュ（Le Vacher）（1732〜1816）は側彎症に矯正用装具を作り，英国職人ティモティ・シエルドレーク（Scheldrake）（1750〜1800）は内反足，X脚，O脚にスプリング付きの矯正用装具や牽引コルセットを作った．そして，イタリアのアントニオ・スカルパ（Scarpa）（1748〜1832）が内反足矯正装具を作った．一方，わが国では奥田万里が1835年に『釣玄四科全書整骨篇』を上梓し，その中で整反履と称して，先天的内反足矯正装具などを示している．HO. Thomas（1834〜1891，ウェールズ）は1865年に鍛冶屋や革職人を自ら雇い，彼の処方に基づき装具を作らせた．この中には現在もなおその名とともに原理そのものも生きているトーマス型免荷装具（下肢装具）（**図5**）も含まれる．そして，相前後し何人かが装具

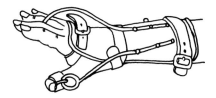

図6 Thomas一族によるトーマス型懸垂装具（1944年, FB. Thomas作製）

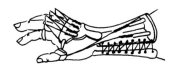

図7 Biggにより作製された橈骨神経麻痺用装具（1869年）

の発展に貢献している．また，トーマス家はその後も代々この分野に貢献し，さまざまな装具を世に残した．現在，橈骨神経麻痺に使用されているトーマス型懸垂装具Thomas spring suspension orthosis（図6）も，一族のFB. Thomasによるものである．

ヨハン・ゲオルク・ハイネ（Johan Geog von Heine）（1770～1838，ドイツ）は機器作製者で，長く幅広い経験を経て"変形を機械的作用で矯正する"考え方を発表し，一方では患者の住む所と工房を作ることに努力し，Orthopädische Technik（整形外科作製所）を創り，治療を行った．彼は，1812年にドイツで初めて整形治療施設"Carolinen Institut"を創設した．また，牽引器具による脊柱彎曲の矯正，水治療法，マッサージ，電気刺激などを行い，この分野に貢献した．Friedrich von Hessing（1838～1918）は，新しい考え方からギプス採型をせず，2つの面で輪郭を紙上にトレースし，紙型をもとに装具を作り，1つの装具で免荷，固定，牽引を行った．Wildberger（1815～1879，スイス）は医師ではないが，いろいろな経験を積んで1849年にOrthopädische Heilanstaltを創り，整形外科分野に多くの業績を残した．一方，James Knight（アメリカ）は脳性麻痺，ポリオの関節変形に，その関節運動改善用装具を考えた．ほかにコルセットがあるが，彼の名前がついたものは今日も使用されている．上肢装具では，Biggが橈骨神経麻痺用装具やフォルクマンVolkmann拘縮用装具を報告しており（1869，図7），新しい流れが芽生えた．同時代に虚血性拘縮で有名なドイツのフォルクマン（Richard von Volkmann）（1830～1889）はテオドール・ビルロートが編集した『外科全書』（1882）の中で，装具を矯正用，保持，支持・保護用，関節運動用，筋力補助用の5群に分けている．

この時代の上肢装具の材質は金属と革が中心で，対象・適応も現在とはかけ離れ，装具は目的に主眼がおかれ，さまざまな方向性をもって大きく発展した．一方，19世紀は麻酔法の発見（1846年，William Morton（1819～1868）），消毒法（1867年，Joseph Lister：消毒法と吸収糸により無菌手術を実現），X線の発見（1895年，Röntgen），ギプス包帯の考案（1852年，Mathijsen Wolff）などの基礎医学分野の発達は大きく，20世紀への布石にもなった．

3．20世紀以後の装具

20世紀に入り，外科領域の手術技術は著しく発展した．特に2つの世界大戦はこれら手術の物理的条件を整えさせた．なかでも，感染症のコントロールを中心とした基本的条件の改善は，ますます手術技術を発展させ，高度な治療を可能とした．これに伴い装具そのものの目的も変化し，単なる固定や変形の改善から，術前評価や手術後の肢位保持など幅広くなり，装着期間も非常に短期間から半永久的なものまで作られ，装具学そのものが奥深く幅の広いものになってきている．

1900年代初め，固定用材料はギプス（石膏）や一枚革であった．特に，強固な固定を必要とする時は，これらの材料が使用され，それは第1次世界大戦（1914～1918）まで続いた．その後，材料は徐々にさまざまなものが開発された．そのなかには，熱可塑性プラスチック材料もあった．この材料で作られたカックアップスプリントは，1919年にHammondによって報告されている（図8）．このスプリントは，手関節の支持性は弱いが，今も広く作製されている．筆者は，"尺側返し"を加え，側方への動きを制限するとともに，構造的な強度と手関節全体の支持性を高め，使用している．そのほかにも現在も基本的には夜間用安静装具として広く使用されている安静保持装具が，1921年にJonesによって発表されている（図9）．一方，オッペンハイマー（Oppenheimer）が橈骨神経麻痺用装具としてオッペンハイマー型装具を発表している（図10）．このように，20世紀前半に現在も広く使用されている装具が報告されたが，上肢装具全体についてみればまだ未完成な装具が多く，実際はこの後の時代に急激に発達した．

1936年には，Georgia Warm Springs Foundation（アメリカ）から初めての食事動作補助器としてバ

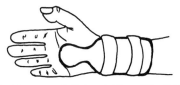
図8 Hammond のカックアップスプリント（1919年）

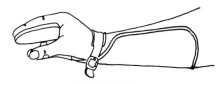
図9 Jones による夜間用安静装具としての安静保持装具（1921年）

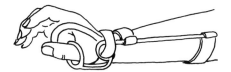
図10 橈骨神経麻痺用オッペンハイマー型装具

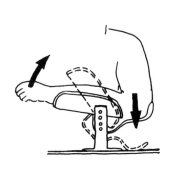
A：Barker feeder

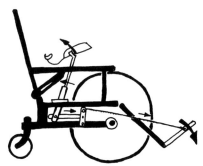
B：ingenious device

図11 最初の食事動作補助器（1936年）

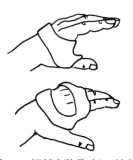
図12 短対立装具（上，対立カフ），尺骨神経麻痺用装具（下，虫様筋カフ）
（HH. & FP. Kendall による，ともに1939年）

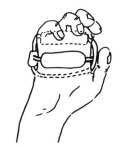
図13 ナックルベンダ（1912年，Highet による）

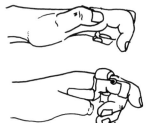
図14 ワイヤー式装具（Capener による）

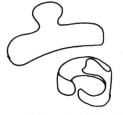
図15 1948年に Herschell が報告した短対立スプリント

ランス式前腕補助具 balanced forearm orthosis（BFO）の源流である Barker feeder と ingenious device（foot-operated feeder）が発表された（図11）．その後，この feeder はいろいろと改良され，1952～1964年に現在のモデルのように完成していった．

第2次世界大戦（1939～1945）前後に材料をはじめ多くのものが再び発達し，近代的な装具が作られて現代の基本となった．1939年に HH. & FP. Kendall が，短対立装具，尺骨神経麻痺用装具の原形（虫様筋カフ）を発表し（図12），手の複合神経損傷に Highet（1912）は正中・尺骨神経麻痺用装具のナックルベンダを発表している（図13）．また，Beteman（1946）は各指の伸展補助装具を開発し，Pruce は簡易的な尺骨神経麻痺用装具を作製している．そして Capener は，現在幅広く使用されているワイヤースプリング装具（spring or rubber activated "lively" orthosis；指用装具：Capener ワイヤースプリント，尺骨神経麻痺用スプリントなど）を報告している（図14）．このワイヤー式装具は現在の指装具の基本である．1948年には，わが国でよく作られている短対立スプリントを Herschell が報告している（図15）．現在，この短対立スプリントはいろいろな形に発展していっている．1948年に，現代の手外科の父といわれている Bunnell が，今までのものをまとめ，改良して一連の上肢装具を著者の『Surgery of the Hand』に発表している．これらの装具のほぼすべてが現在も利用されてい

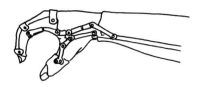

図 16　把持装具（1954 年, Bisgrove による）　　　図 17　Schmid-Schrauder の装具（1923 年）

る．しかし，現在のように非常に繊細な外科的手術が行われている手に装着するには問題があり，新しい流れも芽生えている．手の装具が発展しつつある一方で，Seddon（1952）は手術療法しか手関節，肘関節，肩関節を永久的に支持できるものはないという立場を強く打ち出している．臨床的に，この考えは患者自身の声ともいえ，患者は最終的に外固定である装具よりも内固定である手術療法を望むことが多い．

　第 2 次世界大戦後の中心は，整形外科およびリハビリテーション医療における装具の発展である．世界大戦後，戦争で傷ついた人々と同様にすべての人間の平等性が叫ばれ，多くの障害者にも目が向けられた．なかでも目を引いたのは脳血管障害後遺症者の装具療法，脊椎障害（脊髄損傷も含む）者の装具療法，上肢機能の低下（手外科領域を中心に）に対する装具療法などである．これらはリハビリテーションプログラムそのものの進歩，改善を支えつつ，ともに高度に発展してきた．

　脳血管障害片麻痺患者は長下肢装具，短下肢装具などを利用するが，これらはそのころまでにすでに長い歴史をもっていた．そして，この時期にそれぞれの装具の機能，構造が改良された．脊椎障害（脊髄損傷）者の装具も同様である．体幹装具は今までの金属，革，布だけに限らず，いろいろなプラスチック材料が出てきてからは，より身体の細かい部位に適合するように改良されて現在に至っている．

　頸髄損傷の把持装具に代表される上肢装具の発達は，他のものと様相が異なる．脳血管障害片麻痺用装具，体幹用装具などのように今までのものを改良し，現代社会に即した装具に改良していく方向性をもつものとは異なり，頸髄損傷などでは，人間一人ひとりが尊重されるなかで手の機能改善が求められるような，一人ひとりに合った手装具が急激に発達した．なかでも，テノディーシス（tenodesis）様作用を利用した Bisgrove（1954）の把持装具（functional dynamic wrist extension-finger flexion hand orthosis，図 16）は，後に大きな影響を与え，特に，四肢麻痺患者の生活レベルを向上させた．この装具は Schanz の "Orthopädischen Technik"（1923）に記述されている Schmid-Schrauder の装具（図 17）と似ているところが多く，すでにこの頃から把持装具研究がなされていたことがわかる．

　把持装具は，Engen，Engel，Bennett，Lehneis らが改良・工夫し，普及した．特に，Engen は短対立装具，長対立装具も改良し，普及に貢献した．そのようななかで把持スプリントとして発表されたのが Sabine らによる RIC（Rehabilitation Institute of Chicago）型把持スプリントである（1965，図 18）．これは現在セラピストが装具装着前評価，治療訓練用として使用している．

　1960 年代には，装具の分野でもう一つの発展がみられた．この時代は高度な麻痺に対し，いろいろな再建術が試みられ始めた．それらの中に各運動を解析するための筋電図学的試みがあった．そして，この研究の進歩は装具にも影響を及ぼした．これまでの装具の目的は，固定・矯正（静的装具）と動きのコントロール（動的装具）が中心であった．そして関節運動をコントロールしながら運動を許す動的装具は残存する機能のレベルによって装具装着の是非が論じられてきた．しかし，このようななかでも新しい試みとして，十分な残存機能がなくとも装具を生かせる，何らかの外力（電気・ガス・その他）の利用が考えられた．この外力の利用形式には 2 つの基本的な考え方がある．

　第一に，歩行はある程度運動がパターン化され，かつリズミカルに運動が制御されているということである．そこで補助用電気刺激装置が利用された．その原理は，心臓のペースメーカで使用され，よく知られている．装具・リハビリテーション医学の領域では，Liberson ら（1961）や Vodovnik（1981）らによって発表されている．この電気刺激装置は装具とともに使用された時代から，表面電極や埋め込み電極（経皮型，無線型）を利用し，作用すべき筋に直接刺激を加える装置になり，独立したものになっている．特に，脳血管障害による歩行障害に対しては，その対象（障害レベル）を選択することで効果的な結果を得ている報告も多い．わが国では，川村ら（1975）によって試みられている．

　第二は，手の動きのように三次元的な運動様式を二次元化し，把持機能に結びつけるものといえる．

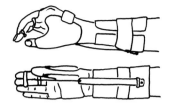

図 18 RIC 型把持スプリント（1965 年，Sabine ら）

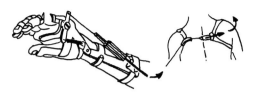

A：肩駆動式把持装具

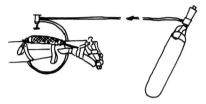

B：二酸化炭素を使用した人工筋の把持装具

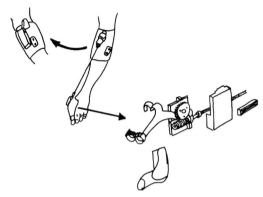

図 19 筋電コントロールシステムを使用した把持装具
（Benjuya ら）

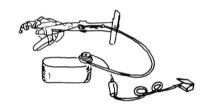

C：電動式把持装具

図 20 外力を利用した把持装具

　さらに，最近は人が持っている能力（機能）を引き出す介助具，援助するロボットなども出はじめており，補助具の枠を越えてきているものもある．第二の上肢装具では，発展しつつあった電動義手と深い関係がある．特に，装具を外力で操作するためのスイッチシステムをどのようにするかであり，ここに筋電の利用があった（**図19**）．一方，肩や頸（首）の動きを利用したスイッチシステムもあった．また，装具の作動はモータで行うか，二酸化炭素を利用した人工筋を使用するかである（**図20**）．

　臨床的には，より人間の動き，すなわち，運動指令から動きまでのスピードに近いモータの利用が望まれた．しかし，電気工学的に未発達であった初期は，機械の故障も多かった．

　欧米では現在もいろいろな開発が進められている．これらの研究は経済的に大きな負担となり，問題があるが実用化しつつある．今後，これらの分野は，人間工学，電気工学などの発展とともに，ますます人間の動きに類似した動きを可能とする装具が開発されてくるだろう．

　このほか，現在では丈夫で外観もよく，かつ身体に非常によく適合したものが市販されている．一方，装具の部品をキット化し，外来の診察時に患者の目の前で組み立てられるものも市販されている（**図21**）．また，余暇時間が増え，スポーツが盛んになり，それに伴い装具の損傷が多く発生してきた．なかでも膝損傷は多く，その対応として膝装具の進歩は著しく既製化も進み，サイズも豊富で，幅広い対応が可能となっている．また，同時にいくつかのサイズに部品化され，採型後モデルを作り，割合簡単に作れるタイプも開発されている（**図22**）．特に，米国では自由診療を基盤に手外科領域のスプリントに使われる部品の発展は著しく，多くの患者がその恩恵を受けている．しかし，わが国では「スプリント自体」が制度化されておらず，費用が直接患者への負担になることも多く，発展が妨げられている．そのような状況下，臨床的には多くのセラピストがいろいろな工夫を行い，スプリント療法の向上に努力している．

　1990年代に入って，目に付くのが「治療用補助具としての装具」の役割が拡大していることである．その一つが，すでに20年以上歴史をもつCPM（continuous passive motion）（**図23**）である．患者にとってCPMは手術・損傷後すみやかに自動的に，かつ段階的に関節運動を行うことができるようにするものである．これは，早期運動療法を担う理学療法士にとっては強敵の出現である．しかし，優秀なセラピストに勝る機器はないと言い切る医師も存在するので嬉しい．

　もう一つの新しい役割は，「安静時間を利用し，機能改善を促す」ことである．実際には，安静・休息時に弱い力で長い時間をかけ，無意識下で治療訓練の効果を助けるための補助具であり，装具である．このように，装具の役割にはいろいろな方向性が生まれてきている．

I. セラピストと装具，そして，スプリント　11

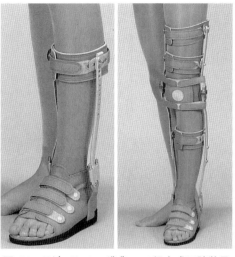

図21　モジュラーレッグブレース組立式下肢装具
　写真は長下肢装具あるいは短下肢装具に利用できる組立式下肢装具で，超早期に利用でき，リハビリテーション期間を短縮するものの一つとして期待される（株式会社トクダオルソテック提供）．

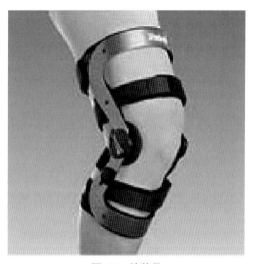

図22　膝装具
　進歩の著しい膝装具で，前もって作られている既製品も多い．これらはサイズの幅が広く，男女を問わず対象者は幅広い（アルケア株式会社提供）．

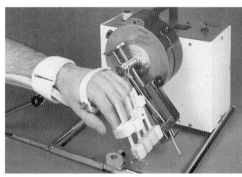
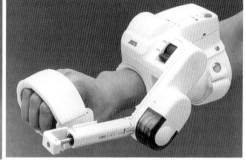

図23　CPM
左：MCP関節のCPM（Richards Medical Com社のKinetic Hand and Wrist continuous passive motion machine）
右：手関節のCPM（株式会社エム・イー・システム提供）

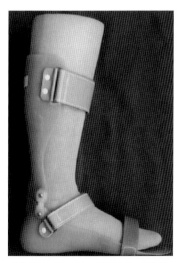

図24　タマラック型のプラスチック足継手

　21世紀に入り，著しい発展を遂げているのが，プラスチック製の下肢装具である．特に，短下肢装具（Ankle Foot Orthosis；AFO）の足継手といえる．簡単にいうならば，今までは靴べら式短下肢装

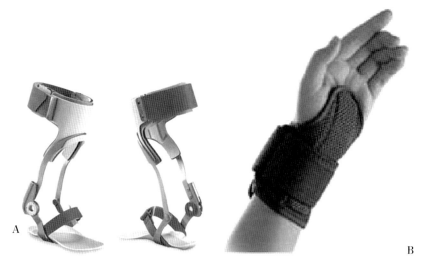

A：油圧ダンパー（ゲイトソリューション．パシフィックサプライ株式会社資料より）
B：新たな試みの装具．手関節損傷後，特に TFCC 損傷に対する装具である（アルケア株式会社提供）．
図 25　油圧ダンパーと TFCC 用装具

具であり，運動は制御され，材質によるたわみに頼っていた．また，屈伸運動を必要とした場合は金属製の足継手が主なものであった．しかし，屈伸を許し，たわみも可能なプラスチック足継手が開発されたのである（**図 24**，11 頁）．この足継手により側関節の動きはより自然な動きに近くなったといえる．この自然な動き・運動を考慮した新しい足継手が開発され，普及してきている（**図 25A**）．また，装具とは離れるが，さまざまなロボットが開発されており，佐野（名古屋工業大学）と今仙技術研究所が共同開発した歩行支援機のようにバネの使用によって簡単な構造で脚の振り出しを援助し，歩容を整えるものも出てきている．

以上のように，最近急速に下肢装具が改革されつつあるが一方，より高度に発達し続ける手外科領域の治療アプローチは，ますます術後の治療訓練を複雑にし，その一治療手段であるスプリント療法も複雑化している．そこで，それに対応するには幅広くスプリント療法を学び，新しい情報を取り入れる必要がある．特に，最近は今までのスプリントの各部分（部品）をより強化し，簡略化し，そして使いやすく，効果的なものにするという「改善の段階」に入っている．

実際，臨床現場での短下肢装具（AFO）は，目覚しい進歩を遂げている．しかしながら，手のリハビリテーションにおけるスプリント療法は，牛歩のようにゆっくり（？）と進んでいるようである．ただ，各地の献身的な企業の地道な努力によって，さまざまな簡易的な手・手指の装具が開発されてきている．それらの一部を**図 25B** に示した．これらは，それぞれの目的に応じて使われると同時にサイズも幅が広く，普及しはじめている．これら装具は，日々治療訓練に携わるセラピストも医師に協力し，フォローアップに加わるべきである．

田邉は CI 療法の普及活動の中でも Harrison による spider splint に Ti-Ni sharp memory alloy wire（以下，SMA 鋼線）という形状記憶に優れた鋼線を使用して効果を上げている．筆者らもこの鋼線の太さを障害度に合わせ選択し，また構造上調節を可能とした new spider（Musashi）を治療訓練上の幅広い目的に対応できるように改良し，成果を上げはじめている（166 頁）．

以上，上肢装具を中心に装具の歴史の流れをみてきた．

3. リハビリテーション医療と装具・スプリント

現在「リハビリテーション」という言葉は，幅広く国民の間に「リハビリ」として定着し，歩くことが目標のように思われている面が強い．そのようななかで，国民が本当の意味でリハビリテーションを理解し，定着しているのか，疑問をもつ人も多い．今は，医療制度が大きく変改するなかで，われわれ一人ひとりが真のリハビリテーションを理解し，納得できるように努力すべき時期である．そこで，セラピストの一人として装具の役割を再度確認し，より効果的な装具療法を考えてみたい．

リハビリテーション医療の歴史は浅く，また常に主流から外れた脇役であった．しかし，患者には不可欠なものであって，彼らの社会復帰に大きく貢献してきた．

すでに述べてきたが，装具の歴史は古く，長い．そしてその基本理念はリハビリテーションそのものといえる．しかし，今もなおリハビリテーション同様に，装具療法を十分に理解せず，装具を脇役として考えている人も多く，装具の役割を理解してリハビリテーション医療の中で活用しているかは疑問な点も多い．特に，ダーメンコルセットを中心とした腰痛や，高齢化による脊椎の変形に対する胸・腰・仙椎装具，脳血管障害者に対する長・短下肢装具の普及に比較すると，それ以外の装具の普及率は低い．特に，上肢装具はその理解のほどが疑わしい．また，実際に身体障害者が装着している装具をみると，形だけは整っていても関節運動が無視される傾向が多かった．それまでの日常生活動作を維持することが困難になるような，身体機能を無視した問題のある装具もみられる．これは，医療に携わる側だけの問題ではなく，装具を装着する患者側が十分にその装具の役割を理解せず，ただ，それでよいと我慢をしながら装着したり，使わず放置するところにも問題がある．なかでも上肢装具（手のスプリント）は，その基盤ともいえる作業療法の地域格差も多少あり，その理解と普及率は著しく低い．このような状況を改善して，よりよい総合的な医療サービスを行っていくためにも，リハビリテーション医療における装具の位置づけは不可欠である．

上肢装具は，その使用目的によって医療用装具と更生用装具とに大きく分けられる．これら上肢装具は，医師が患者の必要性に応じて処方する．表2は多くの人々によって報告されている，主な上肢装具の処方上の留意点である．このほかに，処方にあたっては下肢装具の適応や目的も考慮される．上肢装具の適応は，痛み，動揺性，変形の可能性，術前評価，特殊訓練，治癒過程，創造，その他の8項目が考えられる．またその目的に関しては，下肢装具とは大きな違いがあり，固定，支持，保護，関節アライメントの改善，代用，補助，機能の変換，筋力強化，術前評価，その他など10項目以上があげられ，これらの目的は重複することが多い．そして，装着は，ファッションの一部であり，役割・目的を果たすことのできる"スプリント"であることを願うのは筆者だけではないと思う．

上記の「適応や目的」で医師は，義肢装具士（装具）あるいはセラピスト（スプリント）に処方を出し，装具ないしスプリントが作製される（図26）．筆者が臨床を行った病院では，日米を問わずセラピストは患者を目の前に，スプリントを作製するのみではない．スプリントは治療訓練の一部であり，手そのものの評価から開始する（一般には，手の治療訓練が進んでおり，すでに手の評価は行われている）．この評価は，セラピストが医学的，身体的，社会的，技術的背景を考慮に入れながら，処方をより深く理解するためのもので，処方の裏づけであり，処方を忠実に遂行するための準備でもある．すなわち，この評価は，手の十分な理解と，同時にスプリントそのものを理解することである．そして最も重要なことは，そのスプリントを自分で作製することが可能であるかを判断することである．評価し，作製が決定すると次の段階に入る．

スプリントの作製は，ほかの装具と同様に採型から開始する．採型は，一定の基準点（ランドマーク）を決め，採寸し，それをもとに型紙を起こす採寸法と手をトレースし型紙を作るトレース法がある．また特殊例として，ユニバーサル法もある．これは少し大きめのスプリントを用意し，対象者に装着し，使っている最中に微調整を行い，その対象者に適した新たなものを作る方法である．さらに，

表 2 上肢装具の処方における留意点

1）痙性のある上肢に矯正を目的とする装具は通常使用しない
2）上肢装具を使用しても，できないことはある
3）肩・肘関節の動きの妨げになる装具は使用しない
4）患者，家族にできるだけ装具の目的など詳しい説明をする
5）装具の見本を患者に見せる

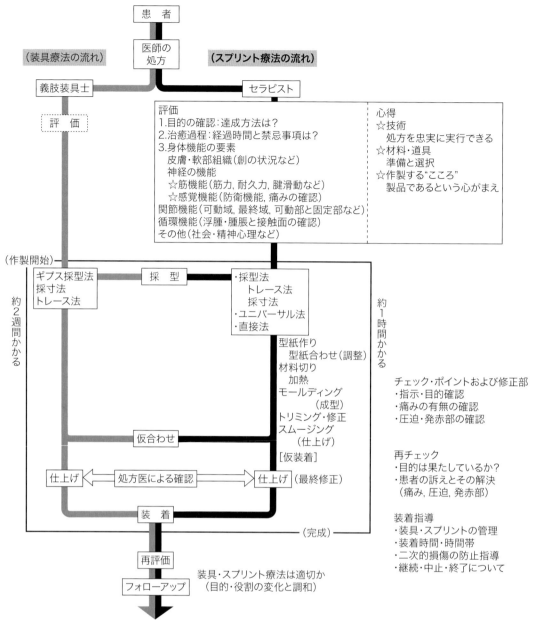

図 26 リハビリテーション医療における装具療法・スプリント療法の流れ

まれではあるが直接装着部位に温めた材料をあて成型し，トリミングする直接法もある．一般にはトレース法で作製が開始される．この方法は手の原形をトレースし，トレースしたものからスプリントの型紙を作り，作製する．少し詳しく説明するとトレースから，ある一定の基準に従って型紙を作り，この型紙を実際に手に合わせ，型紙が適当であるか確認し，材料を切り，温める．それと同時に装着する手はストッキネットでカバーする．温め，軟化した材料を手に合わせ，成型（モールディング）する．この時，いっきに全体を仕上げるのが成功するこつである．ただ，材料の性質上，強く押さえるとストッキネットにくいこみ，接着することもあるので注意が必要である．材料の型が崩れない程度に冷えた後，手からスプリントを取り外し，余分な部分を切り取り（トリミング），仕上げる（スムージング：切り口を丸め，肌触りをよくする）．ここで，二次的障害を防止するために，スプリントを10〜20分ほど仮に装着し，問題点を確認する．これは常に行われるべきである．最後に仮装着で出た問題を解決（修正，調節）し，スプリントを完成させる．この完成したスプリントを，ストラップが循環障害などの二次的損傷を引き起こさないように注意し，患者の手に装着する．

　フォローアップは医師の指導下で，セラピストが医師を助け，治療訓練全体の進行状況をみながら行う．特に，初めてスプリントを装着する場合，その使用法，取り扱い方などを患者に十分に説明をし，二次的損傷を防止する努力をする．このようにしてスプリント療法は円滑に進められる．

4．治療訓練と装具（スプリント）

　装具は，リハビリテーション医療の一治療手段として処方される場合（ICFの"機能低下"・"能力低下"に対する医療用装具）と，"社会的不利"に対し処方される場合（更生用装具）の2つがある．治療訓練上，前者は治療訓練の諸目的で利用され，早期治療訓練プログラムを施行するに欠かせない治療訓練手段の一つである．例えば，脳血管障害者の長・短下肢装具，膝関節の前十字靱帯再建術後の膝装具や，手指の屈筋腱損傷に伴う屈筋腱縫合術後のKleinert法のスプリントなどは，治療用装具（治療用仮装具）である．当然，これらの装着訓練も，リスク管理上，装具（スプリント）療法の趣旨を十分に患者に理解させ，行うことが必要である．後者の場合，前述の短下肢装具や靴べら式短下肢装具は，代表的な更正用装具でもある．上肢装具としては頸髄損傷後に使用される把持装具，一部肩関節障害に利用されるバランス式前腕補助具（BFO 図78, 49頁）などがある．また，下肢装具は自立に必要な最も基本的な動作の補助のために装着され，日常生活動作訓練の一部としてその装着訓練が治療訓練に組み込まれる．そのためセラピストは，装具の装着手順，目的，特徴などの概要は理解しておかなければならない．ただし，総合病院で診る患者は多岐にわたり，焦点を絞ることは非常に困難である．ここでは特に，頸椎装具，体幹装具，下肢装具，上肢装具についてセラピストの関わり合いのなかで話を進め，説明を加えたい．

1．頸椎装具（CO）・頸胸椎装具（CTO）

　臨床で筆者がたびたび目にするのは「むち打ち症」に対する頸椎カラーであるが，これらの患者の処方は，リハビリテーションのなかでも物理療法の範囲内にとどまり，運動療法・作業療法にはまわってこない．高齢化が進み，高齢者の多くは頸椎にも加齢変化（老化）がみられる．老化した頸部は，軽度な外力でも損傷を起こしやすい．なかでも中心性頸髄損傷は多くみられ，高齢化は，重症化の原因ともなっている．また，変性，老化などによる後縦靱帯骨化症などがあり，重症のものに対しては手術療法も行われている．前者はある一定期間床上で安静を保つと同時に，牽引療法が頸椎損傷部に行われる．その後，治癒状況を考慮しながら座位，立位へと治療訓練内容は進み，移動能力の確立，日常生活動作の自立へとリハビリテーションは方向づけられる．上肢は予後が悪く早期に床上治療訓練が開始される．この時，食事動作などの身のまわり動作の自立準備を行う．このように，早期から装具・スプリント療法が開始されるため，装具・スプリントの役割，目的などの理解も必要である．

　頸椎疾患患者の多くは座位訓練を開始する時，まだ頸部の保護が必要な状態であり，装具が処方される．頸椎装具の目的は以下のとおりである．

1．アライメントの保持と頸部の固定
2．頭部を支持することによる頸部の筋のリラクセーション
3．変形の予防
4．牽引，あるいは免荷をして，治癒の促進（運動の制限）を促す

　筆者らの症例では固定力もあり，装着しやすいフィラデルフィアカラーが処方されることが多い（図27A）．このフィラデルフィアカラーは，発泡ポリエチレン板を成型加工して作られ，前部と後部との2つの部分から構成され，頸部を包むようにサンドウィッチ式に保護する．運動制限は不十分といわれているが，両側のストラップの調節で無理なく運動制限を行うことができる．また，頸部の回旋も前・後部がフィットして，"顎"の部分が前部に合うならば，装着後の頸部の運動をかなり制限することができる．最近では，微調整が可能なオルソカラーを使用することもある（図27C）．図28に示したのはソミーブレース（Sterno-Occipital-Mandibular-Immobilizer brace；SOMI brace）であるが，これは頸部から体幹への金属支持装具の一種で，日本名は胸骨・後頭骨・下顎骨固定装具である．この装具は，顎の支えと後頭部の支えを調節することによって頸椎の肢位を適切に保つことができる．また，組み立て式でセットとして市販されているため，患者の体に合わせ，修正（調節）するだけであり，その場で適合，装着ができ，ただちに使用することができる．固定，免荷を重視する場合は頸胸椎装具である図29のハローブレースが利用される．

　最近は，フレーム式の頸椎装具（図27B）も多く，湿度の高いわが国でも心地よく装着できるものも多くなった．これらの多くは患者自身の手でも調節可能であるため，十分な装着指導が必要である．

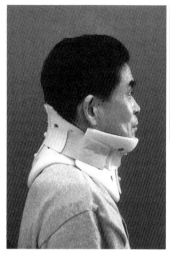
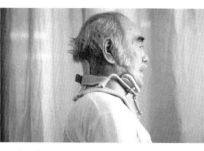
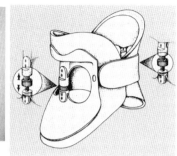

A|B|C
図 27 頸椎装具
A：フィラデルフィアカラー：モールド式頸椎装具(中心性頸髄症)
B：フレーム(金属枠)式硬性カラー(頸髄症)
C：オルソカラー

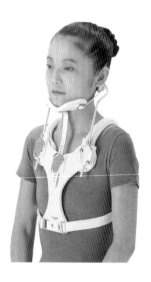

図 28 ソミーブレース
（日本義肢協会編「義肢・装具カタログ」より）

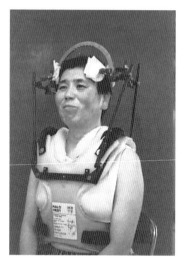

図 29 ハローブレース

特に，手指のしびれ，痛みなどの変化は注意深く報告してもらい，経過記録は正確に書き残すべきである．

2．体幹装具

上述の頸椎装具，頸胸椎装具を含め，体幹装具の適応を**表3**に示す．体幹装具と治療訓練を関連づけて考えるならば，その第一に「腰痛症」があげられる．ある調査では成人の約70%は腰痛症を起こしうる要素を抱えながら生活していると報告されている．これは人間が二足獣になった時からの宿命といえる．

わが国の高齢化とともに，治療訓練全体の対象患者も老人の割合がますます増加している．そのために，老化を起因とする腰痛症を合併する患者も多く，進行を防止することを第一の目的としてリハビリテーションを行うこともあり，その一手段として装具も広く処方されている．ただ，腰痛症はさまざまな原因によって起こりうるため，患者の年齢層は幅広い．

わが国では，加倉井の報告のように義肢装具の診療報酬の面からみても，腰椎を中心とした体幹装具が一番多く作製されている．民間医療のレベルでも，腰痛症に関する治療法，装具様のものが新聞，雑誌などに広告として掲載され，身近に販売されている．そこで，われわれは腰痛症とそれに伴う体幹装具を理解する必要がある．

1）胸腰仙椎装具（TLSO）・腰仙椎装具（LSO）

成人の半数以上が何らかの原因で腰の痛みを訴えているといわれるが，それを外部から軽減するた

表 3 疾病と体幹装具の適応一覧表と国際的な分類：ISO

疾　病	適応となる装具名
頸椎ヘルニア，変形性頸椎症，頸髄損傷，頸椎腫瘍，頸椎捻挫	頸椎カラー（CO）：ポリネックカラー・軟性カラー（顎受けなし） 　　　　　　　　　：フィラデルフィアカラー（顎受けあり，装着方法を守ればかなり固定性はあるが，簡単に患者自身が調節できるため目的が果たされていないことが多い） 　　　　　　　　　：オルソカラー（顎受けあり，フィラデルフィアカラーより装着感がよく，固定性もよい） 頸椎装具（CO）：モールド式頸椎装具（頸椎の固定性はよいが，免荷が不十分） 　　　　　　　　：金属支柱付き頸椎装具（首の前進運動の制限はよいが，他の運動の制限，免荷は不十分，4本支柱，3本支柱：SOMIブレース，2本支柱などがある） （特殊なものとして斜頸枕などがある） 頸胸椎装具（CTO）：ハロー式（頸椎装具として固定性，免荷に優れている．ただ外見は悪い）
胸椎カリエス，胸椎後彎症，胸腰仙椎圧迫骨折，脊椎骨粗鬆症，変形性脊椎症	胸腰仙椎装具（TLSO） 　軟性，モールド式，金属枠，フレーム式，Taylar型，Knight-Taylar型，Steindler型，Jewett型
急性腰痛症，変形性脊椎症，腰部椎間板ヘルニア，脊椎すべり症	腰仙椎装具（LSO） 　軟性，Williams型，Knight型，フレキシブル・ブレース
側彎症	側彎症装具：矯正用装具（Milwaukee型，Boston型）

国際分類

脊柱：頸部・体幹	屈曲：flexion	伸展：extension	側屈 lateral flexion		回旋：rotation		軸負荷 axial lord
			側屈（右：right）	側屈（左：left）	右回旋：right	左回旋：left	
CTLSO　cervical：頸部							
（CO：頸椎装具[*1]）							
（CTO：頸胸椎装具[*2]）							
TLSO　thoracic：胸部							
（TSO：胸腰椎装具[*3]）							
LSO　lumbar：腰部							
lumbosacral：腰仙部							
SIO　sacroiliac：仙腸骨							

（AAOS, 1975 より改変．部分的な装具も含めている）

注）[*1] フィラデルフィア頸椎装具・頸椎カラーなど
　　[*2] ハローブレースなど
　　[*3] 胸腰椎圧迫骨折などに利用される体幹装具など

各関節運動に対応する継手機能の指示記号
　F（Free）　　：運動制限なし
　A（Assist）　：運動域，運動速度，あるいは筋力を増加させるために外力を加える
　R（Resist）　：運動速度，あるいは筋力を軽減させるために外力を加える
　S（Stop）　　：一つの方向の望ましくない運動を防止する部品
　V（Variable）：構造を変えることなく調節できる部品
　H（Hold）　　：指示された運動面ですべての運動を制限する：指定肢位，例えば，何度，（＋）（－）
　L（Lock）　　：ロック機構を持つ

めの装具として幅広く利用されているのが胸腰仙椎装置である．この胸腰仙椎装具は，下記のようにいくつかの免荷の原理が考えられる（図30）．

1. 装具の上下動・回旋は図30の「免荷の原理1」のように胸部と腸骨稜を利用し，防止する
2. 脊柱を支持するために，図30の「免荷の原理2」のように3点固定の原理を使用する
3. 腰痛を引き起こす一つの原因といわれる体幹筋力の低下（特に腹部の筋力）に対し，補助的役割として使用される場合の原理は図30の「免荷の原理3」である

以上の原理を考慮し，胸腰仙椎装具は作られる．それらの多くはダーメンコルセット（図31）とよばれる装具で，この装具の装着は体幹運動の回旋・屈伸運動を著しく制限する．したがって装具の装着は作業姿勢にも大きく影響するため，作業の選択には十分注意を要する．すなわち作業自体が制限下で行われるために耐久性が著しく低下してくることを予想して作業時間を決定する必要がある．失敗は社会復帰を著しく遅らせる一因となる．また，長い間痛みを残す原因ともなりうる．ダーメンコ

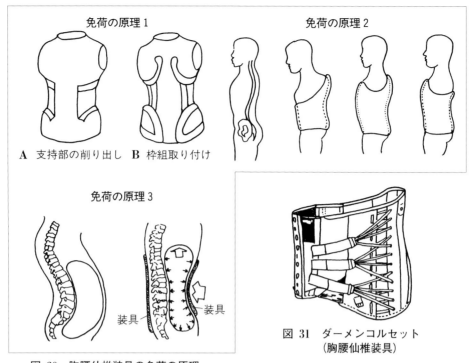

図30 胸腰仙椎装具の免荷の原理

図31 ダーメンコルセット（胸腰仙椎装具）

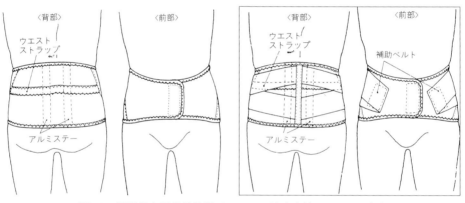

図32 簡易的な腰仙椎装具（アルケア株式会社カタログより）

ルセットを利用している患者の中には，この装具の目的を十分に理解していない者もおり，身体に接着させずに，ただ付けているのみの者がいるが，それでは装具の役割は果たされていない．これは作製上の問題でもある．特に，女性は胸部の装着感が悪かったり，体幹を屈曲させると下腹部に違和感を訴える者も多い．また，高齢の利用者では，加齢による脊椎の変形，体形的な異常のため，作製が困難であることも多い．

　最近は，軽度の痛みに対して保険診療上，簡易的な腰仙椎装具もある（**図32**）．また，民間でも広く出回り，身近なところで購入できて，早期治療の一環として利用されている．

2）側彎症装具・その他の体幹装具

　最近，幼児，学童の集団検診が充実し，側彎が早期に発見され，各種の治療および指導で変形が予防されるため，変形の進行防止と矯正を目的とした側彎症の装具処方は著しく減少している．

　側彎症における装具療法は歴史が長い．現在の側彎症に対する装具療法の起源は，1945年にアメリカ（ミルウォーキー市）のW.P. Blountらによって開発されたミルウォーキー型側彎症装具（**図33**）で，長い間，側彎症装具の主流をなしていた．しかし特発性側彎症患者の多くは思春期の少女で，その外観は好まれなかった．プラスチック材料の発展とともに，1970年代はじめHallらによって開発された装具はアンダーアーム型側彎症装具（under arm type，ボストン型側彎症装具）ともいわれ，衣服の下に隠れ，装着感もよく，現在はこの型式が多い（**図34**）．

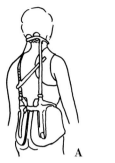
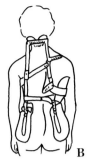

図 33　ミルウォーキー型側彎症装具
A：肩リング
B：腋窩吊り

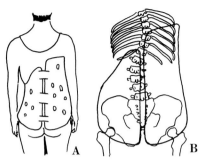

図 34　ボストン型側彎症装具
A：装着図
B：3点支持による矯正原理

下肢装具	屈曲：flexion	伸展：extension	外転：abduction	内転：adduction	回旋：rotation		軸負荷：axial road
					外旋：external rotation	内旋：internal rotation	
HKAO　　hip：股関節							
（HO：股関節装具*1）							
KAO　　tight：大腿							
knee：膝関節							
（KO：膝装具*2）							
AFO　　leg：下腿							
	背屈：dorsal flexion	底屈：planter flexion					
ankle：足関節							
FO　　足部　距骨下					外反	内反	
中足骨							
基節骨							

注） *1 股関節の運動制御のための股関節装具など
　　 *2 変形性膝関節症や反張膝に対する装具

各関節運動に対応する継手機能の指示記号
　　F（Free）　　：運動制限なし
　　A（Assist）　：運動域，運動速度，あるいは筋力を増加させるために外力を加える
　　R（Resist）　：運動速度，あるいは筋力を軽減させるために外力を加える
　　S（Stop）　　：一つの方向の望ましくない運動を防止する部品
　　V（Variable）：構造を変えることなく調節できる部品
　　H（Hold）　　：指示された運動面ですべての運動を制限する：指定肢位，例えば：何度，（＋）（－）
　　L（Lock）　　：ロック機構を持つ

図 35　下肢装具の国際的な分類処方ポイント

　その他，まだまだいろいろな体幹装具があるが，治療訓練とは直接関係ないものが多く，われわれにとって未知なものも多いが，一つひとつ理解することは患者の最終的な社会復帰に非常に重要なことが多い．それぞれの装具については成書を参照されたい．

3．下肢装具

1）治療訓練と下肢装具

　治療訓練を行ううえでセラピストが直接下肢装具の作製に関与することは少ない．しかしながら，リハビリテーション医療全体の流れを考えるならば，自分の担当患者がすでに下肢装具を装着している場合や，新たに下肢装具の処方を受け，作製することになる機会は非常に多い．特に，脳血管障害後遺症患者の治療訓練に携わる者にとっては下肢装具の理解は必要不可欠であり，実際，装具の作製にあたり，担当セラピストの意見を求められることもある．下肢装具も他の装具と同様に，すべてを知ることは大切であり，患者の治療訓練上大きな手助けとなる．ここでは日常，治療訓練を行ううえでよく接する下肢装具を中心に紹介する．下肢装具の国際分類は上肢装具同様，略字を用い簡略化されている（図35）．また，わが国における下肢装具の種類，および名称を図36に示す．

現在は，脳血管障害後遺症患者を中心に，中枢性疾患に対し多種多様な治療訓練アプローチが行われており，装具の意義について議論もあるが，ここでは，これらに関して論じることは避け，筆者の考える下肢装具の役割，その使用方法，装着などについて述べる．

2）リハビリテーションにおける下肢装具の役割

急性期脳血管障害患者の下肢装具は，立位，歩行時の支持性を補助するために作製され，"歩行の第一歩"としての役割も大きく，装着した患者自身の喜びも大きい装具である．一方では，障害を決定する装具ともいえ，患者にはさまざまな心理的変化がみられる．弛緩性麻痺の時期に長下肢装具を使用することに反対する人もいるが，筆者は長下肢装具（図36）の使用が，歩行（移動動作）の自立性の遅れ，歩容の悪化の原因になるとは考えていない．筆者は石神らが行っているように，治療訓練室に来られるようになり，リハビリテーションが一段階進んだ時，装具が準備されるまでには至っていなくとも，早期に装具療法が開始できるように努力している．また，治療訓練上，その内容を十分吟味して行うならば問題はないと考える．安全な移動動作能力の確立による患者の心理的な改善は大きく，また患者の生活圏を拡大する．また，初期から両側支持による座位，立位訓練は高次脳機能のなかでも空間的な認知への疎通効果が期待でき，身体イメージの確保にも繋がると考える．さらに，筋機能への疎通効果も大きいと思われる．これらは身体的な機能にとどまらず，精神心理的機能へもよい影響を与え，その後の回復や予後にも大きく作用する．そして，社会復帰への糸口を見つける助けともなる．

ここで，森中らが試みているプラスチック装具の活用を紹介する．筆者も15年ほど前に臨床で軽量化，そして，早期からの装具療法を試み成功した．森中ら（2005）は，脳卒中片麻痺患者の歩行障害を運動学的に捉え，回復期，維持期を通して，長下肢装具から短下肢装具までの流れをまとめている．これは，運動学的歩行の異常サインと各段階の装具の関係を示しており，経時的にも捉えることが可能であり，それぞれの症例をリハビリテーションの流れの中に置いてみることができる．筆者は，従来の靴べら式短下肢装具についても，この流れにうまく組み込んでいくことでより幅広く臨床的な対応ができると考えている．

このように，装具療法も常にリハビリテーション医療全体の中で考えることで大きな効力を発揮するだろう．すなわち，静的にも，動的にも下肢装具が日常生活上の身体的不安感を少しでも取り除き，精神的な安定性をつくり出す一手段としても，早期から装具療法を考えることは重要である．例えば，認知障害や十分な膝関節の支持性のない急性期脳血管障害患者に対し，長下肢装具の使用によって平衡のとれた立位訓練を行うことは効果のある方法といえる．この考え方は作業・活動を行ううえでも利用できる．座位姿勢で矯正力をもたらし，正常肢位を保つことも簡単になる．さらに，習慣性肢位を引き出す道具・補助具としても考えられる．自力ですべて行うことが望ましい姿ではあるが，その能力がなければ，最小限の力の補助でより早く回復への道を探るのもセラピストの役割である．

3）長下肢装具（KAFO）

次に，長下肢装具，特に骨盤帯のないものを中心に各部分の説明を簡単に加える．表4のように，長下肢装具は膝継手と足継手の2つの継手をもっており，この継手によって運動が可能となる．装具装着下での運動は屈伸運動のみで，回旋運動は制限されるため，股関節への負担は大きくなる．

長下肢装具の膝継手は，役割上，立位時は伸展位に固定され，座位ではロックが外されるタイプの処方が多い．ロックを外さず座る時は，装着側の足を十分に前方に移動させてから行わなければ，股関節を損傷する．この継手は，一般に輪止め付き（リングロック）伸展制御継手といわれている．その他の膝継手は表4に示した．膝継手には膝の固定や屈曲拘縮改善のために，膝当ても同時に作られることがある．

足継手は膝継手とは異なり，多少の屈伸運動を許したものが多く利用される．一般には，膝の過伸展を防止することを目的に背屈補助継手（クレンザック継手）が多く利用される．この継手は支柱のアライメントを前屈位にすることによって，足関節の底屈を機械的にバネで制御し，背屈を補助し，同時に反張膝，膝折れを防止している．このほかにもいろいろな足継手がある（表4）．

I．セラピストと装具，そして，スプリント　21

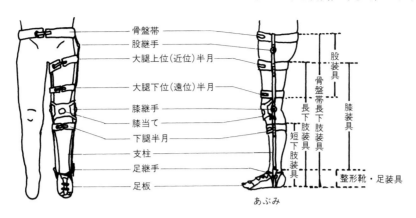
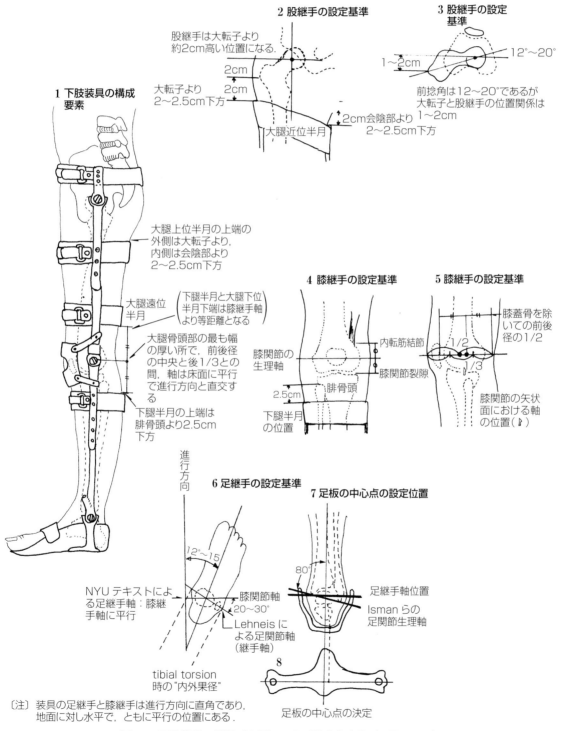

図 36　下肢装具の種類（上図）および構造と名称（下図 1～7）

表 4 下肢装具の継手

	継手の種類		機 能	適 応
股継手	遊動式①		屈曲・伸展ともフリー。内・外転、内・外旋は制限	股関節内転筋や外転筋の筋力アンバランス。股関節側方不安定
	伸展制限付き（輪止め式②、ロックなし③三枚重ね継手(A)、二枚重ね継手(B)		屈曲・伸展のすべての運動は制限。股関節ロックを上げると屈曲はフリー	股関節周囲筋の安静・固定が必要な場合
	外転蝶番継手④		屈曲・伸展、外転はフリー。内・外旋は制限	股関節内転筋が外転筋より強い。内転筋攣縮。はさみ肢位
膝継手	伸展制限付き⑤		屈曲はフリー。過伸展防止	関節側方不安定（内反・外反）。反張膝
	伸展制限付き、輪止めつき（リングロック）⑥		膝伸展位で制限。輪止めを解除すると屈曲フリー	歩行時の膝折れ。著明な関節不安定。膝関節の安静・固定が必要な場合
	伸展制限付き、スイス止め付き⑦		膝伸展位で制限。膝部後方レバーを解除すると屈曲フリー	歩行時の膝折れ（対称痺など両側装具と杖を用いている場合など）
	伸展制限付き、オフセット式⑧		屈曲はフリー。過伸展防止	膝伸筋痙性（膝折れが起りにくい）手術後運動域を限定する場合
	ダイアルロック付き⑨ファンロック付き⑩多軸式継手⑪（二軸継手）		関節運動の一方向を限制し、他方向はフリー。制限角度調節可能	関節の屈曲拘縮または伸展拘縮の改善
	調節式		屈曲・伸展運動が生理的運動に近似する	膝関節を深く屈曲する必要がある場合
足継手	遊動式⑫		背屈・底屈フリー	足の側方不安定（内反足・外反足傾向などに）
	底屈制御付き		背屈のみフリー。底屈制限	背屈筋力低下（下垂足、腓血管障害など）。反張膝
	背屈制御付き⑭		底屈フリー。背屈制限	底屈筋力低下（前脛骨神経麻痺など）。背屈筋攣縮。膝折れ
	背・底屈制御付き（合固定）		背屈と底屈を制限または防止	足関節周囲筋の安静（対称痺など）。関節不安定。足関節の高度の筋力低下。固定が必要な場合
	背・底屈制御付き、調節式		背・底屈の運動制限の程度を簡単に加減できる	背・底屈筋力や膝伸筋筋が変化しつつある時期
	背屈補助付き（クレンザック）⑮		底屈をばねで制御し、背屈は補助（ばねの強さは調節式が多い）	背屈筋力低下（下垂足、脳血管障害など）
	底屈補助付き（逆クレンザック）⑯		背屈をばねで制御し、底屈は補助（ばねの強さは調節式が多い）	底屈筋力低下（脛骨神経麻痺など）
	背・底屈補助付き（ダブルクレンザック）		背屈・底屈運動をそれぞればねで補助する（ばねの強さは調節式）	背屈・底屈筋力低下。frail ankle
	たわみ継手		背屈・底屈の運動を弾力的に制御する。側方への運動は多少可能	足関節周囲筋の筋力低下。関節不安定

[注] 太字は一般総合病院でよく処方されるもの。足継手は構造上背屈・底屈のみ可能である。
（渡辺英夫．加倉井周一編：義肢・装具．別冊整形外科 No.4．南江堂．1983 より一部改変して引用）
※膝装具は近年発展が著しく、いろいろな継手が出できている。

[注] プラスチック短下肢装具（AFO）の継手は p22, 23 に示す．

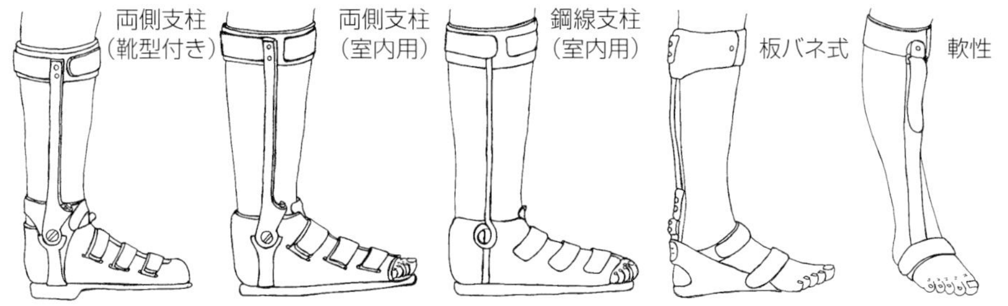

図 37 さまざまな短下肢装具

4) 短下肢装具 (AFO)

膝関節での随意運動が回復し，下肢全体の機能回復が進むと，下肢の支持性が高まり，長下肢装具は膝継手から大腿部（大腿上位半月）までが取り外される．また，患者の障害度により，短下肢装具の装着から開始されることもある．

短下肢装具は足関節を支持・補助し，間接的に膝関節を補助する．特に，機能不全を起因とする反張膝の防止に使用する．この制御は，足関節の継手のみではなく，足底部のあぶみや踵の高さなど総合的に行われる．足関節継手はすでに説明したようにいろいろあるが，筆者らは背・底補助，あるいは背・底屈補助継手（急性期では，簡単に調節できる背・底屈補助継手を利用）を使用する．

短下肢装具は使用場所（方法）などによりいくつかの種類に分けられるが，同様なことは長下肢装具についてもいえる．このことは，欧米における短下肢装具（AFO）とわが国における装具と臨床上の差を十分に知っていなければ，継続的な使用（装着）に問題がでてくる．特に欧米では朝起きてから夜寝るまで「靴生活」であり，場所に応じた履き換えはない．そのため，踵の高さには差は生じない．また，プラスチック装具（靴べら式短下肢装具など）は，第二の皮膚として靴の中にも入り，靴そのもので支持力を強化している．このように生活様式の差は装具の作製，管理にも大きな影響を与える．

短下肢装具は一般的なものを図37，38に，足継手付きのものを図39，40（25頁）に示した．整形靴は一般に靴型装具（支柱付き装具）ともいわれ，外出用に使われ，室内用は足板と足部覆い（皮製）で足部ができている．しかし，補高されると踵が高くなり，患側膝は屈曲位に保たれ，健側との脚長差を補おうとするので注意したい．このことは，家屋内外の段差を相対的により大きくしているので，十分に指導・訓練し，患者が馴れるようにする．また，室内ではプラスチック靴インサートや，金属性の支柱のない，すべてがプラスチックでできている靴べら式短下肢装具もある．これらは，一般にその上から靴を履くことで外出用にもできる．ただ，室内用短下肢装具の足底部の底にどのような材質を使用するかで安全性が左右されるので，注意が必要である．表5に，武智らによるプラスチック短下肢装具の適応を示した．

山本ら（1997）は，ばねによる背屈補助付き短下肢装具 (Dorsifleion Assist Controlled by Spring AFO：以下，DACS AFO とする) を開発し，その後もいろいろな研究開発を行ってきた．そして，油圧ダンパーに行き着いた（図25A，12頁）．これは小さな油圧式ダンパーを足継手にしたものであり，より自然な動きを再現している．現在は，広く普及している．一方，足継手は，クレンザック足継手，ダブルクレンザック足継手と一般常識を打ち破ったものが開発され，また，新たにプラスチック足継手が広く使われてきている（図39）．このプラスチック製の足継手は，たわみをもち，屈伸運動とともに足関節での回旋運動を吸収でき歩行時の下肢全体の運動はより自然に近づいているといえる．ただ，プラスチック足継手は，完全に足関節の運動を制御することはできず，足関節の制御のために motion control limit という部品を併用する．このように，異なった運動制御の足継手も開発されてきている（図40）．

セラピストの立場から，そして，患者の立場から考えると靴べら型プラスチック AFO に比較するとプラスチック足継手は幅が広く，ロボット歩きの様相を呈するため違和感を訴える者や外出用の靴が大きく見栄えが悪いという訴えも絶えない．筆者は，材質の厚さ，成型の仕方，踵のくりぬき具合などを工夫すれば motion control limit はあまり必要ないように感じる．また，ある程度回復した時点で装具を使用する人は少ない．特に，自宅退院ではその傾向が大きい．今後，プラスチックの強度化による軽量化と狭窄化がなければ，治療訓練での使用に限定される恐れもある．

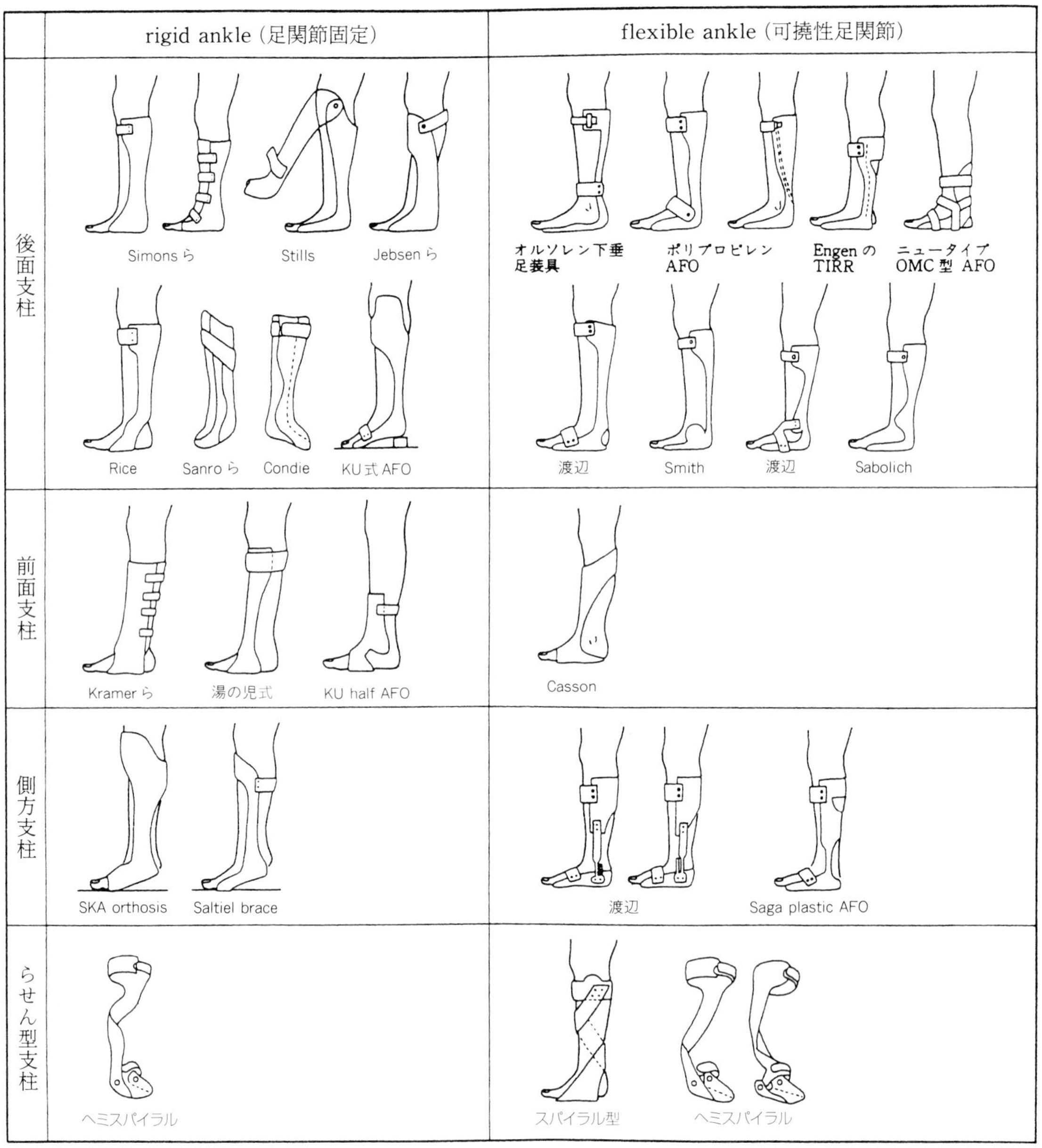

	rigid ankle（足関節固定）	flexible ankle（可撓性足関節）
後面支柱	Simons ら, Stills, Jebsen ら, Rice, Sanro ら, Condie, KU式AFO	オルソレン下垂足装具, ポリプロピレンAFO, EngenのTIRR, ニュータイプOMC型AFO, 渡辺, Smith, 渡辺, Sabolich
前面支柱	Kramer ら, 湯の児式, KU half AFO	Casson
側方支柱	SKA orthosis, Saltiel brace	渡辺, Saga plastic AFO
らせん型支柱	ヘミスパイラル型	スパイラル型, ヘミスパイラル

図 38 渡辺によるプラスチック短下肢装具の分類

渡辺は足関節が固定それとも可撓性があるかによって，さらに支柱の位置により分類している．
「義肢装具のチェックポイント」第4版, p188, 1993年（渡辺原図より改変引用）

表 5 プラスチック短下肢装具の適応（渡辺作成，武智ら加筆修正）

	プラスチック短下肢装具の形式
下垂足	f. a.（flexible ankle）で後面，側方，らせん型の各支柱型，Gillette, Tamarack
尖足	r. a.（rigid ankle）で後面支柱型，踵部補高が必要，DACS AFO, らせん型 AFO, Gillette, Tamarack
踵足	f. a. で側方支柱型（Saga plastic AFO）
内反足	矯正可能な内反足変形には Saga plastic AFO＋T-ストラップ，DACS AFO, Gillette, Tamarack
弛緩性麻痺による足関節動揺	Saga plastic AFO, Engen の TIRR, KU 式 half AFO, 湯の児式 AFO
足関節強直	r. a. で後面・前面支柱
大腿四頭筋麻痺による膝折れ	SKA（supracondylar knee ankle orthosis），KU short leg brace
反張膝	r. a. で足関節背屈位，r. a. で足継手底屈制限

（武智ら「装具」第3版，1996年より改変引用）

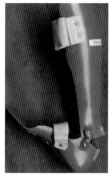 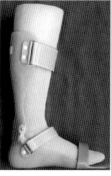 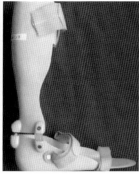 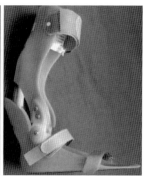

Gillette dorsiflexion assist ankle joint　　Tamarack flexure joint　　Tamarack dorsiflexion (Variable Assist)　　DACS AFO with Oklahoma ankle joint

図 39　さまざまなプラスチック足継手

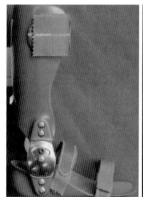 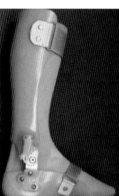 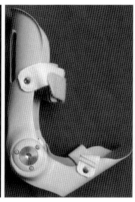 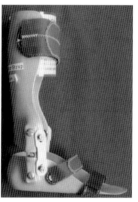

Camber Axis Hinge　　PDC-DA　　Dream Brace　　Gaffney Technology™

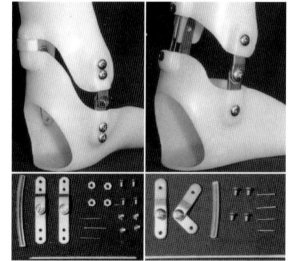 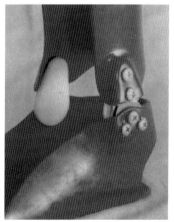

Scotty Ankle Joint
Model 780（左），Model 781（右）　　　　Select Ankle joint

図 40　さまざまな金属足継手

　足関節のプラスチック継手を含め，同類の継手には，足関節の運動制御として，特に，底屈制限として"motion control limit"を必要とすることが多い（図41）．
　早川（2003）は，継手付きプラスチックAFO（短下肢装具）のばね定数の計測結果を示し，3群に分け説明している．彼が示す図42は，横軸は底屈時に背屈方向に発生する背側方向ばね定数，縦軸が背側時に発生する底屈方向ばね定数であり，両方とも，大きくなるほどその方向への動きが強い装具といえる．図中の点は，各装具の背側方向ばね定数と底屈方向ばね定数の散布を示したものである．

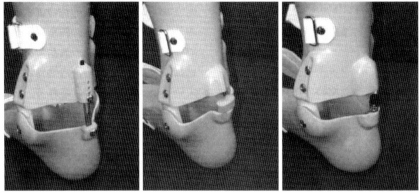

　　Model No. 755　　　Model No. 765　　　Model No. 795

図 41　Motion Control Limit（早川, 2005）

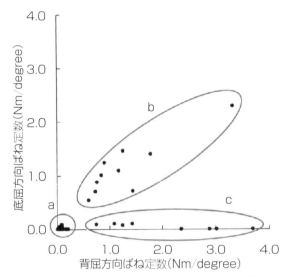

図 42　継手付きプラスチック AFO の底・背屈方向ばね定数（早川, 2003）
　　a：底・背屈方向ばね定数とも小さい群
　　b：底・背屈方向ばね定数とも大きい群
　　c：背屈方向ばね定数のみに出力を有する群

表 6　プラスチック短下肢装具用足継手の制御方法（早川, 2003）

	Gillette	Tamarack, Tamarack Variable	Gaffney Hinge-Kit	Select Ankle Joint	Camber Axis Hinge	PDC, PDA, PDC-DA	Meridian	Clevisphere	Gait Solution	DACS AFO	Motion Control Limit
a：底背屈に弱い制御	○	○	△	□	□	□	□	□	—	—	—
b：底背屈に強い制御	—	—	—	▲	▲	▲	▲	—	—	—	▲
c：背屈方向のみの制御	—	—	—	▲	▲	▲	▲	▲	○	○	▲

○：ばね定数・初期角度調節可能，□：ばね定数・初期角度調節なし，△：ばね定数調節可能，▲：初期角度調節可能，—：適応なし

　傾向として底屈方向，背屈方向とも小さい a 群，両者とも大きい b 群，背屈方向は大きいが底屈方向にはほとんど力を発生しない c 群に分類した．さらに，彼はプラスチック短下肢装具用足継手の制御法を**表 6** に示している．

　そのほか，足関節部は筋緊張の亢進などによる内反変形（内反尖足）などの問題がある．この変形防止，改善などのために T ストラップ（内反防止）が，付属品として取り付けられることがある（**図 43**）．これは足関節の内反尖足が強くみられる時に使用するが，実際，立位時や訓練室内のように短い距離では出現しなくとも，長い時間歩くと，その傾向が出る場合や足関節の支持性が低下している場合も考え，取り付けることをすすめる．ほかに外反尖足防止に Y ストラップが使用される．

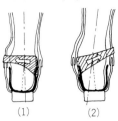

A：足関節用Tストラップ（上）とYストラップ（下）

B：ストラップによる変形矯正（右足）
(1)はTストラップによる内反足矯正用．
(2)はYストラップによる外反足矯正用．

図43　短下肢装具用ストラップとその使い方

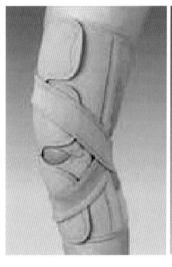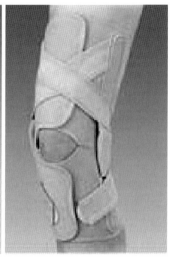

図44　簡易的膝装具
　簡易的ではある膝装具も開発が進み，それぞれの部分（部品）が改良された．種類も豊富となり，また一つひとつのストラップも工夫され，幅広い対象者に対応できるようになってきている（アルケア株式会社提供）．

　以上，下肢装具の長・短下肢装具（KAFO, AFO）を説明した．次に，下肢装具のなかでも，スポーツとともに進歩してきている膝装具，長い歴史をもつ免荷装具，簡易的なものの多い足関節装具について説明する．

5）膝装具 knee orthosis（KO）

　高齢化社会が進むにつれ，リハビリテーションの対象患者も高齢者の占める割合が高くなってきている．高齢者は加齢による退行変性が身体のあらゆる部分に現れてくる．特にわが国のように座位生活が主なところでは，使用頻度も多く，酷使される膝関節への影響は大きい．そして，臨床では変形性膝関節症を合併する対象患者も多く，簡易的な膝装具を装着している者も多い（図44）．

　社会生活の向上・変化とともにスポーツ，レクリエーション活動は若い人から高齢者まで幅広く普及している．スポーツが幅広い年齢層に親しまれている一方で，外傷防止などの一般的な社会教育は不十分であり，スポーツ外傷が増加している．なかでも四肢の損傷は多く，下肢では足関節に続き，膝関節の損傷が多い．この膝の損傷はさまざまであり，その治療も非観血的な保存療法から高度な手術技術を必要とする十字靭帯の再建術といった観血的な治療方法まで幅広く行われている．この幅広い治療方法のそれぞれを補助する装具療法も段階的に行われ，幅広いものになる．膝装具の多くの役割は，それぞれの目的に合った関節の動きのコントロール（制御）であり，その対象となる動きは主に回旋運動である．回旋運動の制御により，膝関節の運動を単純な蝶番運動に置き換える．

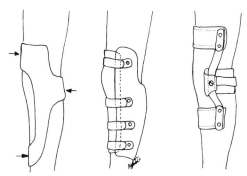

図 45 膝関節過伸展防止用装具(反張膝防止用装具)(日本シグマックス株式会社提供)
この装具は，3点固定を基本としたものである．左より，SK装具，PTS膝装具，スウェーデン式膝装具である．

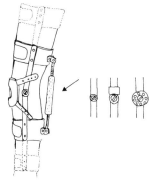

図 46 拘縮改善用膝装具
左：膝装具で伸展域改善のためのターンバックル（矢印）が付けてある．矯正力を増すためには，大腿・下腿ともに点線部分を含める必要がある．
右：膝継手．左より遊動式，リングロック式，ダイアルロック式となる．

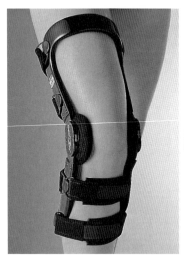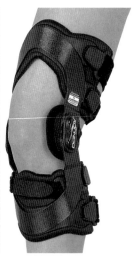

図 47 膝装具
前十字靭帯の再建術後の装具療法は可動制限域が変化している．そして変化しつつある．しかし膝装具は幅広く利用され，そのサイズの幅も広く，対応ができている（**左**）．また，高齢者の増加とともに変形性膝関節症（OA）も増加し，これらに対しても装具療法が行われている（**右**）．

歴史的には，膝関節では反張膝，拘縮膝が膝装具の主な装着対象であり，脳血管障害後遺症患者や半月板損傷などの膝疾患による関節拘縮患者であった．反張膝防止用装具（**図45**）の中には，3点固定を基本原理としてフレーム式装具で膝運動の異常運動域を抑制する装具でknee cage（ニィーケージ，スウェーデン式膝装具，**図45右**）といわれるものもある．また，拘縮膝にはターンバックルも利用されることもある（**図46**）．

膝装具は，膝関節の損傷・障害の発症機序の歴史・社会的背景，装具の材質・技術の発展とともにその使用目的も拘縮予防にとどまらず，大きく変化・拡大し，現在に至っている．膝関節の動揺性を防止する装具は，スポーツ外傷の増加とともに発展し，膝前十字靭帯損傷後の不安定膝に対して開発された1970年代のLenox Hill derotation braceはその代表的な装具である．その後いろいろな膝装具が開発され，それと並行して膝継手もいろいろ生まれてきた．

膝装具は装着部位の形状から定位置に装着し，固定するのが難しく，ずり落ちてくることも多い．そこで，ストラップは他の装具とは異なり，接触面を拡大したシェル方式（基本的にはサンドウィッチか，ガートレット式である）を基盤に作られる．さらに，滑り落ちを防止するために骨盤ベルトを取り付け，つり上げることもある．また，膝装具は長下肢装具とは異なり，両側の支柱式では左右と

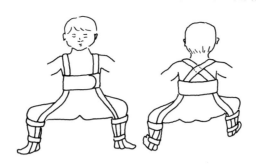

A：リーメンビューゲルの装着
（先天性股関節脱臼用）

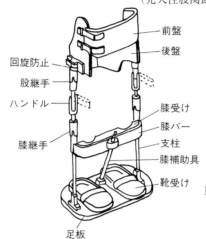

B：パラポジウム（パラプレジア用）
立体保持のための各関節は中間
位となる．ロックを外すと座位
もとれる．

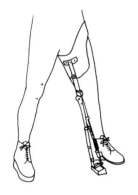

C：ペルテス病用三角
ソケット型下肢装
具（Tachdjian）

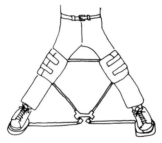

D：ペルテス病用トロント型
下肢装具

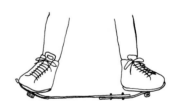

E：先天性内反足用靴付きデニスブラ
ウン装具

図 48　小児下肢装具のいろいろ

もに同じ長さになっており，また損傷靱帯の種類によって，ストラップをいろいろ工夫して，膝関節の運動の制御を行っている（図47）．

保存療法や手術療法後の治癒過程では，膝関節の運動制御は重要である．その運動制御は段階的に緩められていく．この時，運動方向のみではなく運動範囲も制限し，徐々に介助していく．このように，膝装具の適応は治療方法とその後の治癒状況によって大きく影響を受ける．

6）小児に対する装具

小児の装具療法は疾病とその時期（成長期）とのつながりが強く，治療的意味も含み，理学療法が並行して行われることも多い．この代表的なものに先天的股関節脱臼に対する装具があり，その程度や開始時期でいろいろな装具が利用される．1歳未満ではリーメンビューゲル（チェコスロバキアのPavlikの考案，図48A）型が多く利用される．これは，肢位療法を基本とし，生理的機能肢位を保持する肢位保持用装具といえる．また，3〜8歳の男児に好発するペルテス病は，大腿骨骨端核にみられる骨端症で，栄養動脈遮断による無腐性壊死を起こす疾患である．このため，回復期に免荷装具とし

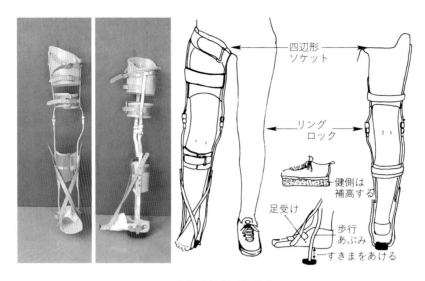

A：坐骨支持長下肢装具

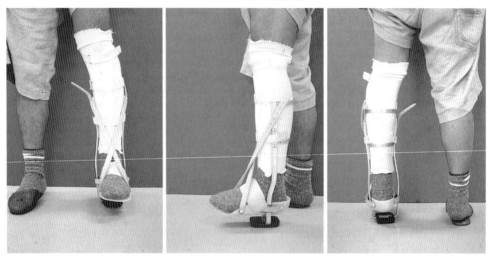

B：PTB 短下肢装具
左から前面，側面，後面

図 49 下肢における免荷装具

て Tachdjian の三角ソケット型下肢装具などが広く利用されている（図 48C）．先天性内反足には，その程度や成長に伴い変化するため，原理的にいろいろな方法がとられてきているが，靴付きデニスブラウン装具が多い（図 48E）．また，移動動作を可能とするためブーツ式で矯正方法を工夫したものが多く作られている．これらは，症例ごとに工夫が要求され，定型化したものはなく，非常に難しい．

小児の装具は，成長が著しく，短期間で大きく変化し，経済的にも，技術的にも常に問題を背負う．下肢の免荷装具は，吉橋が中足骨内反症の矯正保持装具の部品で成長期の症例に対応できるものを開発している．今後需要が少なくとも，このような装具・部品の開発に期待したい．

7）その他の下肢装具

ここでは，これまでに説明した下肢装具以外で，一般病院でよくみられる下肢装具を紹介する．特に免荷装具とアキレス腱断裂後の腱縫合術後の装具について述べる．

免荷装具は，長幹骨の基幹部での骨折で，治癒が長期化する恐れがあるが，早く社会生活へ戻すために利用されるものである．実際，骨折側の下肢は体重負荷が許されない（免荷）．免荷装具はだからといって松葉杖などの利用はせず，装具で自立したいという考えから生まれたもので歴史は長い．

代表的な免荷装具は，坐骨支持長下肢装具（リング式で発案者の名前からトーマス型免荷装具ともいう）と PTB 短下肢装具（patellar tendon bearing ankle foot orthosis）がある．坐骨支持長下肢装具（図 49A）は，歴史的にはトーマスリング（Thomas ring）で支持をしていたが，十分に機能しないことと，技術の進歩で，現在は四辺形ソケットにより，坐骨結節で受ける．このソケットは坐骨結節で

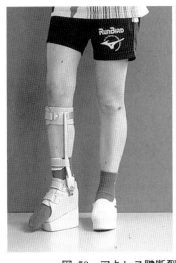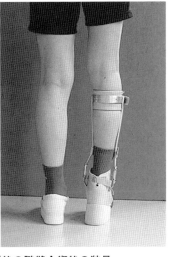

図 50 アキレス腱断裂後の腱縫合術後の装具
縫合後早期に社会復帰する目的で使用され，時に治療訓練も行われる．

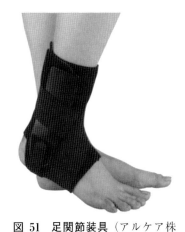

図 51 足関節装具（アルケア株式会社提供）
足関節の靱帯損傷，靱帯の修復後一時期，ギプス固定されるが，回復段階で利用される簡易装具である．このほかにも同じようなものが多く販売されている．

体重を支えればよく，割合浅いものでもよい．膝継手は座位（屈曲），立位・歩行時（伸展位）を使い分けるためリングロック式のものを併用する．また，足部は地面より離し，安全確保のために足受け（図49A）が付けられる．この足受けは装具に固定せず，体重をさけても反力は生じない構造である．そのため健側の靴は，十分に補高される．PTB短下肢装具は，PTB下腿義足と同じ原理で主に膝蓋腱靱帯で体重を受け，下腿遠位部や足部の骨折などの免荷装具として作られる（図49B）．

実際，膝蓋腱靱帯部のみでは十分に免荷することができず，損傷部位に影響を及ぼすことのないように，可能なかぎり接触面を拡大し，力の分散を図っている．しかし，全体重をかけることができず杖などを併用する症例も多い．その結果アライメントが崩れ，さまざまな問題を引き起こす装具でもある．また，使用頻度の高い人は部品の破損・消耗も激しく経済的にも負担が大きい．

これら免荷装具は，一部体重負荷が許される免荷不十分タイプのものもあるが，一連のリハビリテーション・プログラムで部分加重が十分に指導されるので，症例が理解できれば必要ないという者もいる．筆者が勤務していた病院では，早期社会復帰を必要とし，装具療法を十分に理解できる者には処方されている．

次に，アキレス腱断裂後，腱が縫合され，その後装具療法を使う例を紹介する（図50）．この装具の目的は，早期の社会復帰である．筆者が臨床を行っていた病院ではこの装具療法からの再断裂例はなかった．この方法は縫合腱は保護され，早期から松葉杖などの補助具も必要とせず，移動動作が自立する．その結果，他の部分の廃用性筋萎縮は最小限に抑えることができる．また，ギプス固定と比較すると創への治療訓練アプローチが早くからでき，肥厚性瘢痕形成をコントロールし，創やその周辺部の軟化が可能となり，皮膚の弾性の確保も早いといわれている．その結果，リハビリテーションに必要な日数の短縮が可能となる．このような考え方はいろいろな損傷に浸透しつつある．

その他，アーチサポート，ウェッジ（変形性膝関節症による膝関節の変形などに処方される）なども装具として取り扱われている．また，スポーツ損傷の増加に伴って足関節の靱帯損傷も多くみられるようになった．その結果，簡易的な足関節装具も多く，そして広く出回ってきている（図51）．

以上のように，いろいろな下肢装具が利用されている．

4．上肢装具

　この項では上肢装具全体を理解するために，義肢装具士が作製するものや市販されているものについて，国際規準である ISO（International Organization for Standardization）の分類を中心に紹介し，実際例は日本で広く利用されている『身体障害者福祉法（1981）現在は『障害者総合支援法』』や装具 JIS 用語（JIST 0101-1986 改正）などによる区分をもとに説明を加える．

　国際分類法は Harris（1973）によって提唱された．この分類の最大の目的は，「現在，使用されている上肢装具の名称は，原作者と現在の処方者・作製者では目的，構造が変わることがある」という状況の中での「装具の理解の統一化」である．その結果が装具の普及にも役立っている．今後このような国際分類の浸透により，臨床の場で職域を越えた相互理解が可能となる．図 52 は ISO 分類（ISO 8549-3：1989（en））を一部改変したものであり，装具の処方箋としても利用できる．

1）指装具 digital（finger）orthosis（DO, FO）

　指装具は，指の指節間関節（以下 PIP および DIP 関節，PIP 関節とする）の障害などに処方され，装着されるものである．この指装具は，特に PIP 関節の性質から目的は伸展・屈曲運動の補助，関節拘縮の改善であり，関節の保持（支持）が中心となる．また，装着時，他の手指に二次的損傷・障害

上肢装具		屈曲：flexion	伸展：extension	外転：abduction	内転：adduction	回旋：rotation		
						外旋：external	内旋：internal	軸負荷 axial road
SEWHO　shoulder：肩〜手								
（SO：肩装具[*1]）								
EWFO　humerus：上腕〜手								
（HO：上腕装具[*2]）								
elbow：肘								
（EO：肘装具[*3]）								
forearm：前腕						回外：supination	回内：pronation	
（FO：前腕装具[*4]）								
WHO　wrist：手関節				橈屈：radial deviation	尺屈：ulnar deviation			
HO　hand：手部								
DO[*5]　手指（2〜5）	MCP							
	PIP							
	DIP							
母指	CM					対立：opposition		
	MCP							
	IP							

注）：[*1] 脳血管障害後の亜脱臼のアームスリングの一部など
　　[*2] 上腕骨骨幹部骨折後に使用される骨折用装具など
　　[*3] 肘関節拘縮などに使用される肘関節装具：ターンバックルがよく使用される
　　[*4] 前腕のみの装具は回内回外装具，テニス肘用の装具などである
　　[*5] ここでは，指を digits として，DO とした
肩関節装具については，水平外転・内転の角度支持がでることもある
＊この表の記入方法は，関節可動域：0〜80℃，保持肢位：屈曲 50℃，負荷（牽引力）：100 g あるいは 40 g/cm^2，固定肢位：20℃屈曲位，補助：200 g あるいは 60 g/cm^2 とする

各関節運動に対応する継手機能の指示記号
F（Free）　　：運動制限なし
A（Assist）　：運動域，運動速度，あるいは筋力を増加させるために外力を加える
R（Resist）　：運動速度，あるいは筋力を軽減させるために外力を加える
S（Stop）　　：一つの方向の望ましくない運動を防止する部品
V（Variable）：構造を変えることなく調節できる部品
H（Hold）　　：指示された運動面ですべての運動を制限する：指定肢位，例えば：何度，（＋）（−）
L（Lock）　　：ロック機構を持つ

図 52　上肢装具の国際的な分類
（ISO 8549-3：1989（en）を筆者改変）

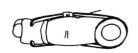 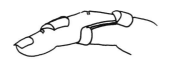 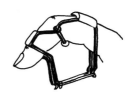

A：Harrisonの指屈曲装具　　B：屈曲スプリング　　C：指用ナックルベンダ

図53　過伸展防止用装具（A, B），PIP屈曲補助用装具（C）

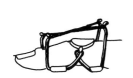 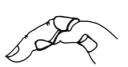 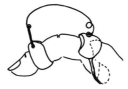 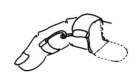

A：指用逆ナックルベンダ　B：伸展スプリング　C：PIP関節伸展補助用装具　D：Capener型ワイヤー装具

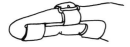 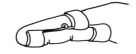 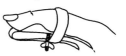

E：安全ピン型（針金枠式）装具　F：ワイヤースプリング式安全ピン型装具　G：ジョイントジャック

図54　PIP伸展補助用装具

を起こさぬように構造に注意する．これらの指装具は，下記のように分けることができる．

a）PIP屈曲補助用装具（図53）

臨床上，屈曲位保持が目的であれば，動的装具で弱い力で保持するとよい．また，屈曲方向への可動性を改善するには，バックルアンドストラップ（**図83E**，52頁）などの静的装具である指屈曲補助用装具などが効果的である．このPIP屈曲補助用装具の一部は過伸展防止用装具としても利用される（**図53A，B**）．指用ナックルベンダ（**図53C**）は，小型ナックルベンダとも呼ばれる．

b）PIP関節伸展補助用装具（図54）

この装具にはいろいろなものがある．伸展保持は，弱い力で持続的に支持する動的装具が効果的である．また，関節の伸展域の拡大目的ならば，あるいは頑固な屈曲拘縮改善には静的装具を選択する．動的装具の使用時は，牽引方法は長軸方式とスリング方式があり，前者は100～200gとして，後者は末梢血圧などから1平方cmあたり，50g以下とする．ただ，長時間の装着では30g/cm²以下がよい．一方，筋力強化では装着時間は1～2程度であり，牽引力は300g，あるいは50g/cm²を超えてもよい．

1）コイルスプリング式装具（Capener型ワイヤー装具など）がある（**図54D**）．

2）安全ピン型装具（静的装具，**図54E**），改良型としてワイヤースプリング式安全ピン型装具（動的装具，**図54F**）がある．これは，伸展補助というよりは伸展支持，あるいは屈曲拘縮改善装具である．これには，ピアノ鋼線のほか，SMA鋼線を使用してもよい．

3）ねじ式のジョイントジャックは，ねじを徐々に締め，伸展させる（**図54G**）．これは，静的装具であり，屈曲拘縮改善用装具である．大山は，熱可塑性材料で簡易的に作っている（スクリュースプリント：screw splint）．

c）指固定用装具

わが国では，これら指固定用装具は，一般に簡易的なアルミニウム製シーネを利用する（アルフェンスシーネをテープ固定する）ことが多く，骨折など固定力を必要とする時，MP関節も同時に固定する．

指のみの固定用装具は，マレットフィンガー（槌指）の装具（スタックス指装具．これはストラップを付ける必要がある）が代表的なもので（**図55A**），ほかに**図55B**のように時計ばね式指装具の利用で多少関節運動を許すものもある．最近，リング式の静的指装具も開発されている．

2）手装具 hand orthosis（HO）

手装具は大きく3つに分けられる．1つは手指の障害の改善・補助などのために処方される装具で，手指（PIP関節）の装具の本体（基盤部）としての役割をもつものである．もう1つは手部（手から

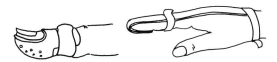

A：スタックス指装具　　B：時計ばね式指装具

図 55　指固定用装具

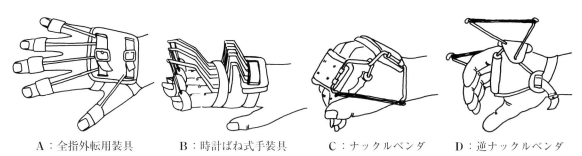

A：全指外転用装具　　B：時計ばね式手装具　　C：ナックルベンダ　　D：逆ナックルベンダ

図 56　手装具

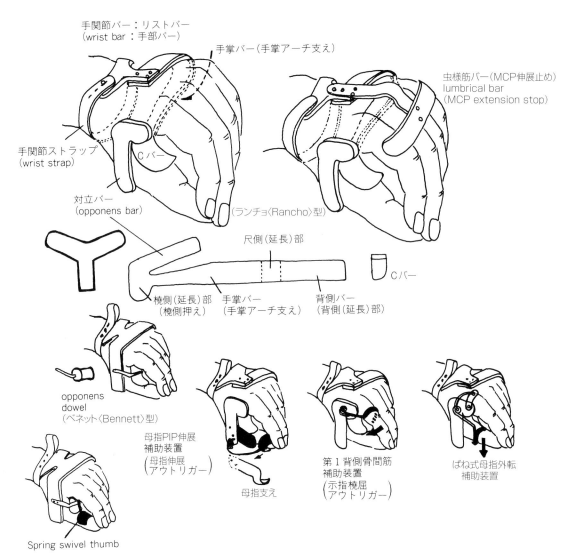

図 57　短把持装具（手型把持装具あるいは短対立装具）

MCP 関節）の障害のために処方される装具，すなわち MCP 関節に対するものである．前者は指の障害に使われるもので，MCP 関節を含め，指の PIP 関節の障害に使われる．最後に，把持機能の再建として，母指の機能補助として把持肢位に保つ装具（短対立装具）がある．この装具は，機能を考える

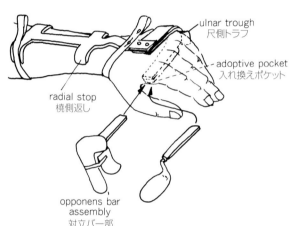

図 58 長対立装具（前腕型安静用装具）

と短把持装具，あるいは手型把持装具というべきものである．手からMCP関節の障害に使われる装具には全指外転用装具（図56A），時計ばね式手装具（図56B）などがある．後者はMCP関節の障害に対するもので，その代表的なものがMCP関節屈曲補助用装具（ナックルベンダ，図56C），MCP関節伸展補助用装具（逆ナックルベンダ，図56D）などがある．

　手装具は，上記のように分けられるが，手装具の多くは，セラピストが作る，スプリントが主体である．なかでも短把持（対立）装具は，スプリントとしてもいろいろなものが作られている．また，この短把持装具は，その機能障害に応じ，いろいろな補助装置を取り付ける（図57）．一方，手関節の支持（固定）機能を含み，前腕部を基盤とする長対立装具は，正中神経損傷（高位レベル）に利用する肢位保持用の静的装具である（図58）．正中神経損傷は，手関節の肢位保持が難しく，手指の屈曲はできなくなり，手掌の感覚機能が消失するために手の機能は著しく低下する．そこで，手の機能的な肢位維持のために装着される．まず，第1CM関節の掌側外転域（対立位）の確保である．そして，手関節は機能的な肢位の維持を目的としている．ここで，手部への支持がないのは，橈骨神経の存在による手指の伸展が可能であるからである．もし，MCP関節レベルの屈曲拘縮が心配であれば，MCP関節を軽度屈曲位に保つための虫様筋バーを必要とする．

〈new spider：Musashi〉

　ここで，手の機能の再教育に活躍しているnew spiderを紹介する．new spiderは，1960年代に英国の外科医R. Harrisonが開発したspider splintが起源であり，このspider splintは橈骨神経麻痺の下垂指や下位正中神経の母指対立保持を目的に使用された．new spiderは，筆者が総和中央病院および武蔵村山病院のセラピストともに形状記憶に優れたSMA鋼線を使用し，spider splintを作り替え

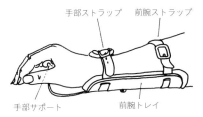
A：手関節背屈装具
（パネル型カックアップ装具）

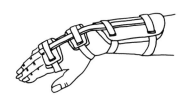
B：手関節背側支持用装具

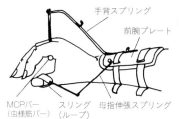
C：トーマス型懸垂装具

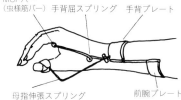
D：オッペンハイマー型装具

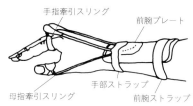
E：ガレンガー型スプリント

図 59 手関節装具

たものである．これは，すでに3年以上使われ，一部の脳血管障害者には有効であることがわかっている．その根拠はいろいろあり，ここで紹介を兼ねて new spider を説明する．

new spider の効果的な使用法は，脳血管障害後の回復期の，手指に粗大な屈曲運動が出始めた症例に対して使用し，早期に把持訓練を導入することである．特に，この new spider は，使用されているSMA 鋼線の太さ（牽引力）をそれぞれの目的に合わせ変えることで，適切な手指の伸展補助が可能となる．また，改良して母指パートの導入により，母指は対立位に保持され，母指球への活動（収縮）への疎通効果があるようで母指球筋の再構築が伴っている症例も多い．また，その作製方法は少し大きめのユニバーサルタイプのスプリントを装着し，治療訓練で指先部を調節し，適切なサイズが確信できた時点でその人用に作製する（ユニバーサル作製法）．

さて，new spider の適応には一部触れてきたが，その幅は徐々に拡大され，疎通に始まり，上肢屈筋群の筋緊張の抑制，筋の絶対長の確保，さらに筋機能（筋力・持久力）の改善などが可能である．このように，ほかのスプリントに比較すると適応の幅は広い．

3）手関節装具 wrist hand orthosis（WHO）

手関節装具は前腕から手関節を越え，遠位部の手部までのものと，手指まで含まれるものの2種ある．後者は，特に把持機能を再現する装具まで幅広く，上肢装具の中でも最も種類の多い装具といえる．

前腕から手部までのもので手関節を支持・固定する装具に手関節背屈装具（図59A），手関節背側支持用装具（図59B）がある．また，指の基部となる MCP 関節まで含まれる装具としてトーマス（Thomas）型懸垂装具（図59C）とオッペンハイマー（Oppenheimer）型装具（図59D）がある．これらの装具は橈骨神経麻痺を中心に手指・手関節伸展障害に利用される．

最近は，ガレンガー（Granger）らが考案したものを中心に機能的にも，美的にも工夫されたものが作製されはじめている．この装具は，アウトリガーも突出することなく，外観もソフトでよい装具といえる．また，どのような機能レベルにも幅広く使用できる（図59E）．

次に，手関節固定用装具は手指の支持を含むものでもあり，装具全体の意味（役割）から安静用夜間装具とよばれる．装具の JIS 規格では，パンケーキ型（図60A），サンドウィッチ型（図60B），プラットホーム型（図60C）があるが，プラットホーム型が基本型であり，ストラップのみでは指の肢位保持が十分でない．そこで，パンケーキ型，サンドウィッチ型を利用して強化している．そのほか，背側型，掌側型，ガートレット型（乗馬用の長手袋の意味で，手をすっぽり包むという意味である．スプリントでは一方向のみを切ったものを意味する）などがある．JIS 規格は，Long が分類したように，手関節の固定と同時に指部の固定方式で分類されている．これら安静用装具は，機能的保持肢位

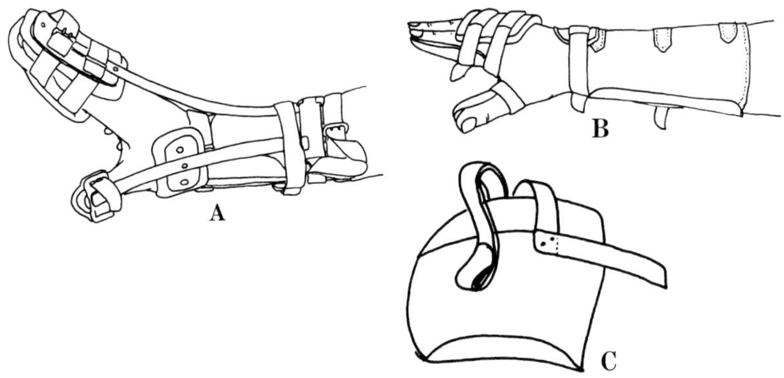

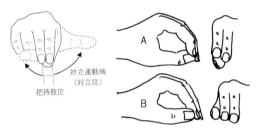

図 60 手関節固定用装具
A：手関節背屈装具の上から取り付けられたパンケーキ型の付属品
B：プラットホーム二重型ともいうべきサンドウィッチ型．手-手指固定用装具
C：プラットホーム型の付属品
A，Cは特に安静用装具でもある．

図 61 母指の対立運動域と把持肢位
Aは，把持肢位で"3点つまみ"を示す．これは，把持装具の基本的な把持様式である．Bは，橈側外転位ぎみで，横つまみ（鍵つまみ）となり，把持装具は機能しない．

と褥創防止のための指間をとり，二次的障害を起こさないように注意が必要である．

4）把持装具 prehension orthosis（PO）

　手関節装具のなかでも機能を直接再構築できるのが把持装具で，すでに歴史の項で述べた Bisgrove（1954）の手関節伸展-指屈曲手装具（functional dynamic wrist extension-finger flexion hand orthosis：手関節駆動式把持装具）が最初の報告である．しかし，これに似た構造をもった装具が Schanz の"Orthopädischen Technik"に Schmid-Schrauder の装具（図17，9頁）として報告されている（Schanz，1923）．また，1965年には Sabine らが把持スプリント（RIC 型，図18，10頁）を発表している．

　把持装具は，"flexor hinge tenodesis orthosis"ともよばれ，利用する力源からいろいろなものに分類される（表7）．すなわち，指駆動式，手関節駆動式，外力駆動式（力源を外からもってくるものと自身の力源を利用するものとがある）などがある．現在は，いろいろな型の把持装具が作られているが，組み立て式のエンゲン型（Engen 型）（Texas Institute of Rehabilitation and Reseach：TIRR 型，図101，62頁）を改善したものが幅広く利用されている．そのほかに基本型として，ランチョ型（Rancho 型）（ランチョ・ロス・アヨーゴ病院型）（表7），Warm Spring 型，NYU 型（図98A，60頁）などがある．

　把持装具の原理は，母指を手根中手関節（CM 関節）でやや尺側で掌側外転位に保ち（以下，把持肢位），MCP，PIP 関節を伸展位（中間位）に保ち（図61），手指の MCP 関節の屈曲のみで母指と示指・中指の3点つまみを可能にしている．つまり，母指は把持肢位に保持し，指は示指と中指が指腹：指先端レベルで等しくなることによって，把握する目的物に適合しやすくなる．そして，テノディーシス（腱固定術：tenodesis）様作用を利用し，手関節伸展運動で手指の MCP 関節を屈曲させ，つまみ動作を行うことができるようにしたものが把持装具である．ただ，外固定（把持装具）よりも観血的手段（内固定）を望む者もいる．

　手指の機能において，伸展力（伸筋麻痺）が弱い時は伸展補助（表7）を，屈曲力が弱い時は屈曲補助（表7）を必要としたものが作られる．臨床的には，これらの適応は非常に少なく，多くの場合は伸

表 7 把持装具の種類と特徴

形式	図解	特徴	適応条件	駆動力源	残存神経節レベル	備考
指駆動式 屈曲補助 伸展補助		指の自動（随意）伸展、バネによる他動屈曲。MCP関節の運動、PIP・DIP関節は肢位固定。	手装具であれば、手関節屈伸筋力は「4」。そして、指の伸筋力は「4」必要である。また、母指は装具で把持肢位に支持される。	屈曲補助（代用）用のバネ	$C_{7,8}$	一般に、自力で把持しつつ指の開きを時に自力（屈曲補助式）が使用される方法をとる。前者はあまり普及していない。IP関節の固定は、PIP関節は50〜60°屈曲、DIP関節は、軽度屈曲であり、示指と中指は指腹レベルで先端が一致するようにする。
		指の自動（随意）屈曲、バネによる他動伸展。MCP関節の運動、PIP・DIP関節は肢位固定。	手装具であれば手関節伸筋力は「4」。そして、指の屈筋力は「4」必要である。また、母指は装具で把持肢位に支持される。	伸展補助（代用）用のバネ		
手関節駆動式		手関節伸展運動を手関節可動装置によって示指、中指を他動的にMCP関節を運動させ、母指との把持可能となる。この把持は母指と示指・中指の3点でのつまみである。	手関節伸筋が「4」、あるいは45°伸展力が1.4kgを保持できること。手関節、示指、中指のMCP関節可動域が正常域。手関節の可動域が機能的可動域をもち、母指が内転拘縮を起こしていないもの。	腱固定術の原理（テノディーシス）	C_6 [C_5桡脊骨筋の腱移行術後]	図は、ランチョ（Rancho）型であるが、現在は、キット化された、エンゲン（Engen）型のものが広く普及している。また、手関節可動装置はいろいろなものがある。
つめ車駆動式		指（示指・中指）のMCP関節を把持する目的肢位に他動的に動かし、つめ金（ラチェット）で固定する。バネで留金をはずし、MCP関節を伸展位にもどす。	肘屈筋、前腕回内筋が「4」。示指、中指のMCP関節機能的可動域が保たれること。母指が内転拘縮を起こしていること。手関節の伸展拘縮があってもよい。	屈曲は、他動的に押したりラチェットで固定する。伸展は、その解除で、バネが作用する。	C_5 全型腕神経叢麻痺		
肩駆動式		能動義手の操作と同様に、肩甲帯の運動をハーネスをを介して、コントロールケーブルに、その力を伝え駆動させる。	健側肩甲骨の運動であり、患側手関節・MCP関節が機能的可動域が保たれること。把持肢位は内転拘縮をしていないこと。	健側の肩甲帯の運動。	C_5 肩甲帯の運動で手指が開けるほどの上肢の重症でない痙性片麻痺	実用的でなく、あまり利用されていない。特に片方の上肢が正常である場合は、成功しないことが多い。
体外力源駆動式 電動 人工筋		手関節部は、多少調節可能であるが、機能的肢位内に保持される。体外力の力源により、MCP関節の屈伸運動が行われ、3点つまみができる。		空圧（CO_2ガスとマッキーベン）の人工筋。電動。	C_5	わが国では、あまり、これには、普及していない装具であるリハビリテーションの急遍及で普及必要がある。スイッチは頭頚部あり、残存する筋電位を利用する。

[注] 筋力に関しては最低限可能なレベルを示す。実用的にはそれ以上必要

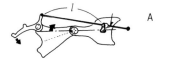
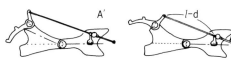

A→A′：手関節を伸展させると指部は閉じ，把持作用が可能となる．

B：l の長さを調節することによって手関節の把持作用角度が変化する．
$l-d$ の場合は短く，把持作用は手関節の伸展がより必要となる．

手関節駆動式

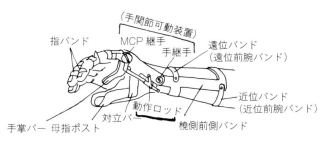

指駆動式
（指駆動は，指のみで屈伸を行うものと，屈曲・伸展をそれぞれ補助する3種がある．）

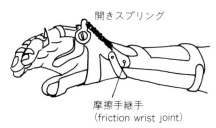

図 62　把持装具のメカニズムと名称

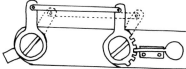

A：Engen 型

B：多軸継手型

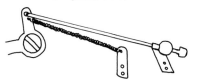

C：Jaeco システム

D：Ratchet システム

図 63　手関節駆動装置のいろいろ

展力，屈曲力がともに低下している症例に装着される．例えば，頸髄損傷患者が主な対象となるが，手関節の伸展力が得られる場合に利用される．この時，テノディーシス様作用（tenodesis like action）を利用し，手関節運動を手関節可動装置によって示指と中指の MCP 関節運動に変換する（図62）．この手関節可動装置（図63）は手関節の伸展力を指（示指，中指）の屈曲力に変換し，つまみ動作を再現させることができる．これが把持装具であり，手関節伸展力が得られない場合は，なんらかの方法でスイッチ・コントロールが操作できるならば，把持装具を外力駆動とすることもできる．

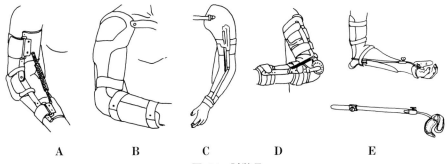

図 64 肘装具
A：ターンバックルを使用した肘装具
B：肘固定用装具
C：体外力源式肘装具
D：ダイヤルロック継手付き肘装具
E：回内・回外補助具と肘固定用装具

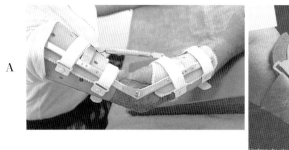 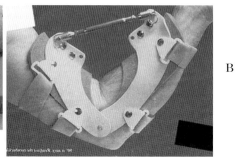

図 65 ターンバックル
A：日本で広く利用されているもの．
B：最近米国で利用されはじめた手軽なターンバックル式肘伸展用装具．

5）肘装具 elbow orthosis（EO）

　肘装具は，歴史的にみればターンバックル（turn backle）の発祥の部位である（**図 64A**）．現在は，このように屈曲拘縮などを改善する装具は稀で，多くの肘装具は，肘固定用装具（elbow immobilization orthosis，**図 64B**），体外力源式肘装具（dynamic elbow orthosis）などである（**図 64C，D**）．また，テニス肘などに利用されるテニス肘バンドも装具の一つということもできる．**図 64E** は肘固定用装具に，スプリングで回外，回内ができるようにするための補助装置を付けたものである．さらに，特殊な肘継手も開発され，その継手を利用し弱い力で各関節を持続的に屈曲位，あるいは伸展位に保持する安静時の動的装具がある．これは，長い間望まれていた理想的な装具ともいえ，治療訓練時間以外の安静時に使用することで治療訓練の相乗効果をねらったものである．また，肘関節の屈曲拘縮改善のためのターンバックルも改良され，使いやすくなったものもでてきている（**図 65**）．同時に，肘関節にも CPM（continuous passive motion：持続他動運動装置）が開発され，利用されているが，その普及は十分ではない（**図 66**）．また，最近では特殊な部品を付けた回内・回外用前腕装具も市販されてきている（**図 67**）．

6）上腕装具 upper arm orthosis

　JIS 規格にはこの上腕装具はない．Sarmiento が骨折に対して装具療法を行ってから，わが国でも徐々にこの方法の導入が試みられている（**図 68**）．筆者も過去に経験しているが装着が難しく，医師，義肢装具士，セラピスト，そして，患者のチームワークが不可欠である．筆者も**図 68** のように上腕骨骨折に対し，骨折用スプリント（機能的骨折用スプリント）を作製した経験がある．このスプリントの基本は全面接触で，同時に日常生活上肘関節と肩関節の機能的運動域を，ある程度確保するものである．肘関節は屈曲 30〜120°ほどの可動性を保ち，作製する．このとき両上顆は，第二の皮膚のように装着させ，滑り落ちを防止する．肩関節は，鎧や肩当てのように肩峰をすべておおうのではなく，**図 68** のように前後は残すが側方部は外転 60〜70°の運動ができるように切り込む．この症例は，女性でもあり，仕事でブラウスを着るためストラップの代わりにテープ留めとした．

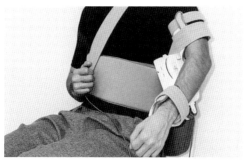
図 66 肘関節用 CPM
（株式会社エム・イー・システム提供）

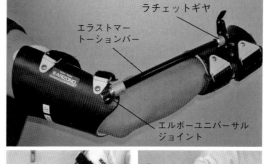
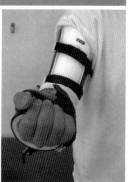
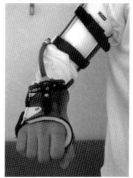
回内時　　　　回外時
図 67 回内・回外前腕装具
（有薗義肢株式会社提供）

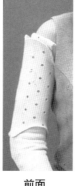
後面　　側面　　前面
図 68 上腕装具（骨折用スプリント）

7）肩装具 shoulder orthosis（SO）

図 69A の肩装具は飛行機型装具であり，肩関節外転用装具ともよばれる．実際，患者にとって肩甲面での外転は楽で，装具も装着しやすく，長時間・長期の装着に耐えられる．本来，多目的で，調節式である機能的肩装具は術前評価が可能である．図 70 は，増成，川村らが 1986 年頃より，Saha が提唱したゼロポジションを基本肢位として作製した装具である（増成・川村，2000）．その後，いろいろな部品を改良し，1995 年から高機能で適応性の高い機能的肩装具として普及してきている．図 70 の機能的肩装具は，装具自体簡便であり，各継手も自由に調節でき，さまざまな状況に合わせることが可能である．この調節範囲は表 8 に示した．このように，利用者には便利な装具が市販されてきている．このほかに肩装具に属するものに肩甲骨保持装具（図 69B），肩関節脱臼装具（図 69C），肩鎖関節脱臼装具（図 69D），腕吊り（アームスリング，「10）アームスリング」の項，47 頁参照）などがある．その他腕神経叢損傷，分娩麻痺，頸髄不全損傷などで，肩関節屈曲，上腕三頭筋に筋力が「2」以上あるものに対して図 69E のような上肢装具（機能的上肢装具，shoulder-elbow-wrist-hand orthosis；SEWHO）が報告されている．井樋らは，肩関節脱臼後の反復性への道をとざすために新しい損傷後の肢位療法（肩関節下垂位外旋 15°〜20°）として，新しい装具の開発（図 71，43 頁）を紹介している．同時にすばらしい臨床結果も報告している．特殊な補助機器としてオーバーヘッドサスペンション（「8）オーバーヘッドスリング」の項，43 頁参照），バランス式前腕補助具（「11）バランス式前腕補助具」の項，49 頁参照）などがある．

加倉井は，一側上肢麻痺で歩行可能な場合，肩機能（ロックおよび屈曲 45°），肘機能（ロックおよび屈曲 135°），前腕回旋（中間位固定），および手指の把持装具をゴムバンド・ラチェット機構ならびに把持装具を用いて代償すると説明している．実際，肩関節 45°屈曲位でロック装具が作動するように能動肘継手などが用いられ，ロックは肘関節全伸展位で外れる．肩関節外転は体幹で補う．肘関節屈曲はゴムバンドで補助され，ロックとその解除は，ラチェットあるいは健側の肩関節外転でコントロールする．これらは重量があり，患側の腸骨稜で受けるように作られる．ただ，現実には，一側が正常である場合，このようにいかめしく，苦労しなければならない装具はあまり使用されない．

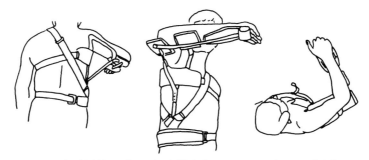

A:肩関節外転用装具（飛行機型装具：エアープレーン装具）

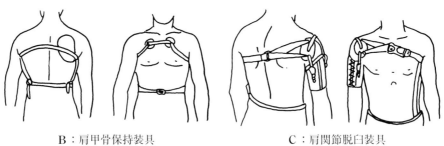

B:肩甲骨保持装具　　　　　　　C:肩関節脱臼装具

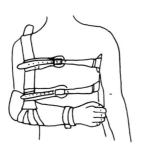

D:肩鎖関節脱臼装具

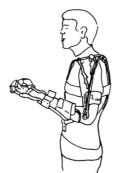

E:機能的上肢装具

図 69　肩装具

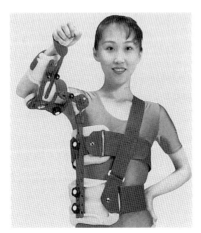

図 70　機能的肩装具

最近の飛行機型外転装具は，外転，水平屈曲などの調節が簡単にできる．そして，装着しやすさも工夫されている（パシフィックサプライ株式会社提供）．

右の表は，この装具の調節域，ロック方法などを示したものである．

表 8　機能的肩装具の調節範囲

	関節運動	ロック方式	調節可動域	安全対策
肩関節	屈曲外転	22.5度ピッチロック（ロック解除時はフリー）	22.5度〜157.5度	2重安全ロック構造
	外旋・内旋	無段階ロック	外旋 0度〜55度 内旋 0度〜20度	安全構造
	水平屈曲	15度ピッチロック（ロック解除時はフリー）	水平屈曲 0度〜60度	安全構造
肘関節	屈曲	22.5度ピッチロック（ロック解除時はフリー）	0度〜112.5度	安全ロック構造
前腕	回外	無段階ロック	0度〜90度	

（増成・川村，2000 より）

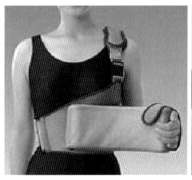
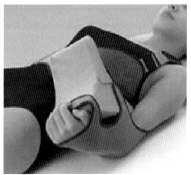

図 71　肩関節脱臼後の安静用肩装具
（Shoulder Brace EX，アルケア株式会社提供）

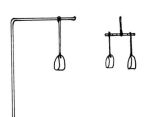
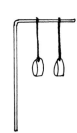
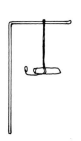
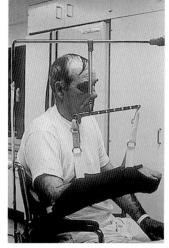

A：単支持型スリング　B：単支持型ダブルスリング　C：ダブル支持型スリング　D：単支持型フィーダー

図 72　オーバーヘッドスリング

8）オーバーヘッドスリング　overhead sling

　オーバーヘッドスリング（**図72**）は，装具というよりはむしろ治療訓練補助具という役割（意味）が強い．歴史は古く，アメリカでバランス式前腕補助具が開発されるまでは欧米で広く利用されていた．わが国では開発が遅れたが，類似したポータブルスプリングバランサーが開発され広く使われはじめている．車社会の発展に伴い交通事故で頸髄損傷などが増加し，そのリハビリテーションには欠かせず，ポータブルスプリングバランサーが訓練補助具としてとって代わっている．また，作業療法士が積極的に治療訓練に導入していることも普及に一役買っている．

　欧米では，オーバーヘッドスリングは治療用装具の一つとして肩周辺機構の損傷に広く使われている．その目的は，筋力低下の上肢，特に肩周辺機構に対し，上肢の重力を除去し，肩関節を機能的肢位に保つ．そして，同時に自動介助運動を主体とした筋の再教育を可能とする．もし，遠位部（手指の機能）の機能が残存していれば，上肢の支持は手指の使用を可能とし，日常生活レベルは拡大される．これは同時に，ポータブルスプリングバランサー使用準備（訓練）といえる（**図73**）．

　オーバーヘッドスリングを使用するにあたり，次のようなことに注意すべきである．スリングは正しい牽引力で，かつバランスのとれた姿位を保つ．逆L字フレームは肩より60 cmほど高くする．肩関節は外転・屈曲70〜80°までは許す．上腕は水平内転位20〜30°に支持するとよい．徒手筋力検査法（manual mascle test：MMT）三角筋がゼロから2レベルであれば，肘は机などより1〜2 cm高くする（**図74**）．また，三角筋がP＋から3レベルであれば，肘は机などの高さと同じでよい．リストカフは手が机などで心地よく休める程度に調節する．このような点に注意しながら使用するとより効果的である．

　最も古いオーバーヘッドスリングは，L字型支柱にスリングが取り付けられた非常に簡単なものである（**図72**）．支柱は車いす，ベッド，そして椅子などに取り付け，固定される．これは，細かい調節ができないが，現在は，スリング自体が単一のもの（**図72A**）や，2つのもの（**図72B，C**），そして前腕受け（ブラケット）を使用しているものもある（**図72D**）．そして，手の細かい動作では前腕のバ

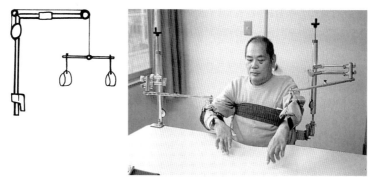

図73 ポータブルスプリングバランサー（有限会社ハニーインターナショナル）
右は臨床例である．テーブルにセットされたものであるため，ADLというよりはQOLの拡大に大きく影響するといえる．

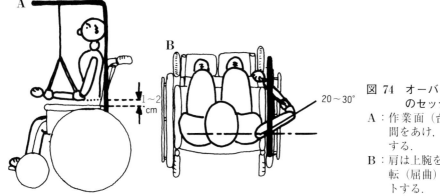

図74 オーバーヘッドスリングのセッティングポイント
A：作業面（台）と約1〜2cm間をあけ，前腕・肘をセットする．
B：肩は上腕を図のように水平内転（屈曲）位20〜30°にセットする．

ランスを保ちながら行え，さまざまな目的作業を可能としている．

9）ポータブルスプリングバランサー　potable spring balancer（PSB）

　ポータブルスプリングバランサー（以下，PSB）は，精巧にできており，各利用者の関節および筋機能に応じて，三次元的空間での上肢（手）の運動・作業に対して微調整が可能な補装具といえる．これらの条件を持ち合わせることで利用者の幅を広くし，治療訓練室でも，家庭でも，また椅子でも，車いすでも，ベッドサイドでも幅広く使用が可能である（**図73**）．これは，HW. Kayらの願い（Kay, 1969）が叶った日本版のバランス式前腕補助具（Balanced Forearm Orthosis：以下，BFO）ということができる．PSBは，BFOに比較するとはるかに多様性をもった，上肢の機能障害に対する調節式補装具といえる．また，色合いも多くの中から選択が可能であり，利用者の夢も膨らむ．

　PSBは，利用者の障害度に対して微調整も含め，多様性を持っているのでいろいろな疾患に対応できる．このことは，回復期から維持期（慢性期），さらに在宅療養者にも使用でき，今後ますます普及すると思われる．この兆候は，2014年秋の国際福祉機器展にてPSBやBFOの類似品が，わが国のみならずいくつかの国からも出展されていたことからもうかがえる．それらをみても利用範囲が拡大されている印象を受けた．このように，少しずつ発展しつつあり，障害者にとっては選択肢も増え，喜ばしいことと考える．

　ここで，PSBについて説明を加える．この基本的な考え方は，後に紹介するBFOが起源と考える．しかし，ここではPSBの使用条件とそれぞれの部品の役割を紹介しながらPSBを説明する．

a）PSBの使用条件

1）筋力：これを操作には，基本的に肩と肘に徒手筋力検査法（MMT）で2−以上の筋力が必要である．

2）関節可動域：肩関節屈曲・外転0〜45°，肘関節屈曲0〜110°，前腕回内・外は45°〜0〜45°，股関節は0〜80°最小限必要としている．ここでの股関節の0〜80°は椅子，車いすの使用を前提にしており，ベッド上での使用はこの制限は緩和される．

3）耐久性：ベッド上，および車いすで座位がとれれば使用は可能で，目的動作にかかる時間のほか，この補助具の操作準備にも時間はかかるため，余裕をもった座位の耐久性を確保する．

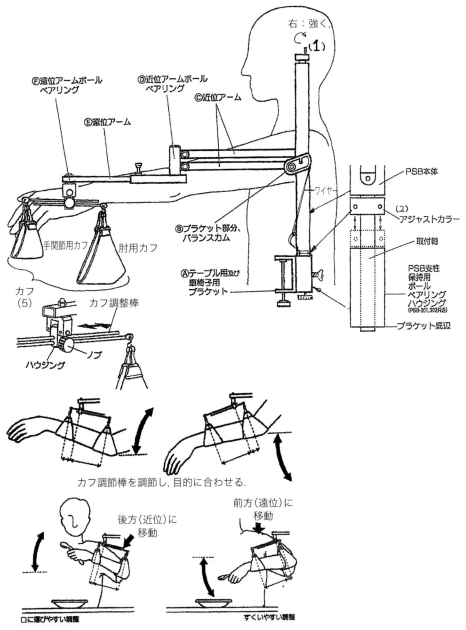

図 75　ポータブルスプリングバランサーの部品とその役割

4）操作：わずかな腕（上肢）の力を力源とするため，筋緊張が高い場合や運動失調が著しいと操作は難しい．軽度であれば積極的に使用してもいいのではないかと考える．

5）座位：車いす，ベッド上での座位の背角度は70°以上であることが望ましい．体幹の固定用ベルトや側屈防止の枕・スポンジなどを身体（体幹）の脇にそえてもよい．

6）動機：利用者が，この器具を使って動作の自立を得ようとする意欲・モチベーションをもつことが大切である．ここでは，作業療法士としてさまざまな自助具の併用も考える．

7）調整：身体条件に応じ，器具の設定場所，スプリングの強さ，各パーツの微調整が必要．

b）部品とその役割（図75）

1）補助力調整ハンドル：スプリングの張力を調節し，上肢の重さの補助力を変える（右に回すと強くなる）．

2）アジャストカラー：上肢の可動範囲を広めにする時，これで調節する．この時，支柱が不安定になるため支柱の取り付け軸の下端は絶対にブラケットの支柱保持用ボールベアリングハウジングの底の上にしない．

3）バランスカムⒷ：肩関節軸，これは上肢の垂直な動きを可能にし，スプリングの張力を近位アームに伝える．カムの形状（楕円形）は，スプリング張力が上肢を上げる時に強く，下げるときに弱く働く．このように上肢の重力が考慮され，スムーズな動きが可能になっている．

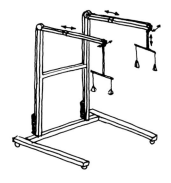

図 76　フレーム式のフリーバランスアーム
使用者の体に合わせ，つり棒の長さの調節が可能である．
また筋力に関しても，その補助値を調節できる．

4）近位アームⓒ，遠位アームⓔ：近位アームは，上肢（肩関節）の自由な動きを可能にしている．また，遠位アームは前腕の水平な動きを可能にしている．

5）カフ：カフは2つあり，目的動作あるいは肢節長によって調節が可能である．肘用カフをノブから遠ざけると手は口元に移動しやすくなり，食事動作ではこのようにする．また，手関節カフは手関節より2cmほど近位に装着し，手関節の運動を妨げない．もし，この手関節カフをノブから遠ざけると前腕は水平に保ちやすく，書字などの机上動作がしやすくなる．

　以上，PSBについて説明した．筆者は，この訓練補助具は今後ますます幅広く使用されるものと考えている．このPSBの普及は，多くの障害者の希望を広げてくれるものと考える．そして，それは多くの作業療法士の手にかかっているとも思っている．

　女性，男性ともに寿命は，世界トップクラスを保ち，長寿国家で平和な日本．しかしながら，現実的には加齢・退行と身体的な変化を免れることはできず，さまざまな障害が生まれてきていることも確かである．特に，頸部への加齢・退行変化は，著しい機能障害を起こす可能性が高く，避けることのできない機能変化である．そして，われわれにとって，歓迎できないものである．

　加齢・退行変化が進んだ身体は，ちょっとした転倒でも，頸部への影響が大きく，著しい機能障害を引き起こすことも多い．特に，第6頸髄節の機能が残存していれば，肩関節の機能には問題がないが，第5頸髄節より高位になると肩関節の機能は不十分になり，機能的な支持が必要となる．第5頸髄節の機能残存があれば，肩周辺機構の機能は存続するが，日常生活での耐久性を考えるとスプリングバランサーはQOL（Quality of Life）の向上のためには欠くことができない．特に，手関節の機能消失や手・手指の機能消失に対してはユニバーサルホルダーを併用することで身の回り動作は拡大され，自主的な作業が可能となる．しかしながら，わが国の室内は狭く，段差があり，病院や施設などのような欧米式生活様式とは大きな差があるので，車いす生活も行えず，このポータブルスプリングバランサーを十分に使いこなすことのできる環境が整っていないため，あまり一般的には普及はしていない．また，病院などでも訓練室と病室の空間的な条件が異なるために，リハビリテーションにおいて訓練室内での訓練では使用できるが，ほかではできないのが現状である．

　以上のように，悲観的な面も多いが，今後の高齢化社会の拡大は，対象者が増える可能性も多く，ポータブルスプリングバランサーの活用は，介助量を削減することも可能であり，経済的な面からも普及すべきものであり，セラピストが熟知していなければならない装具（補助具）の一つである．

　治療訓練用としてリハビリテーションセンターなどで使用されているものがフレーム式のフリーバランスアーム（三角筋補助具ともいわれる）である（**図76**）．これは患者ごとにそれぞれのアーム（つり棒）を調節することが可能であり，機能の回復状況などに合わせて負荷も常に変えることができ，非常に便利なものである．しかしながらこの訓練機器を使いこなすにはセラピストも患者も教育を受ける必要があり，また，大きな欠点として患者が自力で操作することが不可能なため，介助者が1人必要である点があげられる．しかも，大きいために広いスペースを必要とするし，非常に高価であるため，これらの使用は家屋条件の整わない障害者個人の家屋ではなく，洋式生活を基盤としている病院，リハビリテーションセンターなど特殊な場所に限られてくる．このように欧米では幅広く利用されているものではあるが，わが国では実用性に乏しく普及度は低い．オーバーヘッドスリングが発展し，より機能的になったポータブルスプリングバランサーの普及を妨げている原因の一つが，四肢麻痺患者の道をたどる頸髄損傷に対するリハビリテーションの遅れと思われる．特に初期からの手の機能的レベルの予測といろいろな補助具，装具による機能予測を考えたアプローチの遅れであり，欧米との差は大きい．

10）アームスリング arm sling

　アームスリングは，肩関節亜脱臼防止用装具で，脳血管障害患者の肩関節亜脱臼防止として幅広く使用されてきた．しかしながら，脳血管障害後の初期治療には，いろいろな治療訓練アプローチがあり，その一部の治療訓練ではアームスリングを否定している．Robins（1969）は，① 吊り装具によってボディーイメージを損なう，② 上肢を屈曲位に保持するために屈曲姿勢が強化され，上腕三頭筋が抑制される，③ 患者の諸動作における支持姿勢を装具が妨げる，④ 歩容の改善には不都合なことが多い，などを指摘しており，その適応には十分な注意が必要である．さらに，脳血管障害患者には，各地域の救急病院における超早期，その後の回復期リハビリテーション医療体制の確立とスタッフの充実に伴って，アームスリングそのものの必要性が低下している．すなわち一時的にしか使用されず，代わりに従来の三角巾（整形外科領域では現在も広く利用されている）が使用されることが多い．ただ，症例の中には回復が遅れ，亜脱臼により疼痛を引き起こすことによって，予後に影響を与えることも多く，使用上の留意点を十分に理解したうえで，アームスリングを必要とする症例もある．

　Basmajianは肩関節亜脱臼は，肩関節におけるlocking mechanismの崩壊であり，次の3つの相乗作用であると述べている．

　① 筋力低下（筋の麻痺，あるいは不全麻痺）：特に棘上筋と三角筋の筋力低下

　実際に末梢性疾患においてはこれらの2つの筋のいずれかが麻痺するか，あるいは筋力が低下しても視覚的には関節運動そのものに影響が少ない．ところが，中枢性疾患の場合は，特定筋の低下ではなく，周辺筋すべてが低下（麻痺）するため関節運動そのものに著しい変化をみることが多い．

　② 関節構造そのものの問題：肩関節が複合関節であること

　ここでは特に，肩甲上腕（肩甲窩）関節を示すが，この肩甲上腕関節は人体の中でも不安定な関節の一つである．つまり，肩甲窩は斜めに傾き，そこにある上腕骨頭は常に滑りうる状況にあって，これを関節包，靭帯，筋で支持しているわけである．しかも肩甲窩と上腕骨頭の関節面が1対3であることからも，十分に固定された関節ではなく，潜在的に動揺性をもった関節といえる．

　③ 重力（重力負荷）：振り子現象

　重力とは上肢がもつ重さである．たとえ臥位であっても，上肢の遠位部，特に肘，手がどのような位置にあるかで，ベッド上での安静にすでに影響を与えている．特に初期における座位・立位訓練は，亜脱臼を助長するので注意しなければならない．また，歩行では上肢の振り子現象が加わり，筋が耐久性に欠ければ，動的な力は亜脱臼を助長する力となる．

　このように肩関節の亜脱臼はいくつかの原因によって生じ，回復に沿って，適切な治療が行われるべきである．特にこのアームスリングの使用だけに頼ることなく，基本的な関節可動域の維持，筋の再教育などを並行して行うことでアームスリングによって痙性が強化されるとか，変形拘縮を助長するといった理論の根拠はなくなる．

a）アームスリング装着時のチェックポイント

① 上腕骨（肩関節で）外転，外旋，肘伸展が可能で，上腕骨骨頭は肩甲骨関節窩に支持される

② 肩甲骨が翼状肩甲にならぬように後方から軽く，胸部へ押さえ，頸のみで吊るのではなく，力を広く分散する

③ 手指の屈曲傾向を防止し，安静位，機能的肢位をとる．また，循環障害に注意する

④ 脳血管障害患者の片麻痺で上肢，特に肩甲帯が回復段階Ⅲ（Brunnstrom recovery stage：BRSⅢ）では，通常下方亜脱臼はみられない．この段階では一時的に出現しても自己修正が可能であり，治療訓練上，上肢が邪魔になったときのみ使用する

　これらチェックポイントは，治療訓練の効果を上げることや二次的障害を防止するためにも重要な事柄である．また，アームスリングは装着感がよく，外観も攻撃的ではなく，できればファッション的なものであるとよい．装着は当然片麻痺の利用者でも簡単に着脱ができ，汚れれば簡単に洗濯ができる素材がよい．同時に低価格であることも考慮すべき点である．

　脳血管障害片麻痺患者に使用されることが多いが，さまざまな状況下での姿位を考慮し，ボディ・イメージの崩れを助長することのないように努力する．そのため，装具を外した状態での治療訓練プログラムも十分に行う必要がある．

　痙性の強い時期のアームスリングの使用は，特に昼間長時間にわたり装着した場合は，肩関節の内転，内旋拘縮，肘関節の屈曲拘縮を助長する．また，この時肩関節での上腕骨骨頭の内側および前・

下方への偏位傾向も増し，肩関節の外転，屈曲にも影響を及ぼす．また，田中（1989）は，BRS II の一部，あるいは BRS III の大部分の症例では，立位，歩行，日常生活動作で肩関節周囲の筋緊張が高まり，亜脱臼は消失，または軽減すると述べており，この時期にアームスリングは除去される．

b）アームスリングの分類

アームスリングはすでに述べてきたように，三角巾のように非常に簡単なものからランチョ（Rancho）型（**図77A**．Leverson）のように外転装置付きの複雑な装具までいろいろある．アームスリングを分類してみると，肘関節を屈曲位で保持するものと，伸展位，あるいは自由（重力により伸展位を保つ）になるものの2つに分けることができる．さらに肩関節を前方で支持する（内側および前・下方への偏位傾向を押さえる）か否かで2つに分ける．すなわち図77のように4つに分類できる．

A：肘関節屈曲・前方支持型

ベストスリング
(Antonio 他 1977)

亜脱臼用スリング
(De Vore 1970)

片麻痺用上肢スリング
(Applebaum 1966)

標準型アームスリング

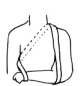
ループ式アームスリング
(古沢 1980)

肘部式スリング

縫い込み式スリング

三角巾

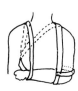
単側ストラープ型アームスリング

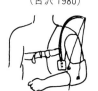
外転アウトリガー
(Rancho型)
(Leverson 1958)

B：肘関節伸展・前方支持型

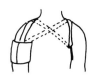
カフ式スリング
(Bobath 1970)

機能的上肢装具
(金森 1975)

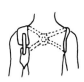
肩サドル付き肘伸展アームスリング
(田村 1982)

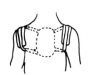
クラビュキュラーバンド

肩亜脱臼防止用装具

C：肘関節屈曲型（前方支持なし）

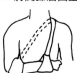
単ストラップアームスリング

肩・肘・手関節スリング
(Cohen 1979)

Steverson スリング
(Steverson 1973)

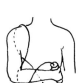
ルード式スリング
(Rood)

特殊例：ルードの動的スリング

ストッキネット型スリング

ハンギングキャスト法

D：肘関節伸展型（前方支持なし）

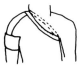
Cailliet 型スリング

Thorndike 型装具

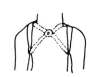
ロール式スリング
(Bobath 1970)

図77 アームスリングのいろいろ

最近では，前方支持なしの肘関節屈曲型である簡易型のアームスリングが普及している．これは，スポーツタオルや一般のタオル2枚を縦長につなげ，3つ折に縫い，この両端を筒状（ループ状）に縫って作る．このアームスリングは，一つのループを肘まで通し，前方から，あるいは背側を通し，反体側の肩から前方にもってきて一方のループを手関節から手部にかけて支えるものであり，非常に簡易的であり，装着も簡単である．歩行訓練時に三角巾などが試用されることもあるが，この方法であれば，そのような際に患者にとっても使いやすい．

11）バランス式前腕補助具 balanced forearm orthosis（BFO）

バランス式前腕補助具（装具：以下，BFO）は，1936年にGeorgia Warm Springs Foundation（GWSF）が若い婦人に「素晴らしき補助具 an ingenious device」を作ったのが始まりである（図78A）．この婦人はその後20年間この補助具を使用してから，新しい型の補助具を装着したとBennettは報告している（図78B）．この「素晴らしき補助具」は操作原理から，後にfoot-operated feeder（足操作式食事補助具）と名付けられた．現在のバランス式前腕補助具の起源は「素晴らしき補助具」の3カ月後に発表されたBarker feeder（最初に使用した患者がその名の由来，シーソーの原理"第1のてこの原理"を利用）といわれているが，この年に発表された2つのfeederが発祥といえる．

このBarker feederは，肩（肩甲帯）下制運動によって肘で押さえ，前腕に支点を置く「てこ」のようにして遠位の手を口に近づける原理になっている．この食事補助器は，その後1940年代に入りいろいろと改善され，ロッドで支持され，同時に水平面での前腕運動を可能とした．現在広くみることのできるバランス式前腕補助具の基本的考え方に近いものに発展していった．

1946年の鳥かご式食事補助具（bird-cage feeder）は，オーバーヘッドサスペンション（オーバーヘッドスリング）の原理（構造）に，それまでのfeederの考え方を取り入れて作られたようである（図78C）．このbird-cage feederは肩および肩周辺機構の筋力の低下した人々に利用された．そして，このbird-cage feederと水平面での前腕運動を可能にするまで発展してきたBarker feederが統合され，発展し，完成したのが，1949年12月に発表されたアーム式食事補助具 segmented-arm feeder（斜面の原理の利用）である（図78D）．このアーム式食事補助具は，手部・前腕部の継手部にボールベアリングを使用し，摩擦を極度に軽減し，水平回転を可能にした．その結果，図79のように可動範囲を拡大し，作業能力も向上した．そして，従来の前腕部（トラフ）ではシーソーの原理（第1のてこ）を利用し，手を上下させる．この斜面の原理とてこの原理の利用により，アーム式食事補助具の実用

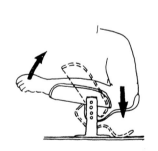
A：Barker feeder（1936年）
（素晴らしき補助具）

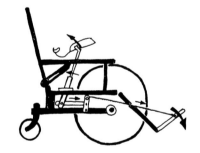
B：foot-operated feeder（1936年）
（足操作式食事補助具）

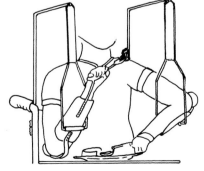
C：鳥かご式食事補助具（1946年）

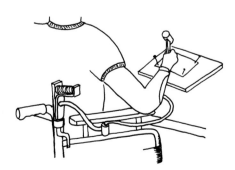
D：アーム式食事補助具（1949年）

図78　バランス式前腕補助具

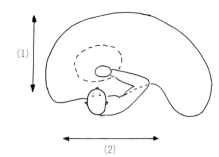

図 79 アーム式 BFO の可動範囲（大井，1971）
(1)前後方向への傾きを pitch（ピッチ）という．
(2)左右横方向への傾きを roll（ロール）という．
　このピッチ，ロールの傾きは，ブラケットで調節されるが，ともに 10°ほどつける．これは BFO そのものが開くようにセットされていることであり，屈曲力が優位の場合である．もし安静域での使用であればロール，ピッチともに 0°に近づける．

性は高まった．これが，現在のように車いすの背もたれなどに取り付けられる BFO の原形である．この時の取り付け金具にはブラケット（bracket），スプリントも使用されたが，水平を十分に保てたとはいえない．ブラケットは 1952 年に改良され，現在のような水平の動きが可能になった．また，現在はいろいろな種類が開発されているが，これらは 1960 年代にアメリカ各地で開発されたものであり，この時代に BFO は改良され，完成された．

　Kay らは 1960 年代に入り普及してきた BFO について，GWSF 以外で改良された University of Michigan, Texas Rehabilitation Center, Texas Institute for Rehabilitation & Research, そして Rancho Los Amigos Hospital（名称当時のまま）のバランス式前腕補助具を分析し，それぞれの長所，短所を報告している．また，彼らは将来これらのよいところを統合し，よいものができることを期待していた．わが国では，すでに紹介したポータブルスプリングバランサー（PSB）に行き着き，発展していると思われる．また BFO の用途は幅広くなり，すでに 1960 年代からよばれているように "mobile arm support" という名称も広まりつつあった．

　以上が，BFO の歴史的な流れで，現在は水平位のみではなく，多少前腕が上下運動をするようにできている．このように，大きな発展をしてきた BFO であるが，臨床にいる作業療法士の努力によってより幅広い普及が期待されている装具・補助具の一つといえる．しかし，この BFO の使用（装着）基盤が洋式生活，すなわち椅子生活であるため，わが国での普及は病院，施設，リハビリテーションセンターなど，特定の領域に限定される．

　バランス式前腕補助具は以下のようにいろいろな名称でよばれている．
① ball bearing feeder：食事動作補助具
② mobile arm support：可動式腕支持器（水平型，水平・垂直型）
③ functional arm orthosis：機能的上肢装具（この呼び方は一般的ではない）

a）バランス式前腕補助具（BFO）の目的

　この BFO の使用目的は，上肢機能のターミナルである肩・肩甲帯の筋群の機能が低下や消失した場合，特に遠位筋の機能が実用的であれば，それを生かし，患者の日常生活動作（食事，電話，喫煙など）の向上と拡大を図ることにある．また，この BFO の特徴は，どこかに 2－（体幹の重心移動でも可．支点での重心を移動させ，2 つのアームを動かし，トラフを操作する）でも力源があれば使用可能という点である．この BFO の使用は患者の精神面の向上も期待できる．

　使用（装着）の条件をまとめると，下記のようになる．
① 肩の運動を保つため，肩関節外転・屈曲ともに 90°．そして，トラフを回すために上腕（肩関節）の内・外旋がそれぞれ 60°の可動性を必要とする
② 手やスプーンなどを口元にもっていくために肘関節は 130～145°ほどの屈曲，前腕の回内が 80°ほどの可動性が必要である．スプーンなどの使用は多少の回内制限は許されるが，摘み動作を行うには回内運動域の確保は不可欠である
③ 患者の股関節は，車いすに座ることのできる可動域（屈曲 80°以上）を必要とし，座位の耐久性を必要とする（車いす，車座位で使用するため，和式生活では問題が多く，普及していない）
④ バランス式前腕補助具を装着した訓練に意欲的に参加すること
⑤ 肩関節の筋力が，2 から 3 レベルであれば，垂直型で補助することにより，上下運動も可能となる．この装置を傾斜に逆らって，坂を登るように動かすに必要な十分な力は 2 から 3 レベルである．この時，頸や体幹の筋力を力源としたり，外力を力源とすることもある

　ここで，BFO の各部分の名称と役割について説明する（図 80）．

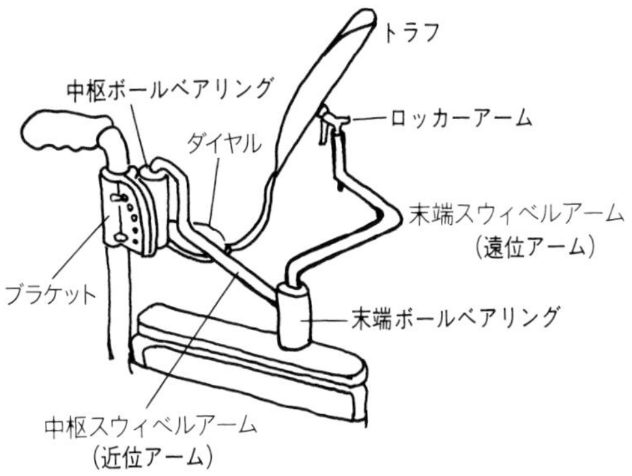

図 80 バランス式前腕補助具の各部の名称
（名称と役割については本文参照）

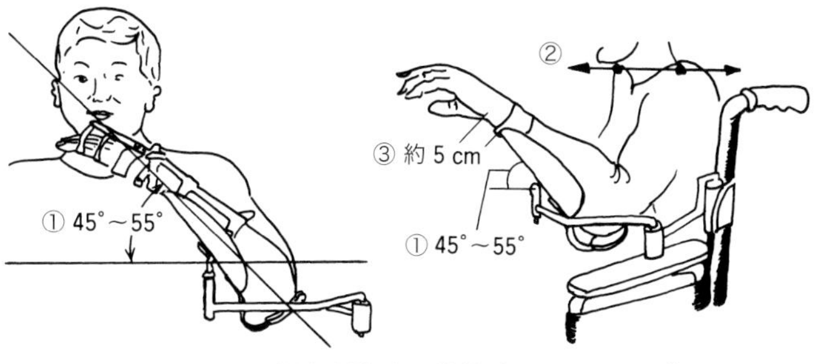

図 81 バランス式前腕補助具装着時のチェックポイント
（詳しくは本文参照）

① ブラケット：BFO を車いすや椅子に取り付ける部品であり，最近は水平調節，上下調節が可能である．高すぎると肩が押し上げられ，違和感を生じ，低いと手が口に届かなくなる．また残存筋力によって水平調節ができる
② 中枢（近位）ボールベアリング：ブラケット（取り付け金具）と一体であり，中枢スウィベルアーム（近位アーム）を受ける穴をもち，中枢スウィベルアームの動きをしやすく，摩擦を最小にしている
③ 中枢スウィベルアーム（近位アーム）：上肢でいえば，上腕部であり，肘関節となる末端ボールベアリング（遠位ボールベアリング）部を有するアームである
④ 末端（遠位）ボールベアリング：中枢スウィベルアーム遠位端に取り付けられ，末端スウィベルアーム（近位アーム）近位部を差し込む．そして，末端スウィベルアームは，ここを軸に回転する．この部分にはボールベアリングがあり，摩擦は最小となり，動きやすくなっている．解剖学的には，肘関節ともいえる．また，装具としてみれば，肘継手である
⑤ 末端スウィベルアーム（遠位アーム）：このアームは移動（水平）面で 90° 折り曲げられている．そして，遠位部にロッカーアームを挿入するパイプが垂直に取り付けられている
⑥ ロッカーアーム：これは，末端スウィベルアーム遠位部の垂直なパイプに挿入される．同時にトラフの底に取り付けられ，トラフの回転軸となる．同時に，トラフのシーソーの支点となる
⑦ トラフ：前腕部を支える部分であり，園芸用のシャベルのように長く，半楕円形様のものである．底にはロッカーアームを留めるネジ穴をもち，また，近位部にはダイヤルが取り付けられる
⑧ ダイヤル：トラフの近位部に取り付けられる小皿様の形をした肘受け（肘あて）である．前腕の滑りを防止するものである．トラフとの接合は約 60° 曲げた金属板を利用

以上が BFO の各部分の役割である．

b）バランス式前腕補助具（BFO）装着時のチェックポイント（図 81）

① 食事動作時，スプーン，フォーク，箸を持って手を口に持っていく動作において，前腕を保持しているトラフと水平面のなす角度が 45°～55° となること．同時に，近位アーム，遠位アーム，そしてダイヤルが車いすの肘かけにあたらないようにする
② 原則は，両側アプローチであるが，片側であれば，両側の肩峰の高さが揃っているか確かめる
③ ダイヤル付きトラフに前腕を楽に乗せたとき，トラフの遠位端と手関節（手首）とは約 5 cm 離す
④ 両側をセットしてテストを行う．特に，姿勢の全体的バランスをみるには両側処方が必要である．また片側処方では非装着側の肩峰の位置を保持するか体幹を正中位に保つ

c）適応疾患

BFO の適応疾患は頸髄損傷四肢麻痺，進行性筋ジストロフィー症，多発性硬化症などである（図 82）．

12）その他の上肢装具，および補助具

その他の装具・補助具としてまだまだいろいろあるが，詳しくは各論でも触れたい．ここでは JIS 規格に沿って簡単に紹介するにとどめる．

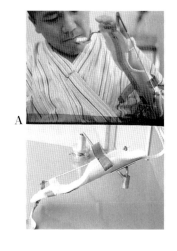
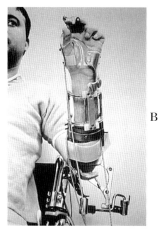

図82 バランス式前腕補助具の処方例
A：テーブルにセットしたBFO＋スプーン
B：BFOと電動式把持装具を使用した症例

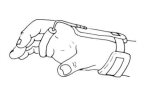
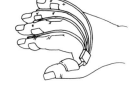
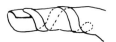

A：手掌装具（palmar orthosis）　B：スパイダー装具　C：スパイラル式指伸展用装具

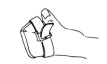
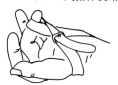

D：バディスプリント　E：バックルアンドストラップ　F：8文字式ストラップ

図83　その他の手・指装具

　手・指装具の特殊例を紹介する．図83Aは指伸展用装具であるが，わが国においてもみられるDupuytren拘縮の指やMCP関節の屈曲傾向を矯正するために使用する（特にMCP関節の伸展改善用）装具である．母指を含めた指の伸展補助として利用されるのがスパイダー装具（図83B），指伸展用装具のスパイラル装具（図83C），タイヤスプリント（簡易スプリント），そして，指の屈曲障害などに広く使用されるのがバディスプリント（フェロートラベラー，フィンガートラッパーなどの名称でよばれている．図83D），バックルアンドストラップ（図83E），8文字式ストラップ（図83F）などである．

　以上，JIS規格の上肢装具を中心に紹介した．各装具の詳しい説明は，疾患別の項などで行っていく．また，上肢装具はこれだけではなく，いろいろな装具が処方・作製されている．
　上肢装具の特徴は，すでにページを追いながら感じ取られたと思われるが，その種類が多いこと，適応疾患が幅広いことである．そこで，セラピストに要求されることは，いろいろなスプリント（装具）を目で確かめ，それぞれを正確に知っていることである．

5．スプリントの適応

　上肢装具の適応は目的と深い関係にあり同時に考える必要がある．そこで両者をともに考えながら上肢装具の適応をまとめる．
　上肢装具の適応は，1985年，大塚が，弛緩性麻痺，痙直性麻痺，運動失調，関節拘縮，疼痛および外傷の5項目をあげている．しかし，脳血管障害を中心とする中枢神経系の早期リハビリテーションの急速な発展，理学・作業療法分野の拡大，人材の増加に伴う初期リハビリテーション医療の最近の

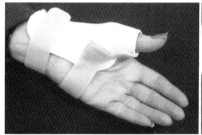
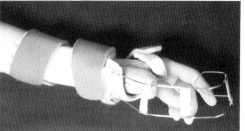
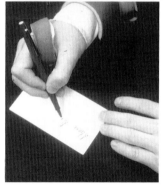

図 84 痛みに対するスプリント
A：母指 MCP 関節の痛みに対して作られたが，不動にするため CM 関節も含めるので手関節をこえ，近位まで及んだ．
B：橈骨神経支配領域の異常な過敏症を訴える患者用に作られた．基盤となるカックアップスプリントもゆとりをもって作られている．
C：早期にスプリント療法に変えても，カックアップスプリントは手関節を不動にし，痛みを軽減することで作業が可能になる．

表 9 スプリントの適応

1. 痛 み
2. 動揺性
3. 変形の可能性
4. 術前評価
5. 特殊訓練（ファシリテーションを含む）
6. 治癒（回復）過程
7. 創造性
8. その他

進歩は著しい．当然，そのような中での治療訓練はリスクが高く，高度な技術を要し，その内容は大きく変化発展している．このような状況下で，上肢装具の役割・適応もまた大きく変化しつつある．

マーガレート・エリス M. Ellis は 1989 年の神戸 ISPO 世界会議で，上肢装具の用語統一とその適応に関し，学会の決定事項を詳しく説明している．その中で痛み，動揺性，変形の可能性，術前評価，特殊特訓の 5 項目の適応をあげている．その内容は現代の初期リハビリテーション医療の進歩・発展に即し，筆者もそれは賛成である．しかしながら，手外科領域のリハビリテーションのような急性期の患者の治療訓練をみると，またスプリントという立場から考えるならば，多少不十分な点がある．そこで筆者は，スプリントの適応を**表 9** のように 8 項目としている．詳細を以下に述べる．

1. 痛 み

痛みは非常に奥深いと同時に，多くの疾患に共通する症状の一つでもある．痛みは，身体の変化に対するわれわれ自身への警戒であることが多い．現在，装具療法で痛みを軽減できても「治す」ことは不可能である．痛みに対する装具療法の目的は，安静（支持・不動）と保護の 2 つである．装具による安静は，関節疾患やそのほかの運動器系の疾患に多く用いられ，関節運動の制限や，関節の不動化を行うことが多い（**図 84A**）．これは単に痛みを鎮静させ，軽減することが主な目的である．しかし同時に，安静を保つことは，損傷部位の治癒を促進させることになる．その結果，痛みの軽減には，相乗効果が生じる．この意味では，装具も「治す」という見方をしても間違いとはいえない．

次に，痛みの発生部位に外力が直接かからぬように保護する目的で作製装着するスプリントもある．野球やアメリカンフットボールのヘルメットのようなものであり，見た目はよくないが，この使用によって二次的な事故の防止もできるので利用されることもある．このような装具は異常感覚などの症例にも同様に利用される（**図 84B**）．

痛みの軽減のためのスプリントの代表は，手関節痛に対する手関節支持（不動）用スプリントであ

り，軽量で外観がよく，手軽な市販品が多く出回っている．なかには多少の問題は残すがボウリングで使われる手関節支持用手袋を利用している患者もいる．また，カックアップスプリントのように熱可塑性スプリント材料でも作製されるが，完全固定を必要とする症例には適当ではなく，ギプス固定を推奨する．

　このほかに骨折の治療過程で一時期に，この適応（不動）で装具が多く利用される．これは，見方を変えれば治癒の促進である．また，損傷後の治療期間を著しく短くすることができる「新しい型の骨折のリハビリテーション」といえる．骨折は，受傷後いろいろな方法で整復され，治療を促すため多くはギプスシーネ固定される．炎症が治まり，骨癒合が進むにつれ，その状況をみて再び運動が開始される．そして，総合的なリハビリテーションが開始される．しかし，この時ギプスシーネを使用されるのが一般的である．このギプスシーネは安価ではあるが重く，必要な関節運動を許すには作業しにくいものであり，患者の評判は悪い．現在はグラスファイバ系の素材が改良され，ギプスの代わりに広く使用されている．この素材は軽く，通気性がよく，濡らしても問題はなく，ヘアードライヤでの乾燥も可能である．ただ，細かい部分のモールディングには問題が残る．

　ここでのスプリントは，静的スプリントのカックアップスプリントが利用される（図84C）．これは，目的とする手関節の不動（支持）が可能となる．また，多少手の運動制限がでても，手本来の機能を取り戻すことができる．このように，その装着によって手を機能的に使うことのできるスプリントを，特に「機能的スプリント」という．

　治癒の促進を目的としたスプリントは稀である．長い間スプリント装着を余儀なくされる舟状骨骨折後のスプリントは，治癒促進，および痛みの軽減の2つの目的をもつ装具の一つである．また，神経や腱の縫合術後などのスプリントの適応の場合はこの目的が含まれている．これについては後に詳しく説明する．

　そのほか，全体的に今までのギプス材料のように関節の完全固定は確保できないが，ある程度の関節の可動性を許す「flexible」な繊維性のギプス材料を使用して関節を支持し，痛みの軽減を図ることもある．この材料は，非常に軽く，通気性もよいので，患者にとっては装着しやすいものといえる．このように，スプリントは材質からも考えるとその適応性は非常に広く，複雑である．

2．動揺性

　動揺性に対する装具は最も適応が多い．体の支持に不可欠な膝関節を例にとる．スポーツによる損傷では膝の損傷が多いが，なかでも，動的にこの関節の回旋コントロールをする前・後十字靭帯の損傷は多く，膝関節運動の回旋コントロールが失われてしまう．この膝関節の回旋力を制限し，蝶番関節として機能させるための装具が「動揺性に対する装具」の代表的なものである（図85）．

　上肢装具ではこのような適応は非常に稀であるが，幅広い意味では関節の動きを制限するためであり，多くの装具がこれに入る．関節リウマチ患者のMCP関節置換術後や切断手・指の再接着などのスプリントはこの適応である．前者は治療過程の一時期に使用され，関節運動の方向を促す．つまり，自然再建される関節包を目的運動が行えるように，また変形を起こさないように新しい関節アライメントを保ちながら再建（関節形成）させるために使用される．なお，関節アライメントには，動的および静的アライメントの2つがある．MCP関節置換術後の関節運動の管理のためにはこの2要素を同時に満足するスプリントが必要である．それと同時に，正常な関節可動域の80％以上の関節運動が可能になるスプリントの構造を考えなければならない．手術創もまだ治癒していない時期からこの装具（スプリント）療法（図86）が行われるが，痛みや，患者の術後の心理状態などから考えると非常に難しいスプリント療法の一つである．

　再接着指などの症例に対するスプリントは，その再接着部位によって大きく異なり，隣接する関節によってもその構造は大きく変わりうる．これは，固定部位と可動関節を明確にした装具となるせいで，これらの装具には一定の法則はない．これには静的スプリントを基本に動的スプリントを組み込むという方法が多くとられている．そのため，一般には非常に複雑な構造をとることも多く，その管理，運用にも手間がかかる（図87）．そのほか，異常な可動性をもつ関節に対するスプリントもこの中に入れられる．またこの種のスプリントは，なんらかの損傷によって一時的に関節運動を制限しなければならない患者にも使用される（図88）．

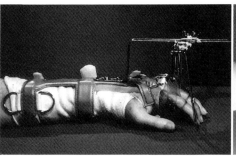
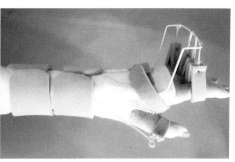

A：Swansonにより考案されたMCP関節置換術後に使用される装具（動的装具）．

B：筆者らが行っていたMCP関節置換術後の背側型MCP関節伸展保持用スプリント．

図86　関節リウマチ患者におけるMCP関節置換術後の装具・スプリント

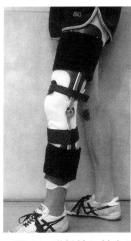

▲図85　動揺性に対する装具・スプリント

前十字靱帯再建後に装着された膝装具で，一時期関節運動を蝶番運動化し，動揺性を抑える．膝装具の代表的なものである（一般総合病院で使用）．

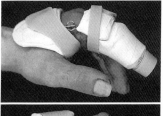
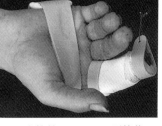
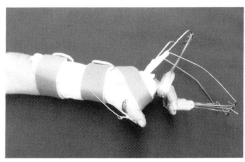

A：手関節レベル（手根骨近位列は欠損）での再接着後に関節運動をコントロールするために作られた．

B：中節骨レベルでの再接着でMCP関節の運動コントロールと，その時に再接着部より遠位が偏位を起こさないように牽引力が末節骨レベルに加えられている．

図87　再接着手・指に対するスプリント

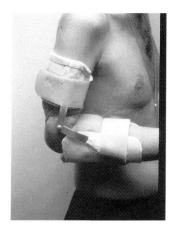
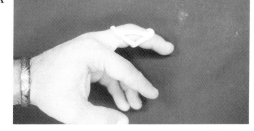

図88　一時的な関節運動の制限が必要な症例に対するスプリント

A：肘関節よりやや近位にあった骨腫瘍の除去後，運動がコントロールできなくなったために作られたスプリント．

B：指の過伸展をコントロールするための8文字式コイルスプリントであるが，指の伸展力が強いため側方バーを加えた．

3. 変形の可能性

　実際，関節の変形を予測し，その危険性をもった人に対して予防のために行われるもので，この考え方はリハビリテーション医療の中でも予防医学的である．欧米の関節リウマチに対するリハビリテーション医療はこのような段階から開始される．しかし，現在われわれの行っている装具（スプリント）療法の対象の多くは変形した関節である．そこにはいろいろな医療・社会問題が隠されているが，筆者は変形を起こす前の関節に対して装具療法が開始されるように祈りたい．

　わが国の臨床では，手指の関節はすでに変形を起こし，同時に拘縮を伴っているものが多い．その改善は徒手的に行っても非常に難しく，危険である．特に，それら変形・拘縮を動的スプリントで一方向の牽引力によって三次元的に治すことは非常に難しく，無理と思われる（図89）．実際に，多軸関節ではそれら変形力と拘縮力が同じ方向であることは稀であり，これら2つの問題点を同時に解決し，変形拘縮を治すためには，まず拘縮原因を取り除くための各種治療訓練やスプリントが必要であると考えられる．その改善方法は，三次元的関節拘縮を二次元に置き換えて行う段階的方法をとるべきである．すなわちこの段階的改善方法においては，その関節拘縮の原因を十分に分析し，理解して，それぞれの原因に沿ってスプリントを作る必要がある．このように三次元的な問題（関節の変形拘縮）を二次元的に治すということからも静的スプリントが使用されることも多い．

　関節拘縮の原因は，皮膚，軟部組織，神経・血管系，筋・腱，靭帯・関節包，骨などいろいろな構成組織が考えられる．このうち骨性の関節拘縮は装具療法では治すことができないので，外科的治療を期待せざるをえない．原因が関節包ならば1関節の問題であり，その関節のみを考えればよい（単関節アプローチ）．しかし，関節包は，あらゆる方向への伸張が必要となる．しかし，スプリントでは一方向のみの伸長しか期待できないので，それ以外の方向への伸張は間接的な改善を期待するか，徒手療法を併用すべきである．また，腱は筋と同時に考える必要がでてくる．関節そのものが正常の場合，筋の収縮は「腱による力の伝達」により，目的とする関節運動を引き起こすことができる．この関節運動が起こらなければ腱の癒着が考えられ，それには腱の滑動現象を再現できる特殊なスプリントが必要となってくる．この場合，多関節アプローチが基本となり，拘縮原因となる腱癒着が存在する部分に直接伸張力が加わるように，さらに腱の滑動が生じても（改善しても）筋線維が順次伸張できるように工夫し，作られる（図90）．この時，伸張力が加わる反対側（一般に近位となる）の腱はゆるみをもたせるために近位関節を一定肢位に固定する．筋の短縮が原因であれば起始・停止間を全体的に伸張するようにスプリントは作られる（図91）．拘縮の原因が皮膚や軟部組織の場合，特に熱傷は肥厚性瘢痕形成が著しいので，この治療には圧迫（図92A）と伸張（図92B）を用いた装具が必要である．前者は，米国では，装具の範囲を超え特殊な肌着が利用されることが多く，手では循環障害を起こさずに均等圧30 mmHg程を加えることもできる手袋を利用することもある．最後に，神経や血管が原因の拘縮であるが，これは先天的なものか，あるいは長い間ある一定の肢位をとっていたことによる可能性があり，神経症状や循環障害が起こらないように慎重に装具療法を行うべきである．特

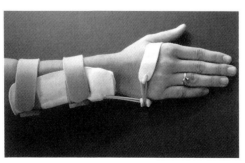
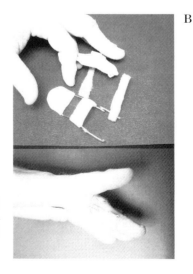

図89　変形拘縮に対するスプリント
A：手関節橈側偏位の予防（三次元矯正である）．
B：皮膚移植後のIP関節の屈曲傾向がボタン穴変形傾向になりつつあり，予防を目的に作られたCapener型PIP関節伸展補助用スプリント（Capener型ワイヤースプリント）．

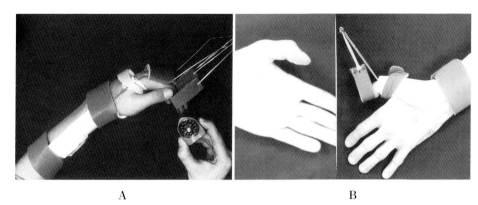

図90 腱の癒着に対するスプリント

A：多関節アプローチ
　手関節レベルの損傷，癒着であり，腱（筋）全体を弱い力で徐々に伸張することで変形・拘縮を予防する．

B：単関節アプローチ
　母指，基節骨レベルでの癒着があり，その部位を「的」に伸張を行う．

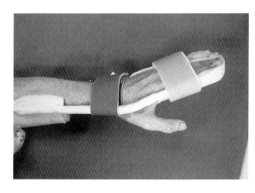

図91 筋の短縮に対するスプリント
　神経損傷後の回復期に筋の短縮があり，伸展を目的として作られた．回復に伴い，両側のバーを背屈させていくことができる（平行棒式スプリントともよぶ）．

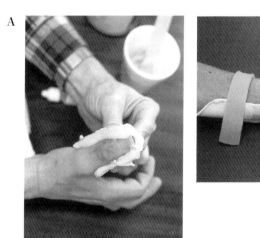
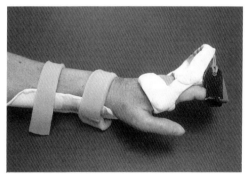

図92 皮膚や軟部組織が原因の拘縮に対するスプリント

A：エラスタマを利用した圧迫療法．この後トリミングをしてストラップを付ける．
　　エラスタマは皮膚とスプリントの間に流し込む．

B：各関節を目的肢位に保持しながら，ストレッチ・伸張が加えられる（スリング方式の牽引）．牽引力は耐えられる範囲であり，$50 g/cm^2$以下である．

に，伸張は時間をかけて慎重に行われなければ，二次的損傷を引き起こしやすい．なかでも，先天性疾患に伴う関節拘縮は成長過程において，神経・血管系の短縮を伴うことも多く，急激な改善を求めるのではなく，また，神経症状，循環障害に注意しながら，段階的に改善していくように努力する．

4. 術前評価

　この適応は，手外科領域の進歩・発達とこの領域の治療訓練に携わるセラピストの活躍により普及したといえる．英文では surgical assessment，その直訳は手術評価であるが，本来の意味は手術後の将来展望（手術後になりうる関節肢位を試験的に設定する）を含めた，手術前の評価のために利用される装具のことで，その内容から「術前評価」とした．

　末梢神経損傷後の治療は，その損傷状態によりさまざまであり，治療訓練もいろいろである．しかし，すべての治療の効果がなく弛緩性麻痺となることもある．その間，セラピストは拘縮・変形が起こらないように努力するが，時には廃用手であった手がスプリント装着で機能化し，手として再び使用できることもある．また，患者によってはスプリントのように外固定では外見が悪いため，満足できずに手術による内固定を求める者もいる．これは，スプリント装着時と同様な機能の回復を手術によって得ようとするもので，この場合のスプリント療法は，手術による関節固定肢位や許される関節可動域を設定してスプリントを作り，装着し，日常生活動作の諸動作を試み，さらに患者自身も含めて行われる手術検討の時の資料とするものである．このような方法を利用して，機能再建術後を予測し，患者自身の同意を求めることもある．そして多くの場合，関節固定術や腱固定術が行われ，その後も治療訓練が必要となる．尺骨神経麻痺に対するコイル式スプリント・虫様筋カフはその例である．

5. 特殊訓練

　スプリントを利用した治療訓練には3つある．1つは，関節可動域制限の改善（図93），2つめは，筋機能の改善（筋収縮と弛緩，図94）および筋力強化と耐久性の改善のための訓練，そして3つめは，手外科領域の患者にとって最も重要な目的の一つである「手を再び使える手 useful hand，さらに使っている手 using hand」にするための訓練（図95）である．現在，この3つめの治療訓練目的のスプリントはあまり利用されてない．そこで，対象を広げ筋活動の再教育（ファシリテーションを含む）として早期からスプリントを利用すべきと考えている．

　関節可動域の改善は，動的スプリントが幅広く利用されているが，痛みの誘発を考えると，静的スプリントが効果的である．これは治療訓練でのストレッチングの原理である．このストレッチングの原理を守らなければスプリント療法の効果は期待できないだろう．また，動的スプリントを利用するならば弱い力（$50\,g/cm^2$以下）で長い時間装着することが効果的である．これは，牽引力で痛みや手の

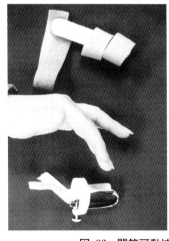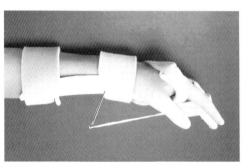

図 93　関節可動域制限の改善訓練のためのスプリント
A：静的アプローチ
　PIP 関節伸展制限に対して使用されている．アルフェンスシーネ（上）とジョイントジャック（下）．
B：動的アプローチ
　MCP 関節屈曲障害に対しカックアップスプリントで手関節を一定肢位に，そしてシリンダーキャストで指の PIP 関節を伸展位に保持して，MCP 関節のみの可動域を改善するために作られたスプリント．

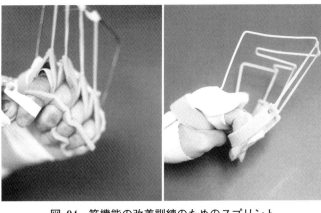

図 94　筋機能の改善訓練のためのスプリント
A：MCP関節置換術後関節を動的に支持しながら，手の使用への基本的な訓練を行う補助として作られ，アライメントを保つために工夫がなされ，筋機能を高める．
B：各指の筋力の差（S型筋）に合わせ，牽引方向（アライメント）を変えた筋力強化用スプリント．

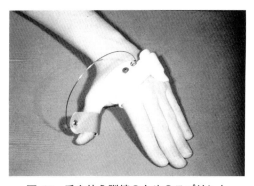

図 95　手を使う訓練のためのスプリント
母指伸展力を補助して手が使えるようにするために作られたスプリント．

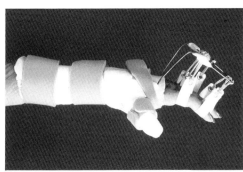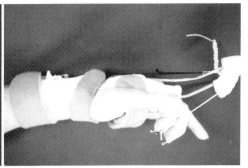

A｜B　　**図 96　筋活動の再教育のためのスプリント**
A：指の関節を機能的な肢位内に支持し，筋のバランスを保ち，筋活動（屈筋）を保持する．
B：滑車を利用し，各筋に合った負荷を与え筋の再教育を行う．

過緊張を起こし，筋の同時収縮を引き起こすことを防止するためである．この時の引っ張り力は最終可動域の肢位に対して垂直よりもやや鋭角に力が加わるように作られる．ただし，この動的スプリントは痛みを伴ったり，痛みを引き起こす症例においては禁忌である．その意味では，関節リウマチの関節可動域および拘縮改善用の動的スプリントは禁忌といえる．

　筋力強化のみを目的とするスプリントはあまり処方されない．しかし，このような目的で作製する場合は強い力（300g前後まで上げることがある）で短時間使用される．この時の引っ張り力は可動域の中間位に対して垂直になるように作られる．筋活動の再教育が目的ならば残存可動域の中3分の1で行えるように，また，引っ張り力はBarnettの原理（1,000gの圧がかかっていてもたった7gで関節に効くということ）からも大きな力は必要なく100gあるいは$50 g/cm^2$以下から始めていくべきである（図96）．また，後に説明を加えるがnew spiderは，より小さい力で使用できる．

6．治癒過程

　手外科領域では治癒の促進を助けるものとしてスプリントが利用されるが，それは非常に重要な治療手段である．特に，高度に発達した手術により深部組織まで手が加えられるため，術後放置すると，それぞれの組織が癒着しながら瘢痕形成が進んでしまう．その結果，拘縮手・指になるのは目に見えている．そこで，術後早期からそれぞれの術式に沿った制限下で運動を開始することが望まれるが，それにはスプリントという基盤があってこそできるものが多い．

　HE. Kleinertら（1967）による屈筋腱損傷後のアプローチはその典型的な例である（図97）．手関

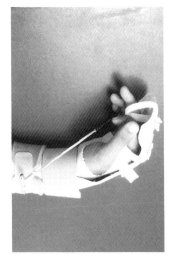

図 97 屈筋腱損傷後のスプリント
　背側型手関節スプリントを基盤とした Kleinert 法

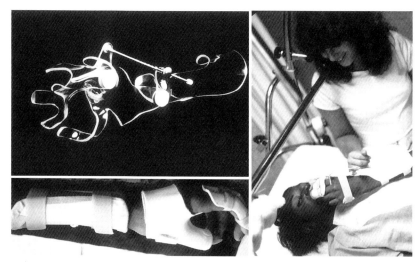

図 98　把持装具・スプリント
A：NYU 型把持装具（IRM flexor hinge hand orthosis）
B：RIC 型把持スプリント
C：手関節駆動式把持スプリントの使用

節，MCP 関節を屈曲位に保ち，縫合腱に伸張力が加わらないようにする．そして，この条件下で手指の他動屈曲，自動伸展を行わせる．これによって従来の 3 週間固定法よりも機能的に著しくよい結果が得られたという．ただ，再断裂の可能性も多くなり，発表以来その解決にあたってきており，現在ではほぼ完成したアプローチとして Kleinert 法と Duran 法を癒合させた Chow 法がある（Chow et al, 1988）．

　熱傷におけるスプリント療法は非常に重要な治療手段の一つといえる．特に，深部 II 度以上の熱傷で自然治癒力を最大限引き出す立場では，スプリント療法は不可欠である．また，早期から植皮を行う場合でも安静用スプリントの役割は大きい．一般に，関節を安静に保ち，治癒を促進させる．このほか，皮膚の移植後にも広く利用される．また，骨折用装具などもこの適応に該当する．

7．創造性

　前項までの 6 項目にあてはまらないが，非常に重要な装具が把持装具である．この装具は，1954 年に Bisgrove が動的手関節伸展-指屈曲手装具（functional dynamic wrist extension-finger flexion hand orthosis：手関節駆動式把持装具）を発表したのがはじまりである（図 16，9 頁参照）．これらの考え方に「創造性」という言葉を使用してみた．すなわち，機能的には無に等しい手が，このスプリントを装着し，手関節の動きのみで把持機能を生み出し，手の機能的可能性を大きく広げ，患者の QOL は大きく拡大・充実する（図 98A）．手のスプリント（hand splint）では RIC 型把持スプリントがそれである（図 98B）．また，臨床的には，いろいろな把持装具を作る前に，熱可塑性材料でこれを作ることも可能であり，医師の許可を得て患者に広く試みてもよいのではないかと考える．その他，手関節駆動式把持スプリント（図 98C）も前者の把持装具を用いる前の治療訓練段階で利用できる．

8．その他

　熱傷後の肥厚性瘢痕形成の抑制には，圧迫・伸張療法がある．この方法は，均等圧が加えられる特殊な肌着を利用する．また，均等に圧が加えられない手指などの隆起の著しい部分には特殊材料（エラスタマ，図 99）を使用することもある．伸張法は長く，また広げる方法がよい．実際は引っぱる方法であり，伸長法といえる．これは，関節の可動域制限が皮膚（軟部組織）によるものに利用されるスプリント療法と同じで，静的スプリントを原則とする．このほか，積極的な治療訓練補助具としてではなく，休息時間を利用し，治療訓練後の運動機能，特に関節の運動域の保持・改善を目的とする，ごくわずかな力を利用した家庭用安静装具も出てきている．これは新しい方向性をもち，装具の適応・

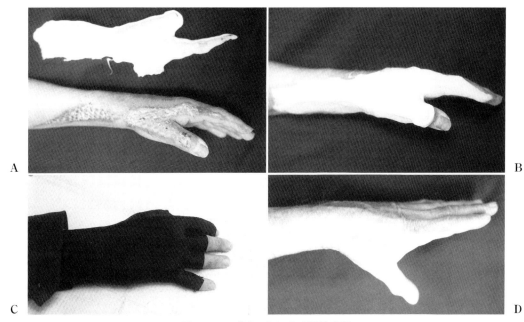

図 99　スプリントによる圧迫療法
A：エラスタマと熱傷部位
　　第一ウェブスペースの拘縮がみられる．
B：エラスタマの装着
C：簡易手袋によるエラスタマの固定
D：数週間後の著しい改善

応用範囲を拡大しつつある．
　以上が，スプリントも含めた上肢装具の適応である．

6．スプリントの目的

　装具の目的は，その使用方法でもある．これは，歴史の項でも紹介した初期のVolkmann（1882）の分類で矯正，保持・支持・保護，関節運動，筋の補助用の4群がある．また，1917年，Gochtは固定・保持，矯正・負荷の2つに，Deaver（1960年代）は体重の支持，変形の予防，変形の矯正，関節運動のコントロールとした（児玉監，1980）．この年代のHerdersonとLamoredux（1969）は体重の支持，関節運動のコントロール，身体組織の矯正（骨構造の曲げ，捻り，軟部組織のストレッチング）と生体工学的な立場で捉えはじめている．

　上肢装具の目的は，Long（1966）が，欠損した運動機能（筋機能）の代用，弱い身体部位の補助，不動（固定）や肢位保持の必要な部位の支持，牽引を加える，外的にも内的にも起こりうる力の方向のコントロールなどを掲げている．

　その後，1980年には，Redfordが関節運動の制限もしくは免荷による疼痛の軽減，弱化，疼痛性もしくは治癒過程にある骨格・筋系の固定と保護などについてより詳細に，そして，具体的に述べている．このRedfordの使用目的は非常にわかりやすい．

　実際，わが国では装具は医療（治療）用装具（**図100**）と更正用装具（**図101**）の2つに分ける．前者の治療用装具はリハビリテーションの一治療手段として位置づけられ，さらに，その一部は材質や作製過程から，簡易的な医療（治療）用仮装具（スプリント：**図102**）に分けられ，幅広く利用されている．ここでは「スプリントの目的」を述べるが，手のリハビリテーションの治療訓練用として位置づけられる．そこで前述した装具の目的の変遷を踏まえ，また，治療訓練と密接な関係をもった「スプリント」という点を考慮しながら考えると「スプリントの目的」は多少飛躍しすぎる部分も否定できないが，次のように10項目をあげることができる．

1．固定……不動 immobilization，固定 fixation
2．支持（予防を含む）……動的支持 dynamic support，静的支持 static support

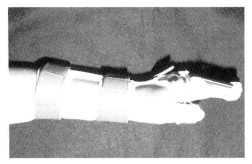

図 100 医療（治療）用装具
筋の短縮による可動域の制限，変形の予防のための装具

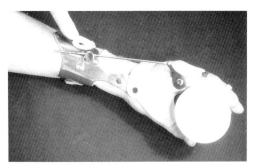

図 101 更生用装具
C_6頸髄損傷者に装着されたEngen型把持装具

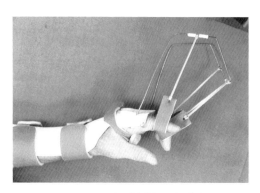

図 102 医療（治療）用仮装具
腱損傷後，腱は縫合され，各腱の機能レベルの差により牽引方向は多少差が出た．

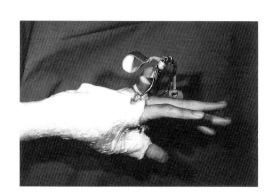

図 103 ギプス固定
MCP関節の関節置換術（Swanson Implant使用）と同時に関節固定術が行われたために，前腕から手部はギプス固定がされ，このギプスにアウトリガーが作られた．

3. 保護……内力の抑制，外力からの保護
4. 関節の変形改善……関節変形によるアライメントの崩れの改善
5. 代用……完全麻痺筋
6. 補助……不完全麻痺筋，回復期にある麻痺筋
7. 機能の変換……機能の創造（一つの関節運動から把持機能を生み出すために装着する）
8. 筋機能の改善……収縮と弛緩の改善，筋力・耐久力の回復
9. 関節可動域の改善（関節拘縮の改善）
10. その他……瘢痕形成のコントロール（伸張性，圧迫法）など

多少意味が重なり合ったり，経過的に連続している部分もあるが，筆者は，「スプリントの目的」を以上のように考えている．そこで，これらについて順次臨床例をあげながら述べていく．

1．固　定

損傷などを起こした関節，また本来は可動性のない身体部位が外傷や疾病などの原因で可動性を生じた時，その治療過程で，その部位に動きが生じないようにすることを固定といい，損傷部位の治癒の促進を目的とする．しかしながら，その材質の性質あるいは技術的問題で，スプリントでは厳密な全面接触（total contact）は非常に難しく，完全な固定というよりは，不動という言葉が適当である．このようにスプリントは十分な固定性を得ることができないので，完全固定を必要とするときはギプス固定が優先される（図103）．不完全な固定であってもスプリントを利用するのは，より早く必要な関節運動の維持と正常な筋活動を得る必要のあるときである．

ただ，スプリントも適切な材質の選択とその材質を使いこなせるならば，全面接触も不完全ではあるが可能であり，治療上の目的は十分に果たすことができる．また，損傷や疾病の状況などにより，固定をより確実に求めるときは，ギプス固定の原理のように，隣接する関節も含めたスプリント構造

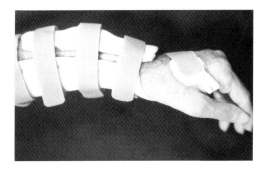

図 104 カックアップスプリント
骨癒合が遅れていたが,電気刺激法などにより6カ月後やっと骨癒合がみられ骨折部が保持され,作業用としてサンドウィッチ型のカックアップスプリントが作られた.

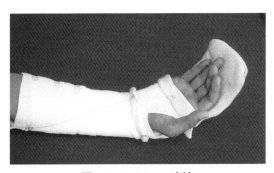

図 105 Kleinert 変法
手掌部に滑車部を付け,指の屈曲度を増した新しい型の Kleinert 法で 1980 年代から広く行われている.

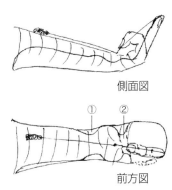

図 106 スプリントとしての Kleinert 変法
手関節レベルでの滑り止め(①)と,MCP 関節レベルのストラップによって,手のスプリント内での滑りを2カ所(②)で止めている.

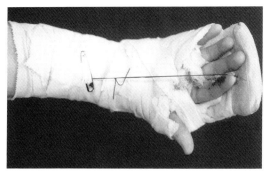

図 107 ギプスシーネの場合(Kleinert 法)
従来の Kleinert 法であり,ギプスシーネを包帯で止めるスプリント療法である.これに安全性を確実にするために手掌部にテーピングがされる.牽引力は,200 g で十分である.

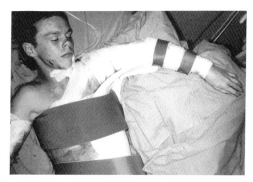

図 108 肩関節外転保持用スプリント
熱傷後の肢位療法の一つとして,肩関節外転保持用スプリントが作られた(Malick 氏のご厚意による).

になる.

　代表的なスプリント療法には,骨折後のスプリント療法がある.骨折は受傷・整復後,炎症期を過ぎ転移の恐れがないときのスプリント療法(**図 68**,41 頁)とギプス固定期間を必要最低限に抑え,早めにスプリントに切り替える早期スプリント療法がある(**図 84C**,53 頁).

　実際,わが国では橈骨遠位端骨折を例にとれば,時に,肘関節 90°屈曲位で一時的に固定される.そして,いまだに MCP 関節まで長期にわたり固定されているのも見受けられる.肘関節の固定は骨折部の治癒状況を経過とともに観察・再評価し,1〜2週間で解除されることが多い.この時 MCP 関節の動きも拡大される.しかし,ギプス固定は前腕から手部となり,さらに,3〜4週間固定され,ギプスはカットされ,シーネ固定,あるいは手関節固定用スプリントとなる.このように一般的な流れの中には早期スプリント療法の流れは根付きつつあり,シーネ固定より,スプリント療法に置き換えていくことを推奨する.ただ経費の問題などがあり,今後の課題は多い.

　骨折後の治療・訓練プログラムではギプス固定を可能なかぎり短い期間にし,早期から軽くて関節運動を十分に行えるカックアップスプリントなどに切り替える治療方法をとっている(**図 104**).この

方法は，老人などのように損傷後ギプスの重量による運動制限で肩の障害を引き起こしやすい症例などには非常に効果がある．

手指の屈筋腱縫合後のスプリント療法は1967年にKleinertらによって発表され，センセーションを巻き起こした（**図105〜107**，63頁．**105**，**106**は変法）．その後，多くの研究者によって追試され，かつ改良され現在に至ったのが早期他動屈曲・自動伸展開始法（早期運動療法のスプリント療法）である．これでは制限（静的スプリントを基盤に牽引装置を付けたスプリント装着）下で一部の関節運動は許されるが，目的とする手関節は再断裂を防止するために屈曲約30〜40°で完全固定している．この手関節屈曲角度は，開始数日間は違和感を引き起こし，手指の筋（前腕の屈・伸筋群）の同時収縮を引き起こす一因ともなる．そのため，屈曲角度はやや緩和されてきている．また，最近では吉津法のような手外科における腱の端々縫合術の改良によって術直後から縫合腱を動かす方法もある．繰り返すが，手関節の固定肢位は，腱の再断裂の予防にもつながるといえる．実際，屈筋腱縫合後の手関節の固定肢位はそれぞれの術者によって異なるため，セラピストは医師と密接な関係を保つ必要がある．

屈筋腱縫合後のスプリント療法は，スプリントの不完全な全面接触による手，前腕のその中での滑り現象が再断裂を引き起こす原因となりうる．そこで**図106**のように手関節部で「絞る」ようにスプリントを成型する．また，ギプスシーネの場合は，手関節部とウェブスペース部分を包帯の上からテーピングすることで十分に固定できる（**図107**）．この場合，ギプスが厚いため多少重くなるが，JM Hunterは10枚以上重ねることを推奨した（筆者への私信より，1979）．これは，「重いと訴える」よりは「再断裂」のほうが予後に大きな影響を与えることからも強調すべきである．その他，固定としては肩関節外転保持用スプリント（**図108**）があるが，固定性に欠けるため，装具（**図69A**，42頁）にすることをすすめる．

2．支　持

支持は，目的とする身体部位を支えることである．実際は，関節の支持が多く，「動きと静止」の2つの状況が考えられる．そこで，関節の支持（関節のアライメントを正常域に保つ）をこれら2つの状況下で別々に行うスプリントと，同時に両目的を果たすスプリントがある．静止は固定とは異なり保持であり，時には多少視覚的にも動きを許す場合と，目には見えないが内的な動きのみを許すものとがある．ともに静的スプリントが利用される．前者は，材質に弾性のあるものを選択し，さらにスプリントそのものがたわみ，関節に多少の運動を許すものである（**図109**）．後者は，材質が異なり，スプリントはたわむことなく，厳密な全面接触ができず，関節運動がごくわずかではあるが起こりうるということである．

このように考えると支持は動的支持と静的支持に分けられる．動的な支持用スプリントは，すでに述べてきたようにスプリントの材質によって関節での運動を許すものと，スプリントの一部が可動性をもつ装置・部分をもち，この装置・部分で支持機能を果たすもの（**図110**）の2つの様式の動的スプリントがある．この動的支持は関節の可動性を保ち，静止あるいは運動の中で関節アライメントを正

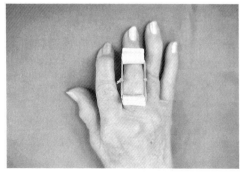

図109　支持用静的スプリント
PIP関節をやや屈曲位に保ち，指のスワンネック傾向を防止している．指は屈曲が自由で，手は使用できる．

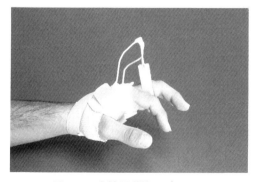

図110　支持用動的スプリント
指伸筋腱損傷後であり，その後関節を動的に支持しながら，手指を使えるようにし，治癒を促す．

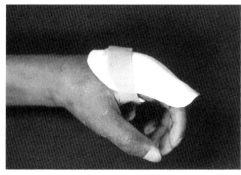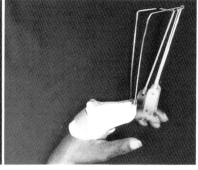

図 111 伸展防止用スプリント
A：MCP 関節過伸展に対する関節包固定術後の伸展防止用スプリント．
B：伸展補助用装置を取り付ければ早期から PIP 関節の伸展訓練，指筋機能の改善も行うことができる．

常に保つためのものである．一般に三次元の関節運動を一方向性の牽引力で制御するので，臨床的には非常に難しいものである．そのためスプリント作製にあたり，丈夫で簡単に調節できる材料・構造が必要とされる．一方，静的支持は関節の安静・休息位，安全肢位，機能的肢位などを保つ．すなわち，関節を不動にすることで痛みやその他の関節の問題を軽減，除去し，治療の促進を促す目的をもつ．関節変形の予防はこの目的の支持に入ると思われる．

3．保　護

不動（固定）および支持は，解釈により保護でもある．ここでの保護とは，外傷や疾病で影響を受けた身体部位が治癒するまで，その身体部位の治癒過程に害となりうる力（外力・内力）が加わらないように，そこを保護するという意味で，それに使用されるのが保護用スプリントである．

保護用スプリントによる身体部位の「保護」には2つの意味がある．第一に，外（体外）から加わる力を防ぐこと，第二に，筋収縮などによって引き起こされる体内から生じる力を抑制，あるいは，回避することである．前者は，関節を支持したり，不動にすることで，関節や損傷部位を保護（おおう）する．そのため時には，不動・支持・保護のどの目的か混乱することがある．また，外部からの力を直接保護する方法としてカバーやヘルメットのように作られるものもある．このように外力を防ぐ方法にもいろいろある．

保護用スプリントには特殊ではあるが，近位指節間関節（PIP 関節）の掌側板再建術後の伸展防止用スプリントがある．これは屈曲方向への運動は許すが，手術部（掌側板）への伸張力を最小限にし，掌側板の手術部の癒合がかなうまでの治癒過程中の伸展を制限する（図 111）．また，骨折後の骨癒合が遅延している症例にも使われる．特に，複雑な開放骨折などではサンドウィッチ型のカックアップスプリントが利用される（図 104, 63 頁）．特殊例としては知覚過敏症の手に装着される保護用スプリントがある（図 84B, 53 頁）．そのほかに神経麻痺に対する変性筋過伸張防止用スプリントには橈骨神経麻痺に使われるトーマス型懸垂スプリント，ガレンガー型スプリント，オッペンハイマー型装具などがある．

4．関節の変形の改善

スプリントでは手の関節の変形の改善が非常に難しい．臨床的には，関節は変形・拘縮を起こしており，アライメントは三次元的に崩れているため，動的スプリントでの一方向の牽引力による関節の変形・変形拘縮の改善，はリスク管理が非常に難しい．そこで，二次的損傷を考えると，このようなスプリント療法は避けるべきである．しかしながら，関節の変形に対するスプリント療法は非常に多く処方されている．そこで二次的損傷を起こさないように慎重にスプリントを作製し，装着すべきである．そして，フォローアップを十分に行うことが不可欠である．

臨床上，スプリントは関節の変形拘縮の改善のために使用する．これは関節のアライメントの崩れ（変形）の改善が目的であるが，多くの場合，関節運動の制限（拘縮）の改善を同時に行う．

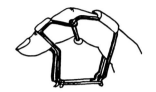
図 112　動的改善用スプリント

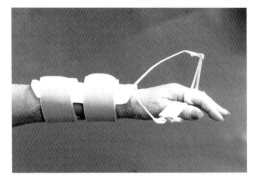
図 113　代用・補助のためのトーマス型懸垂スプリント

　この改善方法には，動的改善（動的スプリントの利用）と静的改善（静的スプリントの利用）がある．前者は三次元的改善，後者は二次元的改善である．しかし，三次元的改善法は一方向の牽引力を使用することが多く，また，適当な牽引力をもった材質を選択することが難しく，時に関節痛などを引き起こすこともある．この動的改善法は，特に密接なフォローアップができなければ奨励しがたい方法である（図112）．一方，静的改善法は安全で，かつ効果的な改善方法であるといえる．

5．代用・補助

　代用，補助はそれぞれ独立した項目ではあるが，臨床上，治癒回復過程で，麻痺筋が徐々に回復していく過程でスプリントが利用されるため，これら代用・補助用スプリントを説明するには一連のリハビリテーションの流れの中で考えていかなければならないため，まとめて説明する．

　スプリントは欠損した身体部位を補うものではなく，失った機能を代用・代償するものである．代用の多くは神経損傷による筋の弛緩性麻痺に対して，筋の代用としてスプリントが利用される．この時の力源はスリング方式でゴムバンドが利用される場合と鋼線の弾力性（コイル状にし，牽引力に変化をもたせる）なども利用される．

　代用の代表例は橈骨神経麻痺後のスプリント療法である．トーマス型懸垂スプリント（図113），オッペンハイマー型装具，ガレンガー型スプリントなどがある．この弛緩性麻痺が永久的であれば代用スプリントを使用するが，多くの場合，徐々に回復していくのでその名称も，補助用スプリントへと変化してゆく．この時の補助力は残存筋力と合わせて MMT 4～5 レベルになるように設定する．そして，筋の回復とともにその補助力も減らしていく．このように橈骨神経麻痺の多くは数カ月で回復していくために，代用から補助，そして，完全回復とそのすべての流れを短期的にみることができる．

6．機能の変換（創造性）

　これは，残存機能（関節運動）を利用し，新たに必要とする機能（他の関節運動）を引き出すための装具・スプリントである．臨床上，一部の頸髄損傷患者に適応されるが，非常に稀である．しかしながら，欧米とわが国の生活様式の違いのため，あるいは，その使用（操作）には最大限の集中力と努力を必要とするために，患者自身あまり使いたがらない．このようなことから欧米では早くから装具の領域で身体機能を温存し，他の動力で操作できる装具の研究開発が進められ，外力駆動によるものが使用されている．また，1954 年に Bisgrove らがランチョ（Rancho）型把持装具（図16, 9頁）を発表してから Engen 型把持装具，RIC 型把持スプリント（図18〈10頁〉，図114上）までに，いろいろなものが作られてきている．

　このスプリント療法は他とは異なり，治療訓練で十分な機能的維持がなされていないと，その使用は不可能となる．そこでスプリント療法開始前の基本的な治療訓練は非常に大切である（これらについては疾患別の各論で説明を加える）．また，このスプリントは装具へのかけ橋であり，非常に大切である．実際，手関節の背屈力を利用して手指の把持を再構築するために，各手指の関節の一部は制限される．そして，運動方向を一定にし，運動域が制限されるので，「固定と支持の原理」を十分に使いこなす必要がある．それと同時に各関節が起こしうる関節運動を十分に理解していなければならない．

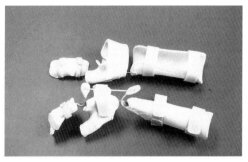

図 114 機能の変換のための把持スプリント
上が RIC 型把持スプリントで,下が手関節可動装置付き把持スプリント.

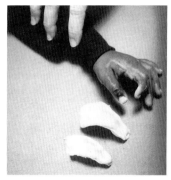

図 116 圧迫法
スプリントと拘縮指の間にエラスタマを挿入し,肥厚性瘢痕形成部に均等性を加える.

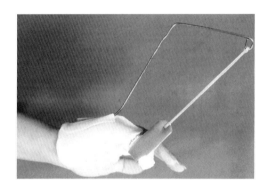

図 115 筋機能改善のための動的スプリント

7. 筋機能の改善

適応の中の「特殊訓練」の一つとして筋機能の改善がある.多くの場合,われわれは筋力の強化を思い浮べる.しかしながら,ここで最も重要なことは筋の生理学的作用,すなわち,筋の収縮と弛緩の原理を十分に理解し,患者自身が筋の収縮と弛緩をスムーズに行えるように訓練することである.このためには動作筋と拮抗筋の関係で筋がバランスよく支持され,かつ関節運動が行いやすい動的スプリントを作る必要がある(図115).そして,これに使われる外力としてはゴムバンドが広く使用されている.これは,たとえ破損しても各家庭にあって修理可能であるなど非常に入手しやすいことと安価であるからである.ただ,これら動的スプリントは単一の目的では作製されない.

また,脳血管障害後の手指・母指の筋の疎通効果を引き起こす目的で形状記憶のよい鋼線を利用した new spider も広く利用されるべきと考えている.

8. 関節可動域の改善

適応の「特殊訓練」のもう一つは関節可動域の改善である.これには静的スプリント(図93A,58頁)と動的スプリント(図93B,58頁)の2つ方法がある.これらは,正反対のスプリント療法である.この2つは,目的は同じでも,方法が異なるので,それぞれ基本的な原理の理解が必要となる.

静的スプリントの場合は,関節運動の方向も正確にとれ,徐々に関節運動域を改善できるが,改善に伴ってスプリントを常に修正する必要がある.動的スプリントは装着によって関節痛を引き起こす場合は避けるべきである.ただ,動的スプリントは,同時に筋機能の改善に利用でき,便利である.

9. その他

瘢痕形成の非観血的抑制には,2つの原理がある.この抑制は受傷後2～3カ月の開放創がなくなった時,あるいは感染管理下であれば早期でもスプリント療法は開始される.熱傷後の瘢痕形成は皮膚,軟部組織が問題であるため,圧迫と伸張の2つの原理がある.この2つの方法を同時に取り入れたものが,伸展用スプリントとエラスタマ法の同時施行である(図116)が,この方法は受傷後18カ月は

続けられるべきである．圧迫法による瘢痕形成の抑制は，瘢痕が形成されている部分よりもやや広めに持続的に均等圧をかけることによってなされる．これにはいろいろな方法があるが，詳しくは各論に譲る．伸張で大事な点は瘢痕形成部分の伸張を痛みを引き起こさずに持続的に行うことであり，その結果，皮膚・軟部組織のみの原因による関節運動の制限では，非常によい結果を得ることができる．以上のように，スプリントは瘢痕の形成を抑制して，弾性，伸縮性のある皮膚，軟部組織に回復させる目的でも利用される．

まだ細かく分けていくといろいろな目的があげられるが，ここでは代表的なものを中心に説明した．

7．スプリントの条件

上肢装具，特にスプリントとして，その目的を十分に果たせるスプリントを作るには，スプリントそのものの特性（条件）を十分に理解する必要がある．そこで，Bennett（1961）の原則を中心にスプリントとしての条件をまとめると以下のようになる．

1．スプリントの条件（特性）

1. **スプリントは本当に必要なものであること**
   装着時間は，治療訓練に導入される前段階，治療訓練中，治療訓練が終了後，あるいは急性期，回復・慢性期，維持期，社会復帰と一つのリハビリテーションの流れの中でさまざまに目的が変化するように，スプリント（装着の時間帯，時間）も変化する．そこで，装具は，短期・短時間装着（使用）でも必要に応じ，作製されるべきである．
   治療訓練中のスプリント療法は，スプリントそのものの有効性と弊害を同時に考え，弊害を最小限に抑えながら積極的に使用すべきである．筋・関節機能は，患者自らが脳を使用し，意識下でスプリントを使用することが上肢の機能維持の第一歩であることを前提に行う．そして，セラピストは，装着し使えるスプリントの作製に努力しなければならない．

2. **スプリントは一定以上の修練を積んだセラピストならば，誰にでも修理できるものであること**
   スプリントの作製は，ある一定以上の教育を受けた者が行うべきであることである．特に，手外科領域で行われるスプリント療法は各症例の日々の変化も著しく，作製セラピストは，担当セラピストと連絡を密にして，スプリント・装具の日々の調整を行わなければならない．この調整は日々の臨床の場で行われるため，修理範囲も限定され，材質も使用範囲が決められる．

3. **スプリントはできるだけ安価のものであること**
   安価なものとは，「ちゃちなもの」という意味ではない．スプリントは，目的と安全性を同時に考え，生産コストを最小に抑える．制度上，装具は作製の手続き（処方から作製）が決められ，同時に細かい価格も決められている．一方，スプリントは行政上，実態がない．そのため，病院側の持ち出しであったり，患者の自己負担になっている．そこで安い材料で，安全性を確立しながら目的を果たすために工夫と作製技術で補っていく必要がある．

4. **スプリントはできるだけ軽いものであること**
   日々の調節に対応でき耐久性のよい，軽い材質，そして加熱などの調節に対し，材質のもつ強度変化が最小なものを選択する．これは，スプリントの構造とも関係してくる．
   スプリント使用者の治療訓練期間を考えると，筆者は最大6カ月，それぞれの材質が機能すればよいと考える．また軽さはスプリントが第二の皮膚として機能するために必要である．一般に選択される材質は加工し，手に全面接触できるものがよい．この全面接触は，作製セラピストの技術的な面も考える必要がある．臨床的に，スプリントの軽量化は非常に重要である．特に骨折後のギプス固定後に引き起こされると思われる肩関節の運動障害，肩凝りなどを予防できる．

5. **スプリントの構造はできるだけ簡素であること**
   手のスプリントの装着後は，使用者は片手動作が主体となる．そこで装着の着脱は簡単にでき

るようにする．例えば，ストラップは使える手の方向に合うように取り付ける．
6. **スプリントの構造はどのような場合でも人体に危険を及ぼさないものであること**
第一にスプリントの装着は安全で二次的損傷を防止し，障害を助長することのないよう注意する．第二に，アウトリガーなどの付属品が目などを突っつくようなことがないように工夫する．実際，必要に応じ，全面接触部分を選択し，過度に圧がかかる部分を最小限にする．そこで経時的なフォローアップは必要である．また材料のスムージングや縁取りは注意深く行う．

7. **スプリントの外観は，納得がゆくもので，装着時の不快感は最小にすること**
スプリントは，外固定であり，当然見慣れたものではなく，人目を引く．そこで，「目的」，「その効果」から患者が納得できる装着部位・構造でなければならない．現在，材料の中にはいろいろな色を選択できるものもある．また，スプリントはセラピストの技術が大きく影響を及ぼすものであり，作製には修練が必要である．

筆者の経験では，欧米人より，日本人は人目を気にする．また，一方では好奇心が旺盛であるため，スプリントという見なれないものをストラップで留めると目立つが，普段見なれている弾性包帯で，上から留めると目立たず，この方式を好んでいる．

以上，Bennett（1961）が述べているものを説明してきた．しかし，スプリントをより決定づけるために，筆者は多少重複するが，「8」として次のことを加えたい．

8. **スプリントはできるだけ使いやすく，耐久性の高いものであること**
1～7の項目（条件）に合ったスプリントは，使いやすく効果的である．ただ，作製セラピストの技術的なレベルも考える必要がある．特に，第二の皮膚といわれるスプリントは全面接触を基盤とし，3点固定を利用するが，この原理を踏まえたスプリントの作製は高度な技術習得が必要となる．耐久性に関しては装具との差は大きい．しかし，スプリントは6カ月を目安に耐久性を考えるべきであり，実際にそのくらいの耐久性のものが現在広く使用されている．6カ月以上の装着を必要とするものは，装具として作られるべきである．実際，耐久性を考慮した場合は必然的に材質が決まってくる．

以上のように，筆者はBennettの考え方を取り入れ，全体としては8項目を「スプリントの条件」としている．また臨床でスプリントが作られる時は，このスプリントの条件を心に留めながら作製される．しかしながら，手のリハビリテーションの分野では，特に急性期の治療訓練に携わるセラピストにとって，リスク管理の立場から，医学的条件が先行するため，すなわち，最終ゴールを遅らさず，より高い機能的レベルに到達するように努力するために，上記のすべての条件を満たすことは非常に稀なことである．そこで作製・装着にあたり，患者本人，あるいは患者家族（子どもでは，特に重要である）にこれらの考え方を理解してもらうことが，その結果や作製に大きな力（援助）となる．一方，簡易的な装具であるため，外から見ていると簡単にできると錯覚し，患者によっては自分で調整を行う人もあるので，作製後，装着している時は十分に注意すべきである．

2．装着後のフォローアップ

装具療法は，医師の管理下で行われ，その一部のスプリントも同様である．しかし，筆者は，セラピストが日々の臨床の中で医師を助け，スプリント装着後のフォローアップを援助すべきと考える．実際，作製され，装着したスプリントをリハビリテーション全体の流れの中で効果的に利用するには，どのようにフォローアップすべきであるか，そして，フォローアップを行うにはどのような心得が必要であるか下記に示し，それぞれ説明を加える．

心得1．スプリント自体の限界を十分に認識し，二次的損傷を引き起こしていないか？ 障害を助長していないか？ また，回復への弊害になっていないか？に注意する

スプリント装着中，何が得られて，何が失われるかを分析する．これは，目的達成と二次的な損傷の防止，障害の増悪の回避を考えることでもある．

固定は，損傷組織の治癒促進を促す一方，筋萎縮を引き起こす原因となり，瘢痕形成を容易にする．その結果，皮膚・軟部組織の弾性は低下し，「こわばり」感を引き起こす．当然，筋萎縮は，筋肉のポンプ作用を軽減させ，循環機能も低下し，浮腫は助長される．そして，関節運動にも影響を及ぼす．

支持は，静的支持と動的支持に分けられ，前者は不動の延長であり，後者は動きを制御するため，

潜在能力をすべて使えるわけではないので，徐々に筋機能は低下する．そのため，筋機能の維持のための治療訓練プログラムは並行されるべきである．

保護には，内力の抑制・除去，外力からの保護がある．内力の抑制・除去は，筋緊張を抑制し，弛緩させる．そして，もし筋緊張が高まっても，それが損傷部位に及ばぬようにする．しかし，目的を達成するための肢位（姿位）は，時に関節やその周辺部に痛みを引き起こすこともあり，筋の同時収縮の一因となるので注意が必要である．

関節アライメント改善用スプリントは，そのフォローアップには十分な注意が必要である．それは，装具は三次元的な変化（変形拘縮）を二次元の力で治すのは無理であるため，常に変形拘縮の改善力の加わる方向が適切か確認する必要がある．また，関節の可動域の改善とともに，その力の方向も変化するので注意する．

代用・補助は，麻痺筋の回復過程の一直線上にあり，ゴムバンドやバネなどの牽引力は回復とともに変化させる必要がある．また，筋機能の改善などと考え合わせると「収縮と弛緩」の援助であるともいえる．しかし，筋力，あるいは耐久性の回復などを考え，それぞれに合った手段を選択する．例えば，「収縮と弛緩」は肢位保持を行いながら，相反する筋（動作筋と拮抗筋）あるいは一筋でスムーズに行えるように再教育が可能であるか確認する．筋力・筋の耐久性については負荷力（抵抗力）をどの程度，どのように利用するか，治療訓練の一貫としての位置づけを明確にする．

筋力強化は，負荷は大きくして，3～5分程度の短時間で1日数回行う．筋の耐久性は，中等度に負荷力を下げ，1日1～2回，内容を考え10～15分程度の長い時間行う．そして，筋力・筋の耐久性の強化は1日置きに行ってもよいが，治療訓練が「疲労」にならないようにする．

機能の変換は，更正用装具として利用されることが多く，常に精度を確認していかねばならない．装着している手は変化することも少ないが，より効果的に使用されるために利用者（患者）の意見を十分に聞くこともフォローアップの一つである．

その他，瘢痕形成のコントロールのための装具は変化とともに数日から1週間以内に調節が必要となる．そして，18カ月はフォローアップすべきである．また，ここで利用される圧迫・伸張法は，時に循環障害を起こすために，十分に注意が必要である．

最近，関節運動の基本的な維持・改善のために安静用動的装具もでているが，前述の基本原理が守られるならば非常によい結果がでている．このように装具療法は本人・家族の理解が不可欠であり，家族指導も十分に行う必要がある．

以上のように，目的を常に確認しながらスプリント療法は行われる．この確認がフォローアップの第一の目的である．そしてこの時，二次的損傷の発生，障害の助長を防止していく．

心得2．スプリントの意味（役割）・目的を患者自身（家族を含む）が理解しているか？

スプリントの目的を確認する．これは何か問題が生じる前に，患者自身がスプリントそのものを理解し，対処できるか確認することである．スプリント自体に問題がなくとも装着における諸条件が守られていないと効果は期待できず，時に予測以外の問題を引き起こすことがある．

使用頻度の確認は，スプリントの汚れ，破損で理解できる．スプリントは使用すれば，汚れる．また，どんなによくできたスプリントでも，それぞれ使用頻度が高ければ，壊れることもある．新品同様のスプリントであれば，もう一度装着指導が必要となる．特に，子どもや認知障害がある者に対しては，家族や病棟スタッフを含めた指導が必要となってくる．

心得3．スプリント療法には方程式はなく，常にケース・バイ・ケースで対応する

上肢のスプリントは，下肢装具などと比較すると対象となる患者そのものの幅が広く，「一定な法則」をたて，それに基づきスプリント療法を方向づけるのは困難である．そこで，「心得1」のように目的に沿って行うのが第一である．また，臨床では，症例により日変も著しいため，スプリント療法は治療訓練の一環として組み込まれている．スプリント療法は，常に経過とともに変化しうるものであるため，特に，姿・肢位の確認，支持アライメントの確認などは，十分注意していく．

心得4．関連リハビリテーションプログラムを行い，治療訓練過程を考慮し，フォローアップする

手のリハビリテーションでは，スプリント療法が単独で行われることはほとんどない．そこで，他の治療訓練プログラムにも目を向け，常に経過情報を整理しながらフォローアップを行う．

心得5．スプリントの目的・目標は果たしているか？

「心得1」では，それぞれの目的の確認について述べたが，ここでは目標が達成できているかを確認

する．例えば，関節可動域であれば1週間に10°程度の改善が見られたかを確認する．変化しない状況が1～2週間継続した場合は医師と相談する．そして装着期間は1～2カ月以内とし，筋機能の改善を目的とした場合でも長くて3～4カ月をめどに考える．

以上のようなスプリント装着後の注意・配慮なしでは，効果的なスプリント療法は行えない．

8. スプリントの分類

わが国では，主に更生用装具の支給に関わってきた『身体障害者福祉法』による補装具の分類（1981年改正）（現在は『障害者総合支援法』による）と日本リハビリテーション医学会が中心にまとめた「福祉関連機器用語（義肢・装具部門）JIST 0101-1997」の中の分類されている．臨床ではこれらの分類で処方されることが多い．しかし，装具そのものを理解するにはいろいろな面からの区分けを試み，その内容を十分に知ることが必要である．ただ，多くの装具を一つの線で区切ることは非常に難しく，またそれは稀なことを理解されたい．この項では，いろいろな分類法について説明する．なお，ここで述べる分類は装具についてであるが，当然ながら上肢装具（スプリント）についても同様な分類が可能である．

1. 基本的な分類（機能的分類法）

装具の最も基本的な分類は機能的分類法である（図117）．これは，構造による分類の一つで，静的装具と動的装具がある．そして，動的装具は静的装具をその基盤としていることが多い．

静的装具（図117A，C）と動的装具（図117B，D）は装着することで手の機能が戻るものと，逆に手の使用が困難になるもの（図117A，B）がある．このように装具装着が機能の再構築に大きく関与する．そこで，装着で機能が復活あるいは向上する装具を特に，機能的装具（図117C，D．英文ではfunctional orthosisと書く．時に，work orthosisという．また，fracture orthosis（骨折用装具ではなく，その一部である）という．また，機能的装具とは逆の装具，すなわち装着後手は使えなくなるものを非機能的装具という．図117Eは以上のことを図に示したものである．

2. リハビリテーションによる役割からの分類

装具は，治療の経時的な側面から医療用装具（図100，62頁）と更生用装具（図101，62頁）とに分け，前者は医療用装具（orthosis）と医療用仮装具（splint：特に，簡単に加工ができる材料を用いて，かつ短時間にできるものをいう．図102，62頁）に分けられる．医療用装具は，医学的治療過程において純粋に治療の一手段として処方される．更生用装具は，医学的治療過程が終わり，なんらかの機能障害が固定し，なおかつ装具の助けを必要とする症例に処方され，日常生活動作の改善などのために使用される．

3. 装着（使用）する部位による分類

この分類は，すでに「4. 治療訓練と装具（スプリント）」の項で紹介しており，理解されたと思う．すなわち，頸椎装具，体幹装具，下肢装具，上肢装具などである．また，上肢装具は，より細かく分けると肩装具，上腕装具，肘装具，前腕装具，手装具，指装具などに分けられる．

4. 装着目的による分類

装具の目的による分類は，装具全体をみると免荷，歩行の獲得，立位保持なども大きな目的である．また，本来の意味とは多少異なるが，Longの挙げる牽引もある．またすでに述べているように固定，支持，関節の変形・拘縮の改善，保護，代用・補助，特殊訓練（関節可動域の改善，筋機能の改善など），術前評価，創造性（機能の変換），その他など非常に適応の幅が広い．

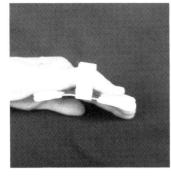
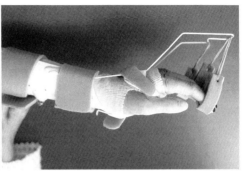

A：静的スプリント（安全ピン型スプリント：非機能的スプリント）　　B：動的スプリント（指伸展保持用スプリント：非機能的スプリント）

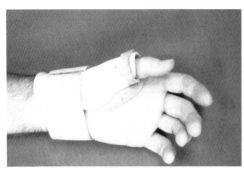
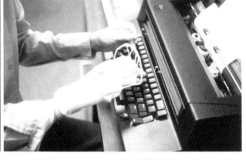

C：静的スプリント（第１CM関節支持用スプリント：機能的スプリント）　　D：動的スプリント（肢位保持用スプリント：機能的スプリント）

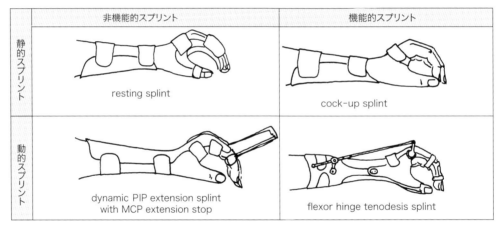

E：機能的分類を示した図である

図 117　機能によるスプリントの分類

5．装具の構造による分類

　構造による分類には前述の「1．基本的な分類（機能的分類法）」と，型による分類の2つの大きな分け方がある．基本的分類の中の動的装具はさらにいろいろな面から分類できる．すなわち，可動部位の種類によっても，またその可動部位を操作する力源でも分類できる．これらについては後述する．一方，型からの分類は，背側型，掌側型，フレーム型（金属枠型），サンドウィッチ型，ガートレット型，8文字式（これは，コイル型スプリントでもある），スパイラル型（以上**図 118A〜G**），パンケーキ型，プラットホーム型（以上**図 60**，37頁），その他と，これまた非常に種類が豊富である．

6．装着時間による分類

　装着時間による分類は，時に混乱することがある．一般に夜間用，昼間用，そして，決められた訓練時間に使用する場合がある（**図 119**）．夜間用装具は安静用装具でもあり，筋の弛緩性麻痺や治癒過

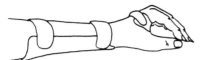
A：背側型

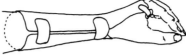
E：ガートレット型

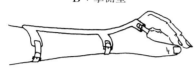
B：掌側型

F：8文字型

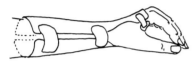
C：フレーム型（金属枠型）

G：スパイラル型

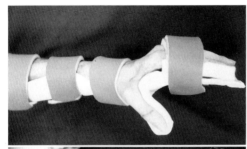
D：サンドウィッチ型

図118 構造：形による分類

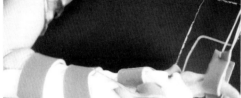
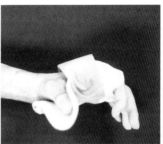

A	C
B	

図119 装着時間による分類
A：夜間（安静）用
B：訓練用
C：昼間用

程で使用される．また，関節痛の軽減を目的とすることもある．これらには，筋緊張の亢進による関節の変形防止用として夜間に装着されるものがある．臨床的には，睡眠時間を避けて使用するとよい．理由は，第一に，安眠妨害となることが多いこと，第二に，睡眠時，筋緊張は助長されるというよりは，むしろ自然に戻る傾向があるということからである．筆者は昼間，管理の行き届く中で長時間装着する方法が効果的であると考える．昼間用装具は手の使用を中心に訓練目的で使用される．時に，一部関節の安静を目的として夜間に装具を利用（装着）することもあるが，前述の理由から，骨折や腱縫合術後の治癒過程に利用される不動，痛みの軽減などを目的とするもの以外は，原則的に夜間用装具はない．訓練用（治療用の装具でも，特に目的をもった）装具は昼間用装具の一部で，なかでも筋力訓練用装具は強い牽引力で短い時間使用するため，この仲間である．

7．材料による分類

手の装具材料には，金属，金属枠（フレーム），プラスチック，布，ワイヤー（鋼線，SMA鋼線を含む），皮革などいろいろある．また，これらを組み合わせて装具が作られることもある．そして，これらは，スプリント療法の目的に合わせ，また，スプリントの特性を生かすという点から選択される．

8. 疾患別分類

この分類方法については「Ⅱ. 疾患別スプリント療法」で詳しく説明する．

以上，装具の分類について説明してきたが，まだまだ他の方法で分類することも可能である．なお，よく書物で見受けられる把持装具，長・短対立装具の3つを分類している「アンダーソンの分類（動的・静的把持装具の分類として捉えると理解しやすい）」は，上肢装具の項で説明したそれぞれの装具を理解することで概要は理解される．

9. 静的スプリントと動的スプリント

はじめに述べたように，装具は orthosis と splint（スプリント）の総称である．このうち orthosis は装具全体を表す国際的な専門用語であり，一方のスプリントはセラピストが使用している専門用語である．しかしスプリントは，作業療法を進めていくにあたり非常に重要で，その一分野をなす．このスプリントはすべて静的スプリントと動的スプリントの2つに分けられる．すなわち，ギプスシーネ固定のように，装着部分にある関節の動き・運動が許されないものは静的スプリント，また，その特殊装置（アウトリガー，継手など）で関節での一定の運動が許されるものは動的スプリントという．これらはいろいろな目的で作られ装着されるが，手の実用的機能レベルを向上させるスプリント（機能的スプリント）と，目的は果たすが実用性はなく，手そのものの安静位を保つ目的のみで使用され，機能性は問わないスプリント（非機能的スプリント）とがある．このようにスプリントは見方を変えれば機能的なスプリントと非機能的スプリントに分けられる．

以下，これら2つの基本的な見方を踏まえながら静的スプリントと動的スプリントの説明をする．

1. 静的スプリント static splint

損傷，あるいはなんらかの異常のため，身体部位・関節固定，支持，保護などを目的として装着される「添え木」的なものをいう．この添え木は装着部位・関節などの可動性を許さない．また多くの場合，動的スプリントの基盤となりうる．

手関節の痛みや動揺性に対して処方されるカックアップスプリントは静的スプリントであるが，この静的スプリントの装着によって，痛みや動揺性が消失・軽減すると手の実用的機能レベルが向上する．この時の静的スプリントは特に機能的スプリントとよばれる（**図120B**）．ここで確認するが，Sarmiento らの装具療法はほとんどが機能的装具である．一般には，骨折装具療法（fracture bracing）とよび，機能的装具と解釈し同一視しているが，骨折用装具イコール機能的装具とは限らない．一方，安静用夜間スプリントのように，手の機能が残存していてもスプリントの装着によって実際は手の使用が不可能になる場合は，非機能的スプリントといえる．これを，真の静的スプリントという研究者もいる（**図120A**）．

1) 静的スプリントから動的スプリントへ

スプリントによる完全固定は困難であることはすでに述べたが，そのためその特徴を利用し，弾性素材を使用し，関節の動きを多少許すスプリントも生まれた．それには，バネル型カックアップ装具

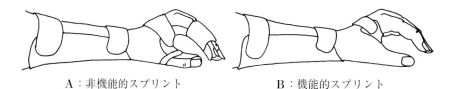

A：非機能的スプリント　　　　B：機能的スプリント

図 120　静的スプリント

のように時計ばねを利用したものがある．これは，オッペンハイマー型装具のようにはじめからその目的で作られたのではない．下肢装具では熱可塑性材料を利用した靴べら式短下肢装具などもある．スプリントの材料からいうと，これらのうちゴム系合成樹脂はこの使用用途に適している．

2）静的スプリントの固定の原理

スプリントの固定（滑り現象の防止策）は，2つの装着原理によって行われる．これには，3点固定の原理（図121）と全面接触の原理（図122, 123）がある．

a）3点固定の原理 3 point-fixation

3点固定は静的3点固定と動的3点固定の2つに分けられる．ここでは静的スプリントの基本原理の静的3点固定，そして，機能的静的スプリントの基本原理となる動的3点固定にふれる．

図121A（掌側アプローチ）のように手関節の伸展位では，背側部（ストラップ，➡矢印：C）からの力を中心に置くと掌側の力は両端（ストラップ本体の近位および遠位，⇨矢印）からとなる．これが静的3点固定である．このカックアップスプリントは機能的スプリントでもあるために手の使用は許される．ところで図121A（掌側アプローチ）のようなストラップと掌側カックアップスプリントを装着して手を使用する際には，その支持性に変化が生じる．すなわち，手を開き，物を取ろうとする時は，手関節は生理的共同運動として屈曲方向の力が働き，黒矢印部のストラップの働きによって十分な固定がなされる．しかしながら，手を閉じる（物をつかんだり握る）時はその逆の作用が生じ，その結果，静止位での3点固定は消失する．それと同時に，手部，前腕部のストラップ（図121A）が作用し，手関節部のストラップ下（➡矢印）での運動は，それ自体がスプリントへの圧となり，その反力が，手関節手掌部へ加えられる．このように手を閉じる動作では，手関節レベルで，スプリントからの反力，手部・前腕部は，各部位（➡矢印部：図121A：掌側アプローチ）に取り付けられるストラップが支持し，3点固定が成立する．このようにして，手指の運動が行われても常に3点固定は変化しながら保たれる．これが動的3点固定で，機能的静的スプリントや動的スプリントの固定においては非常に重要な原理といえる．背側型スプリント（図121A：背側アプローチ）を利用する場合はその逆の説明となるが，構造的に強化されているため，臨床的にみるともう一つの原理である全面接触とともに，固定性はよい．さらにまた，手掌側が開放されるので，手指は感覚のフィードバックも十分に利用でき，手そのものの機能レベルが向上する．

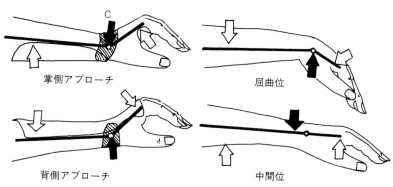

A：手関節伸展位における掌側・背側型スプリントの3点固定　　B：手関節屈曲位および中間位における3点固定

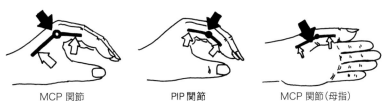

C：MCP関節，PIP関節の3点固定
　Aのように矢印が逆になってもよいが，スプリントの目的・構造と深い関係がある．

図121　3点固定の原理
3点固定は関節により，また肢位によっていろいろ変化する．

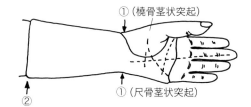

図 122　全面接触の原理
各茎状突起①，前腕近位端②には十分注意する．点線はアーチを示す．

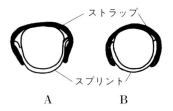

図 123　2つの全面接触の方法
A：安静用夜間装着時．長時間の装着に耐えるように，また循環障害が起こらないように，配慮したストラッピングである．
B：カックアップスプリントなどの機能的スプリントに利用されるストラッピングである．

3点固定はそれぞれの関節肢位によっても大きく変化する．**図121B**はそれぞれ手関節屈曲位，中間位での例を示している．手関節中間位では3点固定を完全に実行するのは非常に難しく，スプリント内での手（上肢）の滑り現象が出てくる．このため，全面接触の原理を十分に理解し，併用していかなければならない．**図121C**は手指と母指のMCP関節と手指のPIP関節の3点固定の例を示している．

b）全面接触の原理 total contact

手のスプリントで最も重要なことは，スプリントを装着していても装着感がないということである．そのためには，スプリントそのものが「第二の皮膚」という感じで全面接触するように作製（成型）することである．すなわち，3点固定と全面接触の原理を守らなければ，スプリントの滑り現象は少なくならない．3点固定は肢位とスプリントの構造が大きく関与しているが，全面接触は成型で決まる．すなわち材質の選択と作製者（セラピスト）の技術レベルによるといえる．そのため，成型しやすいプラスチック系の材料を選ぶことと，セラピスト自身が技術を磨くことである．そして，成型時は手関節部の形状に十分に注意を払い，手，前腕の筋腹など軟部組織によって作られている曲線と内在する手のアーチを十分に考慮して成型しなければならない（**図122**）．

臨床では，機能的スプリントと非機能的スプリント（特に安静用スプリント）の取り扱いが異なる（**図123**）．すなわち，機能的スプリントは全面接触の完全実施（**図123B**）が必要であるが，安静用スプリント（**図123A**）ではその持続的な装着時にスプリントの滑り現象の防止と，前腕の回旋運動などの維持が浮腫や一部関節拘縮の防止となるために完全実施は必要ない．このように，全面接触の原理は，スプリントの目的で変わることがあるので注意が必要である．

3）手のアーチとスプリント

解剖学的に手のアーチは，近位横アーチ，遠位横アーチ，縦アーチの3つある（**図124A**）．運動学的にこのほかに対立アーチがある（**図124B**）．スプリントの作製上，解剖学的アーチ（遠位横アーチと縦アーチの2つ）を原則的に確保し，同時に併行する治療訓練を怠らなければ，手の二次的な障害は起こらない．

スプリントの作製は，成型時にこれらアーチを整える．特に遠位横アーチは動的スプリントの牽引方向と大きく関係する（牽引については次の動的スプリントの項で説明する）．このアーチの崩れは手の平担化を助長し（**図125A**），牽引のアライメントを崩す原因となる．アーチはストラップで整えることは難しい．ただ縦アーチの崩れの防止は，全面接着とストラップで調整できる．これも作製（成型）時に整える必要がある．このアーチの崩れは内在筋麻痺でも起こり，手の鷲手変形を引き起こす一因である．この時のMCP関節の伸展拘縮は治療訓練での改善は不可能であり，注意が必要である（**図125B**）．これらアーチは基本的な肢位との関係も深く，処方・目的とも合わせ，考えていく必要がある．

2．動的スプリント dynamic splint

動的スプリントは，スプリントそのものに可動部（継手，アウトリガーなど）をもつものである．

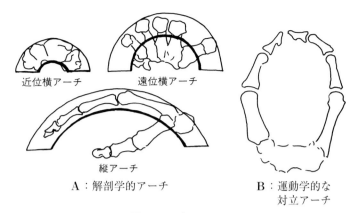

図 124 手のアーチ
スプリント療法では近位横アーチはあまり関係ないが，他の3つは密接な関係があるので十分理解すべきである．

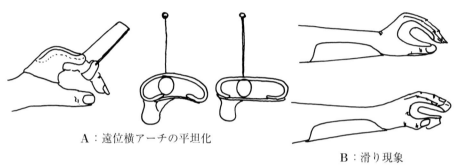

図 125 アーチの崩れ現象

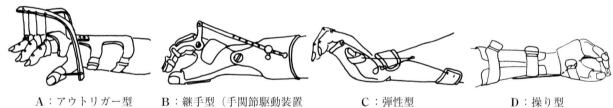

A：アウトリガー型　　B：継手型（手関節駆動装置　　C：弾性型　　　　D：操り型
　（動的装具）　　　　　付き：Engen型把持装具）　（オッペンハイマー型装具）　（RIC型把持スプリント）

図 126　動的装具・スプリントの動的部のいろいろ

すなわち，スプリントの装着部位の一部，あるいは装着部の遠位関節が制限下で関節運動の許されるものを動的スプリント（dynamic splint，英国系では lively splint といわれる）という．動的スプリントは，筋機能の改善（筋力強化，筋の耐久性の強化，筋の疎通：再教育），筋の代用・補助，関節運動の改善・拡大・保護・支持，関節拘縮の改善を目的に処方・作製される．そして，動的スプリントは静的部（不動部：多くは動的スプリントの本体である）と動的部（可動部）に分かれる．

静的部は，スプリントそのものを固定する本体であり，全面接触と3点固定の原理が導入されている．一方，動的部はスプリントの目的内で関節運動を許す部分であり，2つの静的部の継手的役割をもつ場合や，静的部をスプリントそのものの支持本体として遠位部での可動性を許す場合，RIC型把持スプリントのように操り人形のようなものがある（図126）．

動的部は，目的に沿って制限下で関節運動を許すための補助的な特殊装置（部品）である．そして，これが動的スプリントの特徴でもある．この動的部は，その構造や特性から，次の4つに分けることができる．すなわち，アウトリガー（フレーム）型，継手型，弾性型（材質の弾性，スプリングも含む），操り型である．

1）アウトリガー型動的スプリント

アウトリガー（図126A）は，一般にフレーム（単純なものから複雑なものまで幅広い）とスリング

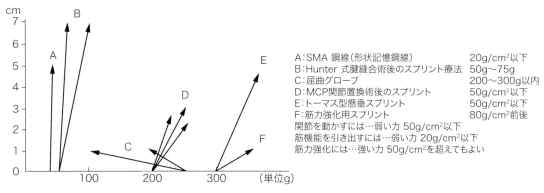

図127　距離（ゴムバンドの長さなど）と牽引力（長軸式とスリング方式）
フィラデルフィアハンドリハビリテーションでのデータとOkazaki, Takeda（2014）のデータを合わせ，この図は作られた．詳細は本文参照．

からなる．手指の屈曲運動域の改善ではフレームを使わず，スリングのみで牽引することもあり，分類的には操り型である（MCP関節屈曲補助用スプリントなど）．フレームは，スリングによる牽引方向を目的に合わせ，自由に調節できる骨組みである．一方，スリングは牽引装置そのものであり，スリング本体と牽引部（輪ゴムなど）からなっている．スリング本体は肌触りのよい伸縮性の少ない材料で作られる．また，スリング本体によって関節運動が制限されないように注意する．さらに，臨床では，牽引力とその方向が重要であり，以下に説明する．

a）牽引距離と牽引力の関係

牽引の原則は，"弱い力で長い時間かけて"行う，である．ただ，三次元での関節の変形拘縮の改善，多軸性の関節の支持・保持などを目的として，目的に沿った方向で，かつ適切な力で牽引を行うことは非常に困難なことである．実際，手外科領域での牽引力を考えると，牽引の距離と力の関係が重要となる（**図127**）．この図は，そのほかの要素も含め紹介している．**A**は，new spiderのTi-Ni SMA鋼線の牽引力であり，非常に弱い力である．**B**は，手指の屈筋腱縫合術後の早期運動療法（Kleinert法）のものである．この場合，牽引距離は7 cmほどであり，その距離の変化に対し牽引力は50 gから75 gほどで，大きな変化はない．PW. Brand（1994）は，末梢循環などを考慮して200〜300 g以下としている．同時にスリング方式では50 g/cm^{2}以下としている．**C**は，手指の屈曲域改善用であり，改善とともに牽引力（長軸方式）は弱くなり，ストレスを感じることなく持続的に長時間装着が可能である．**D**は，MCP関節置換術の例であるが，ここでの牽引力は150〜200 g以下で，運動域の変化で大きく変化しない牽引素材を使用する．また，運動時のアライメントの動的に維持が可能な牽引力である．**E**は，トーマス型懸垂装具の例であるが，この装具は市販されていて，牽引力が割合強いものである．この装具の遠位部の手部の牽引装置（示指・中指間で牽引する）は虫様筋バーで牽引するが，このバーが直線的であることと牽引力が強いことで，時に第5 MCP関節の伸展拘縮を引き起こすことがあるので注意しなければならない．**F**は，筋力強化のためのもので，強い力ではあるが，その使用時間は短時間であり，問題はない．ただ，筋そのものの耐久性（持久力）を考えると牽引力が中等度のものでのより長い時間の訓練が必要と考える．このように，それぞれの目的と機能障害のレベルにあった牽引力で行う．また，牽引により痛みを引き起こさないことが重要である．痛みは，筋の収縮を引き起こし，思わぬ弊害を引き起こすことがあるので，十分に注意する．

b）牽引方向Ⅰ：アーチを確保・保全する（長軸アライメント，図128）

MCP関節の牽引：MCP関節での屈曲方向への牽引は舟状骨よりやや近位に集束させる．この時，アーチの崩れによって手の平坦化が進んでいるならば，集束点は舟状骨の近くに移動する．このことは，より近位に集束させる牽引力は手のアーチを崩し，手の平坦化を助長する力となることを意味する．またMCP関節レベルでの回旋力を生み，二次的変形を引き起こすこともある．伸展方向への力は，手の遠位横アーチと中手骨のなす垂線であり，MCP関節の伸展方向への牽引力は，この関節が生理的に尺屈傾向を示していることを念頭に入れて行う．実際，三次元の関節運動を二次元の牽引力で支持するため，橈骨のやや斜め方向から牽引することが多い．理論的には不十分であり，問題を残すが，手指の運動を許し，尺側方向への偏位力が加わるつまみ・にぎり動作をある程度制限せずに行うことができるので，スプリント療法上，よい牽引方向といえる（**図128CD**および142頁の図）．

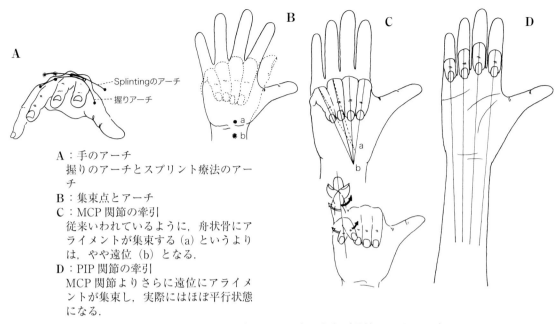

A：手のアーチ
　握りのアーチとスプリント療法のアーチ
B：集束点とアーチ
C：MCP 関節の牽引
　従来いわれているように，舟状骨にアライメントが集束する（a）というよりは，やや遠位（b）となる．
D：PIP 関節の牽引
　MCP 関節よりさらに遠位にアライメントが集束し，実際にはほぼ平行状態になる．

図 128　アーチ確保・保全のための牽引方向（長軸アライメント）

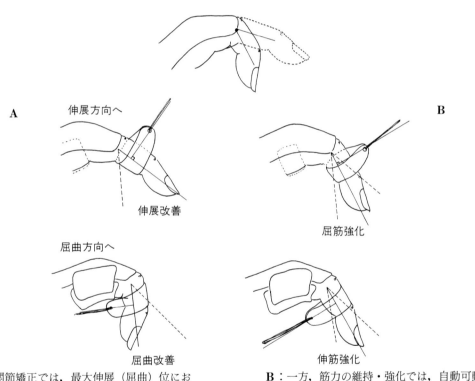

A：関節矯正では，最大伸展（屈曲）位において，骨軸に対して垂直または鋭角に，弱い力で長時間牽引する．

B：一方，筋力の維持・強化では，自動可動域の中心線に対して垂直に強い力で短時間牽引する．

図 129　目的に合わせた牽引方向（角度）の設定

PIP 関節の牽引：PIP 関節での屈曲方向への牽引は，ほぼ指間に沿って平行に牽引する場合が多い．この牽引方向は完全な平行状態というわけではない．伸展方向への牽引は MCP 関節のように大きく扇形のように開かないので，この関節の形態をよく理解して，心もち開くようにする（図 128D）．

　c）**牽引方向 II：目的の沿ったアライメントをとる（横アライメント，図 129）**

　牽引の目的は，筋機能の改善（筋力強化，筋のファシリテーション：可動），関節拘縮の改善（一方向），関節方向の保持（可動性の有無）などがある．筋力強化の関節アライメントは，可動域の中間領域（中間位）に対して垂直方向にとる．関節拘縮の改善は，その関節の改善方向の最終域に対してやや鋭角にとる．また，関節肢位の保持では，機能的肢位あるいは各目的に合った肢位の垂直位を取り，牽引力のバランスをとる．このようにそれぞれの目的によってアライメントは変化する．

2）継手型動的スプリント

これは，制限下で関節運動を許すものである．すなわち，運動方向の制限（選択）と運動域の制限を行いつつ，多軸性関節の運動を一軸性の関節運動に置き換えることで，手の機能を再構築するものである．把持装具（**図126B**, 77頁）はその代表的なものである．しかしながら，スプリントで継手を使用することは少ない．把持装具は，手関節の背屈運動を力源にしているが，その最も効率のよい操作運動域を選択することができる．このことは，作業目的によっても自在に操作運動域を随時変えることができる．すでに，一軸であるPIP関節や肘関節では，この種のものが利用されている．しかし，手指の関節では，操作範囲を正確に選択できる継手はない．

3）弾性型動的スプリント

スプリングや鋼線（Ti-Ni SMA鋼線を含む）そのものの弾性を利用したもので，コイル状にしたものと，単に材質の弾性（スプリング，あるいはたわみ）を利用したスプリング式とたわみ式の3つに分けられる．この弾性型の場合，関節拘縮の改善や関節運動域の制限（運動防止など），関節運動の方向の決定などの適応が考えられる．オッペンハイマー型装具（**図59D**, 36頁；**図126C**, 77頁）は，指の開閉とは逆方向の運動が必要な場合に手関節運動を自由に行わせる．同時に筋の麻痺や機能低下に対して代用，および補助を行っている．一方，完全固定を望まず，多少の運動を許す場合には，これら材料の性質を利用する．

最近は，spider splintを改良したnew spider（Musashi）が脳血管障害者の回復期の手に活用され，一部の症例では大きな成果を上げている（→35頁参照）．

4）操り型動的スプリント

この"操り型スプリント"は，特殊なものであり，RIC型把持スプリントを指す．これは**図126D**（77頁）のように前腕部（手掌部）から操り糸（紐）によって手指の運動を操作する．力源は，手関節の背屈力（伸展力）であり，この力によって手指部は引き寄せられ，母指との間で，把持が成り立つ原理になっている（テノディーシス様作用の利用）．

以上に述べてきたように，動的スプリントはいろいろな要素が隠されている．そして，これらを理解していなければ，二次的な損傷を引き起こしかねないことも，心に留めて置かなければならない．

5）動的スプリントの固定の原理

動的スプリントの作製は，"牽引の原理"とそれに付随する"てこの原理"を理解していなければならない．それは，手の障害の回復とともに微調整が必要であり，フォローアップは特に必要となる．また，スプリント療法を確実に行うには，3点固定の原理と全面接触の原理の2つの原理を手の運動の中で，その基本的な原理を変えることなく確保していく必要がある．このためには静的（機能的）スプリントの項で述べた動的3点固定と，最も基本である静的3点固定を同時に考えていく必要がある．そこで，実例をあげて説明をする．

手関節の固定用スプリントにはいろいろあるが，固定力そのものを問うならば，サンドウィッチ型，ガートレット型などを選択すべきである．しかし，一般的適応症例をみると背側型カックアップスプリントがその固定性がよいことと，手掌側の感覚機能を活用できることで，より機能的であり，指のさまざまな運動の中で全面接触を併行して行うことで，十分な固定力が得られる．

図130Aは背側型カックアップスプリントである．装着時，指が伸展運動を行う時，手関節では生理的共同運動として屈曲運動が起こり，手部（手背）はスプリントから離れようとする力が加わる．この時MCP関節部のストラップ（白矢印①）が作用する．そして，指の屈曲運動では逆に手関節部がスプリントから離れる力が加わる．この時は手関節部のストラップ（黒矢印②）の矢印方向の力によってこの部分の浮き上がり現象が防止され，スプリントは全面接触を維持することができる．それと同時に，スプリントの滑り現象が防止される．

このスプリントがPIP関節レベルまで延びたPIP関節伸展用動的スプリントとなると，MCP関節レベルで浮き上がり現象が起こりやすく，その現象を防止するため，そして"てこの原理"を維持するためにはストラップ（黒矢印③）の矢印の方向への力が非常に重要になってくる．このストラップは手の遠位横アーチ（**図130D**⑤）と関係が深く，やや硬い材質を用いてアーチ型にする．これで，も

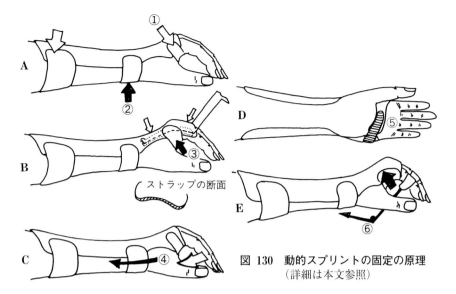

図 130　動的スプリントの固定の原理
（詳細は本文参照）

しPIP関節で運動を行っても手部は手関節部とMCP関節部の2つのストラップと手背とで3点固定は成立し，スプリントの浮き上がり，滑り現象は防止される（図130B，D）.

次に，掌側方向への動的な力の加わり方とスプリント固定について考えてみたい．この場合は屈曲方向への牽引力が直接，滑り現象を引き起こす力となりうる．そのため牽引方向を変え，滑り現象を助長する力（図130C ④）をより少なくする工夫が必要となる（図130E 黒矢印⑥の方向）．また，図130B（ストラップの断面図）の③のようにアーチを考慮しながら硬質材料を利用してストラップを作製したり，前腕部をやや深くすることも一つの工夫である．ここでのストラップは，PIP関節の屈曲方向への牽引が必要な時はやや遠位部まで延ばす（図130Eの黒矢印⑥）．このようなストラップと牽引方向の工夫によって滑り現象は最小限に抑えることができる.

臨床においては，これらの状況は日々変化しうるものであり，毎日のチェック・修理・調節が必要であり，変化に伴って牽引方向の調節が必要となる．以上がスプリントの一般的な基本原理の数々であり，スプリントの作製には欠かすことのできない要素（ポイント）であるといえる．また，義肢装具士などによって作製された装具での装具療法を進めていくにあたっては非常に重要なことであり，セラピストが理解しておくべきことである.

10. スプリント作製のための道具とスプリントの材料

装具の作製とその修理は専門教育を受けた，その道の経験豊富な義肢装具士に一任する．ここでは，われわれセラピストがスプリントを作製するにあたり，必要と思われる道具と材料を考える.

われわれが作製するスプリントは，医師の処方により図131のような作製手順で作られる．そこで，スプリント作製に必要な道具を手順に沿って紹介し，説明する.

1．スプリント作製に必要な道具

スプリント作製の開始の仕方はさまざまであるが，ごく一般にはトレースから始める．まず，柔らかく丈夫な型紙用の紙と筆記用具が必要となるが，採寸を行う場合は，テープメジャーを用意する．医師からスプリント装着部分の関節角度などを指定される時は，作製時に関節可動域の計測が必要であるため，角度計を用意しておく.

型紙を描く時，受傷手がトレースができなければ健側を使い，型紙を裏返して使用する．この時，紙切りばさみが必要となる．型紙はスプリント装着手に合わせ，チェックした後，その型紙を材料の上に載せ，材料の上に形を描く．この時千枚通しのような先の鋭利なもので軽く描く．ボールペン・蛍光ペンなどは消すことができず，材料を汚すことも多いので，その使用は避けるべきである.

トレースする． 　（採寸・直接法は異なる） ↓	紙 筆記用具 テープメジャー 角度計
型紙を描く． ↓	
型紙を切り，手に合わせる． ↓	紙切りばさみ（はさみ小） （裁ちばさみ）
材料に写し，それを切る． ↓	大型ばさみ 千枚通し
材料を加熱する（このとき手はモールディングの準備をする）． ↓	ヒーティングユニット ストッキネット
材料をヒーティングユニットから取り出し，手に合わせ，モールディング（成型）する． ↓	挟んだり引っかけたりするもの
材料の温度が下がるまで待つ． 　（このとき肢位が変化しないようにする．また，トリミングするための印を付けておく） ↓	アイススプレー （千枚通し）
手から外し，トリミングする． ↓	小さなはさみ
再び装着し，修正の必要な部分をチェックする． ↓	ヒートガン
外し修正する．そして，スムージングも行う． ↓	
仮に装着する（10分ほど行う）． ↓	弾性包帯
最終的なチェック・修正を行い，ストラップを付ける． 　［仕上げ］ ↓	リベット 接着剤
装着する． ↓	
フォローアップへ：再評価する．	

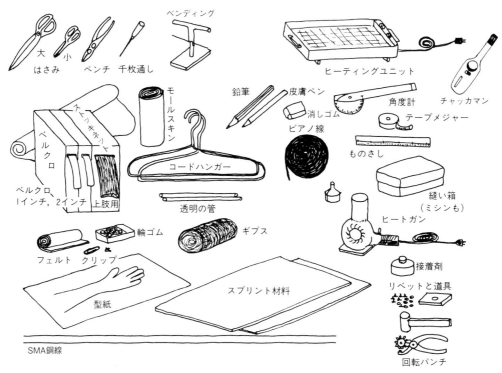

図 131　スプリントの作製工程と必要な道具

次に，材料の裁断は大型のはさみを使用し，切った材料は加熱する．多くのはさみは，材質を裁断するのが難しい．筆者は，セラピストの技術不足も考えるが，日本古来の"裁ちばさみ"を使用することをすすめる．材料を温めるには，材質全体が入るだけの十分な大きさのヒーティングユニットが必要で，温水を利用し，温める．作製は，危険を伴うために注意する．成型する手（損傷した手）は，二次的損傷（熱傷）防止のためストッキネットでカバーしておき，作製肢位を保つようにセットする．加熱した材料をお湯の中から取り出すための道具，ネットを用意する．材料はお湯の中から取り出したらタオルなどで水切りをして，ストッキネットでカバーされた手に合わせる（モールディング）．

モールディング（成型）後に材料の温度を下げるために，アイススプレーも利用できる．また，スプリントが大きければ，印を付けて切る準備をする（トリミング）．この時安全性を考えるならば爪で印を付けてもよい．ある程度型が崩れない状態になった時，スプリントの原形を手から外し，余計な部分の切り取り作業（トリミング）をする．この時は，材料は加熱されており，小さなはさみでも切ることが可能である．先がカーブしたはさみは重宝である．そして再び装着し，チェックして修正・トリミングを繰り返す．この時，ヒートガンが必要になり，スムージングも行われる．ほぼ完成したところで，弾性包帯などで固定し，10分ほど仮装着を行い，最終的な適合チェックを行う．そして特に圧迫部位があるなど問題があれば修正し，ストラップを付ける．ストラップはリベットで付けるよりは自己接着性があればそれを利用し，またそうでなければ接着剤を利用して材質同士を合わせ固定すると，外見もよく，さびも心配する必要はない．また，修理も可能である．筆者の経験では，わが国ではストラップよりは包帯などでスプリントを隠す型のアプローチを求める患者が多い．また，ストラップをゆるめる患者も多いので，注意する．

以上のようにいろいろな道具が必要である．また，動的スプリントなどのようにワイヤーや鋼線を利用する場合は，ペンチと，そのための道具などが必要になる．革も同様に革用の道具が必要となる．その他としては，縫うこともあるので，針と糸，ミシンなども準備しておくべきである．

2．スプリントの材料

作製に必要な材料は，プラスチック・布から金属まで幅が広い．これらの材料を加工するには大小さまざまな道具や設備が必要であり，それらを使いこなすには高度な教育と熟練した技術が必要である．セラピストはそのような幅広い材料や道具・設備に関し十分な教育は受けていない．しかし，われわれセラピストは限られた範囲ではあるが，治療用仮装具：スプリントを作製するための材料や道具・設備を取り扱うために必要な教育は受けており，セラピストはスプリントを作るための，最低限必要な基本的技術・材料に関する知識を学んでいる．また，手の損傷や障害を理解するための基礎学（生理学，解剖学，運動学など）や基礎医学全般にわたっての教育は受けており，実際には学生時代いくつかのスプリント作製は行っている．その意味ではセラピストのスプリントの作製基盤は整っているといえる．

そこで，前項では道具・設備を説明したが，ここではスプリントの本体となる材料を中心に話を進める．臨床では，熱可塑性材料，鋼線などを使用するが，これらのそれぞれの特徴を説明する．

1）熱可塑性材料

熱可塑性材料とは，ある一定の熱（材料によって多少異なるが70〜80℃程度）を加えると，材質そのものの形・性質は変化しないが軟化（軟らかくなる）し，手などに成型するのが容易で主にプラスチック系（Plastic polymer, Polycaprolactoneなど）などの装具・スプリント用材料をいう．板状であるが，加熱後，さまざまな形に合わせて自由自在に形作ることができる．また，この成型後，材質が冷却して常温になっても形状は，そのまま変化はせず，目的を果たすことのできる材料である．また，お湯で十分軟化できるものとオーブンなどのような高温の設備（器機）を必要とするものまで幅広い．ここでは，われわれセラピストが使用するお湯を利用して加熱できる低温の熱可塑性プラスチックの特徴について説明する（巻末に資料「スプリント材料の比較表：2014」としてまとめる）．

2）低温の熱可塑性材料

低温の熱可塑性材料の特性は，前述したように熱を加えると加工（成型）が可能になり，この時主

たる材料の性質は変化しないことである．常温では硬化しており，70～80℃程度の熱によって加工可能となる軟らかさになる．ただ，「伸び」も出てくるので注意が必要である．

このように手頃な温度で加工でき，作業療法室でも患者を目の前にして，簡単な道具や設備で作製できる．安全性が高く，患者の手などに直接的，あるいは，間接的（ストッキネットなどを装着した上に）に作製（成型）でき，装着できるので，日々変化する手外科領域の患者に対応しやすい．

この低温の熱可塑性材料はその原料から大きく2つに分けられる．一つは，ゴム（樹脂）系熱可塑性材料で，これは，細かい成型（モールディング）は無理であり，皮膚にあたる角の部分のスムーズ仕上げも十分にできない．また，軟化後の硬化度はいま一つ十分とはいいきれない．そのために完全固定をより必要とする症例には不向きといえる．しかし，肌触りは非常によく，長時間装着が必要で完全固定を必要としない安静用夜間スプリントなどでは広く利用されている．

もう一つの材質は，プラスチック系のものである．これは手のように隆起に富んだ身体部位の全面接着を必要とするスプリントには最も適している．臨床的にも変形を伴った手などによく合わせることができ，手のスプリントに必要な条件を満たす材料といえる．また，自接着が可能であり，手外科領域の幅広いスプリント（いろいろなアイデアを必要とするもの）の要求に応えることができる．ただ，この自接着力は，技術的に未熟なセラピストにとって時に危険を伴うことがある．特に，皮膚（創，皮膚移植部など）に二次的損傷を引き起こす原因になったり，カバーするためのストッキネットなどに付いてしまうことも多い．

このようにその使用にあたっては十分な技術と，材質の特徴を熟知したうえでの使用上の注意が必要となる．熱可塑性材料以外の材料とその使用法については**表10**にまとめた．

3）その他の材料

a）鋼線　鋼線はピアノ線がよく利用されるが，費用がかかるため，筆者は代わりにコードハンガー（針金で作られたハンガー）を利用する．この鋼線は，力のある人ならば手で十分に加工でき，作製しやすい．そして，経済的であり，いろいろな色があるので，楽しさが加わるのでよく利用される．ただ，作製にあたってはこの鋼線をカバーしているビニールを剥がさずに作製することが必要であり，ペンチなどの使用時には布などを使用して破損を防止する．また，新しいスプリントの使用目的でもある筋の疎通にはSMA鋼線が活用され，一部の症例に著しい効果がでている．

b）ベルクロ　これは簡易的な屈曲補助具などを作る時に非常に役立つ．特に患者自身が調節できるうえ，指などは一指ごとに作製できるため，スプリントのストラップとしても広く使われている．

このほかにもいろいろな材料が使用されるが，各論の作製工程の中で詳しく述べることにする．

4）新しい材料の動向と工夫

最近，いろいろな材料が開発されている．また，今まで普及している材料が少しずつ改良されてきている．ただ熱可塑性材料の基本は変わりなく，従来の材料の厚さに種類が増えたことや色彩豊かになったことがあげられる．しかし筆者は，作りやすさ・装着感から選択するならばパリフォームを選択する．これらの材料は，自接着が可能であり，手・手指に対してのモールディングがたやすく，全面接触が可能な材料といえる．また，粘土細工的なことも可能であり，余計な道具・材料を必要とせず，スプリントの作製範囲をより幅広くしている．

スプリントの部品では，動的スプリントの牽引用のプーリー調節部品（**図132**，86頁）は，クリップを図131（82頁）のように加工し，取り付けるとよい．また，非常に優れたものも出てきている（**図132**）．後者は，牽引方向を簡単に変えられ，かつ微調整が手軽に行える．今後，この部品は広く使われると思われる．このプーリー調節部品は筆者が考えたアルミニウム管（模型飛行機用）にステンレス鋼線を通したもので簡単にアウトリガー用のフレームを作ることができる．このフレーム材料は工作しやすく，力に自信がない女性でも手で簡単にできるという利点をもつ．また，新しいプーリー調節部品も簡単に留めることができ日々の患者の変化にも対応しやすい．

その他，スリング，牽引用のスプリング，釣り糸などは見た目をよくし，牽引力を段階的に行うことも可能にする．このようにスプリントの材料はより規格化され，部品化とともにスプリントそのものの作製を容易にしてきている．

表 10　スプリントの材料とその使用方法（熱可塑性材料を除く）

材料名	使用方法	使用図解
ピアノ線 SMA鋼線	特殊工具でスプリングを作り，手指スプリントの可動部（継手）とする．また，フレームアウトリガー（アルミニウム管に通すと工夫しやすい）にも利用できる．	1, 2
コードハンガー	動的スプリントのアウトリガーのフレームの部分を作る．	
ベルクロ（マジックテープ）	簡易的な静的スプリント（手指の屈曲補助具）の材料として利用される．他にストラップなどに利用されている．	3, 4
エラスタマ	一定の形，弾性を保つので，スプリントと皮膚の間に入れ，全面接着を完全にする材料として使用する．	
輪ゴム・板ゴム	アウトリガーのスリングを作るのに使用され，回復に応じて各種張力(弾性)の違うものを必要とする．時に，スプリングと釣り糸で代用も可．	
布・革	アウトリガーのスリング，また手指の屈曲補助具のベルトにも使用されるほかに，ストッキネットなどがある．革は布同様に利用されるが，伸びる欠点をもつ．	5, 6
フック	特殊なものである．動的スプリントのスリングを取り付けたりする（市販フック：縫合糸を爪にかけることも多い）．	
プーリー	動的スプリントの牽引方向を変えるために利用される（クリップ使用）．	7, 8
フェルト	特に圧がかかる部位に入れたり，圧をかけてスプリント内で固定性を上げる時に利用される．	
モールスキン	フェルト様の布で片面が接着性をもっている．スプリントの肌触りをよくするために利用される．	9, 10
リベット	ストラップを止めるために使用される．	11, 12
D・Oリング	ストラップの一部として利用される．	

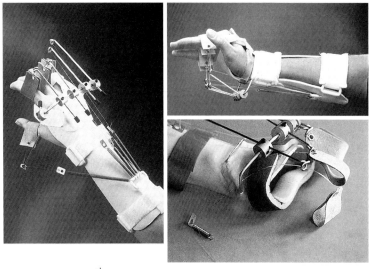

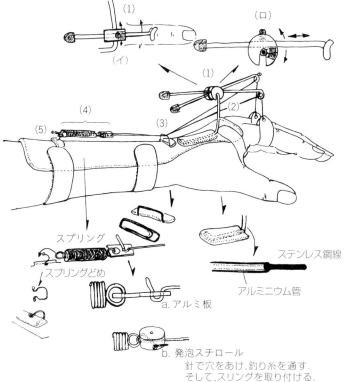

図 132 新しい部品とスプリント（スミス・アンド・ネフェー株式会社）

A は，手指の伸展用スプリント，B は MP 関節屈曲補助，あるいは屈曲域改善用スプリントである．これは，最近開発された新しいアウトリガーシステムである（スミス・アンド・ネフュー株式会社）．C は筆者が『やじろべい』と呼ぶ，このアウトリガーの調節中枢ともいえる部品である．

『やじろべい』とアウトリガーシステム

（1）は部品『やじろべい』であり，アウトリガーの調節中枢といえる．(イ)は側方調整，(ロ)は前後，角度調整を示している．

（2）はフレームであり，手の MP アーチに合わせ成型し，高さは 5～7 cm 程にする．上面では，それぞれの関節軸に合わせて曲げ，弯曲を作る（フレームはアルミニウム管にステンレス鋼線を入れて作る）．

（3）は滑車であり，大きめのクリップを使用し作る．

（4）は，力源とその接続部である．力源はスプリングを利用する（2 個約 160 円である）．接続部は a のアルミ板よりは b の発泡スチロールを利用すると手軽である．

（5）スプリングどめ．手芸で使われるフックの一部を利用する．

参考・引用文献

1) American Academy of Orthopaedic Surgeons：Orthopaedic Appliances Atlas. Vol. 1. Edwards JW, Ann Arbor, 1952.
2) American Academy of Orthopaedic Surgeons：Atlas of Othotics：Biomechanical principles and application. C. V. Mosby, St. Louis, 1975.
3) 浅見豊子：上肢・手の機能と上肢装具．日本義肢装具学会誌　28：13-17, 2012.
4) Barnett CH：The mobility of synovial joints. Rheumatol Phys Med　11：20-27, 1971.
5) Barr NR：The Hand-Principles and techniques of simple splint making in rehabilitation. Butterworths, London and Boston, 1975.
6) Basmajian JV et al：Factor preventing downward dislocation of the adducted shoulder joint：an electromyographic and morphological study. JBJS　41A：1182-1186, 1959.
7) Bennett RL：Orthetics in physical medicine. The Louis J. Horowitz Lecture for 1961, Rehabilitation Monogroph XIX, 1961.

8) Bennett RL：The evalution of the Georgia Warm Springs Foundation Feeder. Artif Limbs **10**（1）：5-9, 1966.
9) Bisgrove JG：A new functional dynamic wrist extension-finger flexion hand splint, A preliminary report. JAPMR **8**：102-163, 1954.
10) Bloomberg MA：Orthopeadic Braces-Rationale Classification and Prescription. Lippincott, Philadephia, Toronto, 1964.
11) Boyes JH：Bunnell's surgery of the hand. 5th ed, Lippincott, Philadelphia, Toronto, 1970.
12) Brand PW 著，津山直一，田嶋達也監訳：動的副子の力―手に動的副子を適用する 10 の条件．ハンター新しい手の外科．協同医書出版，pp1289〜1296，1994．
13) Bunch WH：Atlas of orthotics, biomechanical principles and application 2nd ed. AAOS：3. C. V. Mosby, St. Louis, 1985.
14) Chow JA, et al：Controlled motion rehabilitation after flexor tendon repair and grafting. A multicentre study. J Bone Joint Surg Br 70B：591-595, 1988.
15) Engen TJ：Development of upper extremity orthotics Ⅰ and Ⅱ. Orthotics and Prosthetics **24**（1）：12, **24**（2）：1, 1970.
16) Fess EE et al：Hand Splint. C. V. Mosby, St. Louis, Tronto, London, 1981.
17) 古川　宏，他：上肢装具．総合リハ **33**：909-914，2005．
18) Harris EE：A new orthotics terminology：A guide to its use for prescription and fee schedules. Orthotics and Prosthetics **27**：6-19, 1973.
19) 早川康之：DACS AFO の紹介．PO アカデミージャーナル　**5**：29-32，1997．
20) 早川康之：プラスチック短下肢装具用足継手．総合リハ　**31**：741-751，2003．
21) 早川康之：脳卒中片麻痺用の装具の種類とその機能．理学療法　**22**：788-795，2005．
22) Herderson WH・Lamoreux LW：The orthotic prescription derived from a concept of basic orthotic functions. Bull Prosthet Res 10-11：89-96, 1969.
23) 平山昌男，他：脳卒中片麻痺患者の歩行能力の改善に及ぼす下肢装具．PT ジャーナル　**37**：21-27，2003．
24) 岩手リハビリテーション学院：身障 OT のための教材．1985〜1986．
25) 加倉井周一，渡辺英夫編：義肢・装具．別冊整形外科 No. 4，南江堂，1983．
26) 加倉井周一編（日本義肢装具学会監修）：装具学．医歯薬出版，1987．
27) Kay HW：Conclusions of a Conference on Linkage Feeders. Artifical Limbs　**2**：20-23, 1969.
28) Kleinert HE, et al：Primary repair of lacerated flexor tendons in No-man's land. JBJS　**49A**：577, 1967.
29) 児玉俊夫監：装具．第 2 版，医学書院，1975．
30) Liberson WT, et al, Functional electrotherapy：stimulation of the peroneal nerve synchronized with the swing phase of the gait of hemiplegic patients. Arch Phys Med Rehabil　**42**：101-105, 1961.
31) Long C：Upper limb bracing. Licht S（ed）：Orthotics etcetera. Wavely Press, Baltimore. pp 152-248, 1966.
32) 牧野健一郎，他：下肢装具；成人―カーボン製下肢装具と継手付プラスチック製短下肢装具．総合リハ　**33**：919-924，2005．
33) Malick MH：Manual on Dynamic Hand Splinting with Thermoplastic Materials：Low temperature materials and techniques. Harmarville Rehabilitation Center, Pittsburgh, 1974.
34) Malick MH：Manual on Static Hand Splinting：new materials and techniques. 4th ed, Harmarville Rehabilitation Center, Pittsburgh, 1979.
35) Malick MH et al：Manual on Management of the Quadriplegic Upper Extremity：using Available Modular Splint and Arm Support Systems. Harmarville Rehabilitation Center, Pittsburgh, 1978.
36) Malick MH et al：Manual on Management of the Burn Patient：including Splinting, Mold and Pressure Techniques. Harmarville Rehabilitation Center, Pittsburgh, 1982.
37) 増成基之，川村一郎：機能的肩装具について．PO アカデミージャカル　**8**：117-122，2000．
38) 森中義広，他：脳卒中片麻痺維持期におけるプラスチック装具活用ポイント．理学療法　**22**：773-787，2005．

39) 中田眞由美, 大山峰生：作業療法士のためのハンドセラピー入門 第2版．三輪書店，185，2006．
40) 中村早紀子, 大場耕一, 岩下清志, 他：New spider splint 維持期での応用．第16回世界作業療法士連盟大会・第48回日本作業療法学会抄録集．188，2014．
41) Nickel VL：Report of Conference on Upper Extremity Devices. National Foundation of Infantile Paralysis Respiratory Centers, Los Angeles, 1953.
42) 日本義肢装具学会監, 飛松好子, 高嶋隆倫編．装具学．第4版．医歯薬出版，2013．
43) 日本整形外科学会・日本リハビリテーション医学会監：義肢装具のチェックポイント．第2版，医学書院，1984．および，第3版．医学書院，1987．
44) 日本整形外科学会・日本リハビリテーション医学会監：第Ⅵ章装具のチェックポイント．および第Ⅶ章疾患と装具のチェックポイント．義肢装具のチェックポイント．第8版，pp182〜311．医学書院，2014．
45) 野島元雄編：義肢・装具療法．整形外科 Mook，金原出版，1985．
46) 荻島秀男：高位脊髄（頚髄）損傷四肢麻痺患者のリハビリテーションにおける Upper Extremity Orthotics および Externally Powered Device の臨床的応用比較．リハ医学 **7**：17-29，1970．
47) 荻島秀男編：装具・自助具・車椅子．リハビリテーション医学全書6（第2版），医歯薬出版，1983．
48) Okazaki Y, Takeda E, Suzukawa K, et al：New spider splint の牽引力．第16回世界作業療法士連盟大会．2014．
49) 大井淑雄：BFO（Balanced Forearm Orthosis）について．理・作・療法 **5**：327-332，1971．
50) 大山峰生, 土田尚美：スプリントの発展の経緯と今後の課題．日本義肢装具学会誌 **30**：77-81，2014．
51) Sabine CL et al：A plastic tenodesis splint. J Bone Joint Surg **47A**：533-536, 1965.
52) 坂井和夫：装具治療の歴史—脳性麻痺児の下肢装具を中心に．日本義肢装具学会第2回大会講演集．1987．
53) サルミエント A, ラタ LL（荻島秀男訳）：骨折治療法—機能的・保存的療法．シュプリンガー・フェアラーク，東京，1984．
54) Schanz A：Handbouch der Orthopädischen Technik, Verlag von Gustav Fischer, Jena, 1923
55) Swanson AB：Flexible Implant Arthroplasty for Arthritic Finger Joints. Bone Joint Surg Am **54**：435-455（544?），1972．
56) 高嶋孝倫：プラスチック短下肢装具の現況—短下肢装具の矯正力と痙性との適応に関する考察．義装会誌 **19**：114-119，2003．
57) 武智秀夫：手足の不自由な人はどう歩んできたか—人権思想の変遷と義肢・装具の進歩．医歯薬出版，1981．
58) 武智秀夫, 明石 謙：装具．第3版，医学書院，p41，1996．
59) 武田恵美子, 小関祐子, 鈴川活水, 他：New spider splint 臨床での活用．第16回世界作業療法士連盟大会・第48回日本作業療法学会抄録集．329，2014．
60) 田村 茂, 他：脳血管障害者のアームスリングとスプリント．理・作・療法 **18**：379-386，1984．
61) 津山直一, 田島達也監訳：ハンター・新しい手の外科—手術からハンドセラピー，義肢まで．協同医書出版社．1994．
62) Vodovnik L, et al：Functional electrical stimulation for control of locomotor systems, CRC. Crit. Rev. in Bioeng **6**：63-131, 1981.
63) Wynn-Parry CB：Rehabilitation of the hand. 3rd ed, London, Butterworths, 1973.
64) 山本澄子, 他：片麻痺者のための背屈補助付短下肢装具（DACS AFO）の開発．義肢会誌 **13**：131-138，1997．
65) 山本澄子：油圧ダンパーを利用した片麻痺者のための短下肢装具の開発．総合リハ **31**：323-328，2003．
66) 矢﨑 潔：上肢の治療・訓練用スプリント．理学療法 **3**：335-344，1986．
67) 矢﨑 潔：手指の腱損傷に対するセラピィ．運動・物理療法 **16**：162-169，2005．
68) 矢﨑 潔：自助具とスプリント．pp191〜198，2013．

Ⅱ．疾患別スプリント療法

1. スプリント療法の適応疾患

この「疾患別スプリント療法」では，作業療法における代表的な疾患をあげ，まずその治療訓練の原則を説明する．さらに作業療法の一連の治療訓練の流れの中での装具療法の位置づけを行いながら，スプリント療法を紹介する．ここでは代表的疾患のスプリント療法の概略とその目的について述べる．

1. 関節リウマチ

多くは，慢性化し，関節の変形・拘縮が発生し，手足に不自由さが出現した時，はじめてリハビリテーションを受ける患者が多く，関節の変形・拘縮の改善という目的で装具が処方されることが多い．この関節の変形拘縮の臨床的変化を他の疾患と比較すると，変形と関節を構成する組織の変化が同時に進行し，亜脱臼，脱臼を起こしていることが多い．そこで望まれるのが，ステージⅠからの総合的なリハビリテーションの一環としてのスプリント療法，関節保護術，エネルギー消費の軽減化の指導などである．いわば予防医学的立場からのスプリント療法で，その目的は以下のとおりである．

1. 痛みの軽減
2. 関節変形の予防
3. 術前，術後の治療訓練

2. 脳血管障害

脳血管障害後の装具療法は賛否両論で，神経生理学的発達理論を基盤とした種々の治療訓練法が行われており，それら治療法の一部ではスプリント療法は否定的である．しかし，本疾患におけるスプリント療法の意図するところは，随意的筋収縮の確立までの良肢位の保持，筋の生理的長さの保持などであり，単なる筋の伸張ではない．そこで，ゴルジ腱受容器に刺激を入れたり，痙性を助長する知覚領域への刺激などを考えたスプリントであるならば，また，装着後のフォローアップが十分であるならば，スプリントは否定されるものではない．また，new spider などは，手指の筋の過緊張抑制，筋の疎通に一部の症例にとっては著しい効果がみられる．そのほかも含め目的は次のように考えられる．

1. 肢位の保持
2. 浮腫のコントロール
3. 筋の生理的機能の維持・疎通
4. 筋の過緊張の抑制と刺激のコントロール

3. 脊髄損傷

この疾患のスプリント療法の中心は頸髄損傷で，これらの症例は，その物理的環境により，機能的実用（生活）レベルは大きく左右され，変化しうる．多くの患者は，車いす生活であり，その生活基盤が確立しなければスプリントそのものは活きてこない．また，他の疾患に対するスプリントと比較すると必要な機能を生み出してくれるものが多く，患者にとっては，生活能力・生活圏が無限に広がる．一方では，患者の努力を必要とするものもある．これらの装具療法の位置づけは，患者の基本的生活能力の改善という意味合いが非常に強く，更生用装具の代表的なものといえる．他の疾患と異なる点は損傷レベルによってスプリント療法が変化することで，目的は次のとおりである．

1. 機能の変換（創造）
2. 機能の代用・補助

4. 熱　傷

熱傷の多くは皮膚軟部組織の損傷であるが，これが肥厚性瘢痕形成を引き起こしやすく，重度の運動機能障害を生じることがある．熱傷深達度分類でⅠ～Ⅲ度に分けられるが，肥厚性瘢痕形成を起こしやすいのは浅達性Ⅱ度熱傷後に感染症を起こした場合と深達性Ⅱ度熱傷である．Ⅲ度熱傷は狭い領域での創以外は完治することはなく，治療過程において植皮が多く行われる．この治癒過程においても肥厚性瘢痕形成はみられ，運動機能障害の原因となりうる．そこで以下のようなコントロールが必要となる．

1．肢位の保持
2．肥厚性瘢痕形成のコントロール（圧迫，伸張法）

5．肩の機能障害

回旋筋腱板損傷，上腕骨骨頭骨折など肩関節の運動障害を伴う損傷に対するスプリント療法は，スプリントの基盤となる材質に問題があり，スプリントでは十分に不動・支持などの目的を果たすことができないことが多い．そこで，ここでは装具を中心に紹介する．

6．手外科領域の疾患

手外科領域では損傷に応じ，スプリント療法が行われる．実際，損傷後の経時的な流れをみて，スプリント療法は決められる．この領域では，手術後炎症期である受傷・手術の翌日から治療訓練が開始される．

受傷・手術後，早期の治療訓練プログラムは，動的・随意的に行われる部分もあり，結果的には炎症を助長することもあるが，他のすべての医学的な治療法を駆使し，炎症を安定させつつ行われる．このような中でスプリント療法も同じ次元の考え方で行われる．このよい例は屈筋腱損傷に対して行われる腱縫合術後に行われるKleinert法である．手術日の翌日，麻酔のさめた状態で動的部分（牽引部）が静的部分（本体：ギプスシーネがよい）に取り付けられる．これは治療訓練時以外では，静的スプリントといえる．

1）末梢神経損傷

神経損傷をその損傷状態から3つに分類する．本書ではその損傷について簡単にふれ，手の損傷に深い関係をもつ末梢神経損傷ごとに装具療法を紹介する．この疾患の特徴は，経時的に大きく機能が回復していく場合と，機能の回復は期待できず，止まったままの機能に適応していかなければならない場合とがあることである．この意味から神経損傷患者のスプリント療法は，医療的立場のものと更生用のものとに分けられる．前者はスプリント療法でも可能であるが，後者は装具療法が必要となり，その前段階としてスプリント療法が行われる．その目的は以下のとおりである．

1．肢位の保持
2．筋機能の代用・補助
3．二次的損傷の防止（外・内力からの保護）

2）腱機能障害

腱の機能障害の原因はいろいろあるが，ここでは腱の滑動障害を基本的な障害因子として考えていく．その最も基本的な疾患は屈筋腱損傷である．しかしながら腱そのものの問題で靱帯性腱鞘（滑車）を通ることのできないものもある．すなわち，スプリント療法には術後に行われるものと保存療法の一環として行われるものとがあり，以下の目的が考えられる．

1．治癒の促進
2．二次的損傷の防止（外・内力からの保護）
3．筋機能の維持

3）手指の骨折

骨折の治療で最も重要なことは骨癒合である．そのことを念頭に置いて関節運動を機能的なレベルに早く回復させることが作業療法の目的である．本書では，骨折部での変形の可能性に関しては十分に管理され，その心配がないことを前提として話を進める．また，多くのセラピストがスプリントを簡単に考えているようであるが，装着後の管理が十分になされなければいろいろな弊害が生じてくることを十分に理解していなければならない．スプリントは骨折部に負担をかけずに関節運動の回復を助けるものである．目的は以下のとおりである．

1．肢位の保持
2．二次的損傷の防止（外・内力からの保護）
3．筋機能の維持

2. スプリント療法の実際

1. 関節リウマチにおけるスプリント療法

　現在わが国では，急性期の床上安静時からリハビリテーションが開始されることが多くなった．しかし，関節リウマチ患者のリハビリテーションの実施は，まだ遅れが目立つ．特にこれらの患者の装具（スプリント）療法は，セラピストの技術的な問題や医療そのものの諸問題により対症療法が主体にならざるをえない現状で，十分な効果を期待できない．また，患者もスプリントが処方され，作製されても，十分効果を理解しないため，スプリントを装着することなく，放置することが多い．しかしこのような現状でも，多くの研究者がスプリントの改良に努力している．そこで必要と思われることは，脳血管障害患者のように早期，あるいは超早期の時点から総合的なリハビリテーションを開始することである．そのためにわれわれセラピストに必要なことは，経時点な流れに沿った関節リウマチのリハビリテーションの基本を理解し，それに対応できる知識，技術を備えることである．また，装具を装着すべき患者の人間性（心理的構造）の理解も必要であり，その理解がスプリントの作製にも大きく影響を及ぼす．使用する患者にとって特にスプリントの見栄え，そして，装着・使用していく中でいかに清潔感が保てるかは重要である．ここでは，関節リウマチのリハビリテーションを疾患の進行に沿って説明し，必要な治療訓練技術と，スプリントの位置づけ，その実際について紹介する．

1）関節リウマチの治療訓練

　われわれセラピストが臨床でみる関節リウマチ患者の多くは，すでに変形拘縮を起こしている．したがってわれわれが行うのは変形拘縮を起こした関節・手に対する治療訓練（装具療法）であり，装具は関節の保護・改善などの目的で作製，装着され，治療訓練が行われる．このため特に，関節の変形拘縮に対する改善用装具が多い．しかしながら，すでに関節拘縮を起こした関節は，関節を構成している部分の骨そのものが変形しており，関節軸は三次元的な崩れを起こしている．それを装具などで二次元的に改善することには非常な困難を伴う．また，注意深く装具療法を行っても目的を果たせないことが多いのは，患者に各家庭で重要な役割を果たし，休むことのできない主婦が多く，継続的な，かつ定期的な治療を受けることができないという社会的な原因による．さらに作業の導入においても，十分な関節保護の立場から作業が選択され，行われているとは思えない点も多い．

　関節リウマチの装具療法では，ほかに痛みという重要な側面を理解すべきである．いかなる患者においても，痛みを助長するような装具は目的を果たすどころか，大きな二次的損傷・障害を引き起こす原因となる．また，痛みを引き起こさないように防御しようとする筋の力を超えて関節を改善するには非常に強い牽引力を必要とするので，当初の目的を果たすことは非常に難しい．人間は特に，「痛み」を引き起こすようなものは，その効果が100％あるという実例がないかぎり自ら進んで使用しないものである．また，日常生活で非常に忙しい主婦は，手関節を，あるいは手を一定の肢位のままで使うことが少ない．このことは，動作・作業時には関節の肢位は動的に変化することを意味し，痛みや関節変形を助長する．しかしながら，スプリント療法は，肢位を保持し，痛みの軽減を目的とするものが多い．当然，各関節肢位は一定に保たれることが多い．そこには，当然のようにフィット感はなく，違和感を伴うことも多い．そこで，作製時の肢位の決定が難しく，困難をきたすことも多い．そこで，成型前に十分にそれぞれの固定肢位を確認，あるいは仮に肢位固定をして確かめることも必要な場合がある．そして，学問的な良肢位ではなく，スプリントを装着する患者の希望を十分に叶えることが必要と思われる．

2）関節リウマチの進行とスプリント療法

　このような現状では関節リウマチ患者の装具療法はあまりにも悲観的なものになる．そこでセラピストがなすべきことは，装具療法をすでに欧米で行われているような，病状がステージIレベルからの総合的なリハビリテーションの一部として考えることである．リハビリテーションの第一段階は，関節保護術，エネルギー保存の原理が指導される．その中で「関節の動き」を学んでもらう必要がある．すなわち，生理的な変形力が存在することを理解し，関節リウマチの特徴である関節周辺の病的変化を十分考慮し，過剰な伸張がかかることのないようにスプリント療法を行うことである．

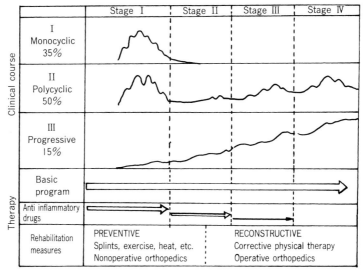

図 133　関節リウマチの進行のパターン
(Smyth, 1968 より)

　図133に示したのは関節リウマチの進行パターンであるが，大きく3つに分けられる．単周期型（Ⅰ型）は，はじめに重度な症状で発病し，徐々に安定し，回復（病状が安定）する型である．多周期型（Ⅱ型）は，それほど重度ではないが不定期に発作的な症状の出現があり，その状況が繰り返される型である．進行型（Ⅲ型）は，高度な医療体制においても，また患者・医師の限りない努力があっても，徐々に病状が進行していくものである．この型の場合，初期はそれほど訴えもなく日常生活にもあまり影響がないため放置し，取り返しのつかない状態になることが多い．そこでこうした進行型の患者を早期に発見し，その関節の変化を可能なかぎり遅らせることが必要となる．

　以上のように関節リウマチ患者の病状はさまざまで，治療もさまざまである．その中でのセラピストの役割は，機能的生活レベルを維持し，障害の進行をより遅くしていくことである．すなわち，関節保護術，エネルギー消費の軽減化の指導，スプリント療法などを通して貢献していくことである．

　前述のように，関節リウマチは3つの進行パターンをとるが，それぞれ基本的なスプリント療法を早期に開始して，その関節変化を可能なかぎり遅らせることが重要である．それには静的および動的アプローチの2つの基本的アプローチがある．静的アプローチの原理は「安静」であり，目的は肢位の保持（機能的肢位）である．動的アプローチの目的は手を使用しつつ関節を保護し，変形を予防していくことである．病状がステージⅠであるならば，このようにして未熟者も含めおおかたのセラピストが十分に対処ができると思われるが，現在の臨床場面ではこのステージの患者は非常に少ない．多くの患者がすでに関節の変形・拘縮を起こし，進行が著しいので，スプリントによる二次元的な改善方法の選択は困難をきわめることが多い．また一方で関節リウマチ患者のスプリント療法の障害がセラピストの技術的なところに起因することも多いので，われわれはその解決のために努力しなければならない．

3）変形の予防とスプリント

　関節リウマチにみられる関節変形は，その成り立ちから千差万別の様相を呈する．しかしながら，自然のなりゆきを見守っていくと，それらはいくつかの法則に従っているように思われる．それは関節変形は，手関節，MCP関節，指節間関節，母指の関節（CM関節を含む）の4つの変形に分けることができるということ，そしてこれらの変形は，手指の筋が多関節筋であることから，筋のアンバランスによって生じることが多いこと，またこれら変形に加わる力は，正常な解剖学的な状況においてすでに自然力として作用していること，である．これらのことを心得ていなければならない．

（1）手関節の変形

　手関節の変形は，ジグザグ変形の一部で，橈屈変形，尺骨遠位端の背側脱臼（**図134黒矢印**）である．これらは，時に手指の伸筋群の腱断裂を伴い，一見，橈骨神経麻痺時の下垂手になることも多い

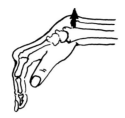

図 134　尺骨遠位端の背側脱臼
　この時，尺側手根伸筋腱の断裂を伴うこともある．

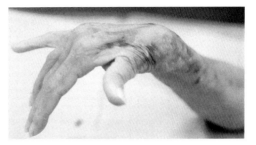

図 135　伸筋腱の断裂を起こし，下垂手を示した症例
　尺骨遠位端の背側脱臼もみられる．

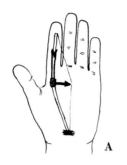 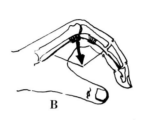

図 136　尺側偏位力と掌側脱臼力
　手指は生理的な力として矢印方向への力をもっている．左図は側方への力，右図は掌側への力で，これらの力によって尺側から掌側へ偏位し，脱臼を起こす．

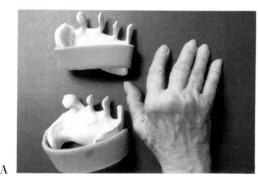 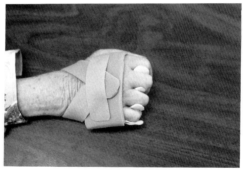

図 137　MCP 関節支持用スプリント
　A：尺側偏位に対する良肢位保持用スプリント
　B：昼間の使用にも耐えられるように，ストラップを工夫したもの

（図135）．ジグザグ変形は，その変形後にスプリントで改善することは，かえってMCP関節での変形を助長する．そこで，手関節の痛みを訴える時点で夜間用の手関節安静スプリントが必要で，これは効果的である．しかし，このようなスプリント療法は患者の理解を得るのは難しく，十分な患者教育も必要となる．伸筋腱の断裂は夜間用であれば標準型夜間用スプリントも利用できる．また，簡単な手型の動的スプリントも利用でき，これは機能的スプリントとして作業用に活用できる．

（2）MCP関節の変形

　手は，MCP関節の変形があり，尺側偏位に代表される（図136A）．この変形は進行とともに，MCP関節の掌側脱臼（図136B）を伴うことが多い．このため関節拘縮を伴う．これは三次元的な変形拘縮であり，そのスプリント療法は非常に難しい（図137，138）．

（3）指節間関節の変形

　指の変形は大きく分けて2つある．その1つはスワンネック変形であり（図139A），もう1つはそ

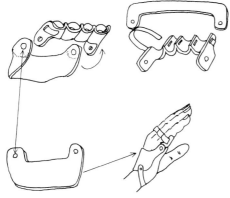
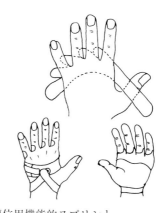

A：蝶番式尺側偏位防止用スプリント
　炎症が軽減した時期に利用される．手指の外転運動ができない，MCP 関節背側で浮腫を助長しやすいのが欠点である（アクアプラスト資料より）．

B：尺側偏位用機能的スプリント
　簡易型であるが，十分に機能を果たせる機能的静的スプリントといえる．ただ作製がややむずかしく，技術を必要とするのが難点である（アクアプラスト資料より）．

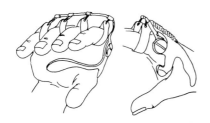
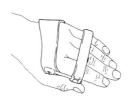

C：このタイプは，ステージ I など早期の段階では関節支持など十分に役割を果たすことができるが，MCP 関節の三次元的変形が加わると不可能である（Lancho Los Amigos Hospital（当時）資料より）．

D：文献あるいはカタログ上でみられるスプリントで，指が合わせられている点などで機能的ではなく，あまり利用されていない．

図 138　MCP 関節尺側偏位防止用スプリントのいろいろ

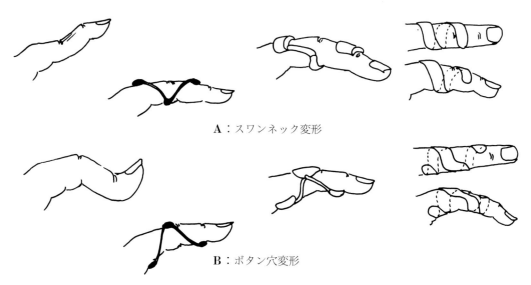

A：スワンネック変形

B：ボタン穴変形

図 139　指節間関節の変形とそれに対するスプリント

の逆の変形であるボタン穴変形である（図 139B）．また稀ではあるが，側方への変形もみられる．スワンネック変形は DIP 関節の屈曲位，同時に PIP 関節の伸展位を基本とした変形である．浅指屈筋の働きが弱くなったり，内在筋が過緊張を起こしたり，短縮したりした時などに起きる．ボタン穴変形は DIP 関節の伸展位，同時に，PIP 関節の屈曲位を基本とした変形である．この原因には，深指屈筋の働きの低下と伸筋腱，特に中央帯の断裂などがある．これら 2 つの変形に対しては，前述したように PIP 関節の屈曲・伸展補助を中心にいろいろな装具・スプリントが適応する．

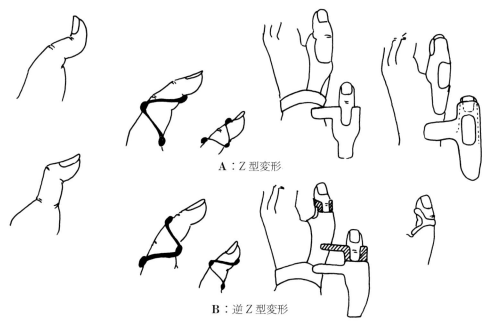

A：Z型変形

B：逆Z型変形

図 140　母指の関節の変形とそれに対するスプリント

（4）母指の関節の変形

母指の変形はZ型変形，あるいはジグザグ変形といわれる（**図140A**）．これはPIP関節が過伸展位，MCP関節が屈曲位，CM関節が掌側外転位をとる．また，逆Z型変形はその逆のPIP関節が屈曲位，MCP関節が過伸展位，CM関節が掌側内転位をとる（**図140B**）．

以上のような指・母指の変形は，関節そのものが蝶番関節であり，多関節であるがゆえの変形といえる．筆者は，これら変形の予防・改善を行うスプリントは，基本的に静的・動的3点固定の原理をふまえたスプリントでなければならないと考えている．

2．脳血管障害におけるスプリント療法

長い間わが国の死因のトップを維持してきた脳血管障害であるが，救急医療の改善とシステム化，そして予防医学的知識の向上によって，その首位の座を明け渡し今は4位となっている（「2014/2015年国民衛生の動向」より）．

現在，脳血管障害後の治療システムは，集中治療室を中心とした救急体制の確立と，それらに伴う超早期リハビリテーション医療の充実とともに大きく変化しつつある．特に，各地の救急総合病院でのリハビリテーションの普及はその基盤となっていると思われ，今までは生存できなかった重症患者も生命をとりとめ，リハビリテーションを受けるようになっている．

これらのうち特に大きな変化は，初期のベッドサイドでの肢位保持と，超早期の治療訓練システムの確立といえる．多くの場合，十分なリスク管理下で発症後3〜5日から治療訓練（リハビリテーション）が開始される．すなわち，無負荷で，いろいろなアプローチが行われ，早期から高次脳機能の改善も含めた総合的なリハビリテーションが開始される．このなかで最も重要視されているのが，両側支持，患側の認識，障害の理解といった高次脳機能への早期アプローチである．そして同時に行われている筋の再教育は，全体的な回復を早めるという意味で非常に重要である．従来，自立歩行確立まで3カ月の治療訓練が必要といわれていたが，現在では超早期からのリハビリテーションの開始によって1〜2カ月ほどで十分な歩行能力の確立が可能になっている．当然のことながら手に関するアプローチも改善されており，初期治療訓練によって関節拘縮，筋の短縮は減少してきている．筆者が臨床活動を行っている病院でも，十分なスタッフを確保し，万全な体制をつくりあげているとはまだいえないが，微力ながらも救急病院としての役割を果たしていると思われる．

救急で運ばれた患者がスプリントを必要とするかは，超早期では判断できない．また，合併症もなく初期からリハビリテーションが行われ，作業療法士，理学療法士の管理下にあるのであれば1〜2週間後に，スプリントの必要性を十分に検討しても問題はない．筆者らの調べでは全体の1〜2割程度の患者にスプリントが必要で，その目的は，浮腫・関節拘縮の防止（予防），筋の短縮予防である．

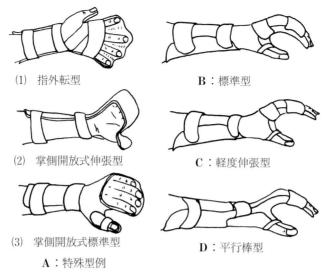

(1) 指外転型
B：標準型
(2) 掌側開放式伸張型
C：軽度伸張型
(3) 掌側開放式標準型
D：平行棒型
A：特殊型例

図141　脳血管障害に対する安静用スプリント

この目的に即したスプリントは手のアーチを考え，MCP関節の機能的屈曲位を保つ安静用装具（スプリント）で，特に第4・5 MCP関節については注意を必要とする．しかし浮腫の弱い場合，痙性麻痺が早くから認められる場合の麻痺手には，関節可動域訓練で十分にコントロールできるので，スプリント療法の必要性はないと考える．

1）スプリント療法の実際

発症後，超早期から肢位療法が開始されるが，この時，超早期の治療訓練システムが確立しているならば，ただちにスプリント療法を必要とする患者はほとんどいない．初期1～2週間は基本的な治療訓練を行うなかで経過観察を続け，筋緊張の変化や関節拘縮，手の浮腫の状況をみる．これらの状態の変化が著しい場合には，手のスプリント療法が開始されるべきである．この時のスプリント療法は肢位療法の延長上にあるというだけではなく，それぞれの症例に応じて適応・目的を十分に理解していなければならない．そして，非常に簡易的な補助具も含め，装着に関しては，患者自身の静養（全身的安静）の妨げにならないように注意しなければならない．

臨床上，上肢に対するスプリントは前腕から遠位に装着されるものが中心になる．上肢全体をみるとアームスリング，肘伸展用装具なども忘れることのできない装具であり，十分な知識も必要であるが，ここでは手のスプリントを中心に説明する．

（1）安静用スプリント

超早期の治療訓練システムが充実しているならば，昼夜に安静用スプリントを装着する必要性は少ない．しかし，条件のよい治療訓練環境を整えられない場合はどのようにすべきか常に考えておくとよい．

安静用スプリントは，夜間でも昼間でも装着される．そこで，原則的には24時間装着可能なものが必要になる．ただ睡眠中は筋緊張が軽減・低下し，変形の恐れは少ないこと，また，装着による違和感により，昼夜が逆転する高齢の利用者を考えると，脳血管障害患者の安静用スプリントは昼間装着したほうがよいと考える．また，機能の回復が予測できるとき，日常生活に必要な機能的な肢位・運動域をスプリントで保持していなければならない．そこで，関節可動域訓練を併用しながらスプリント療法を進めるわけで，機能的な肢位に保持することは，この目的を果たすことでもある．しかし，一般に，この超早期・早期は筋緊張が低下しているが，早期から筋緊張が亢進してきた場合は，手・手指の関節をより伸展位にした安静用スプリントが作製される（**図141**）．

（2）手のスプリント

手のスプリントは基本的に痙性麻痺に対する装具と簡易的な肢位保持用補助具がある．この痙性麻痺に対するスプリントは，麻痺の程度，各筋の機能的なバランスを考えると，作製は非常に難しい．

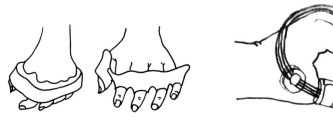

A：ボバーズ型指間保持用スプリント　　B：new spider

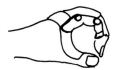

C：スプリング型伸展補助用スプリント

図142　脳血管障害に対する手のスプリント

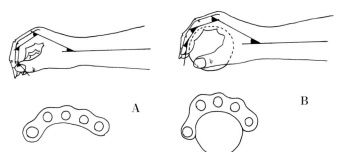

図143　安静（休息）肢位（A）と機能的肢位（B）

しかし，このスプリントにはいくつかの目的がある．一つは，痙性麻痺筋群に対して外から入りうる刺激を抑制し，痙性を最小限に抑えることで，臨床的には，筋そのものを持続的に静かに伸張し，筋緊張を抑制する方法である（**図142A**）．また筋機能の回復にばらつきがみられ，全体として十分に機能を果たせない時に，機能の補助として利用されることもある（**図142B，C**）．

筆者自身はこのような手のスプリントを作ることは稀である．急性期に治療訓練が開始されることが多いので，スプリントの必要性を感じていないし，患者自身もこのようなスプリント療法は望まず，限られた機能でも手を使用するために努力することが多い．またスプリントが機能の改善・回復の妨げとなることへの反発もある．しかし，慢性期に入った症例で，外来筋の回復と手関節のコントロールが可能で，内在筋の回復が遅れている状況であれば，これらを助けるコイル型の内在筋麻痺用スプリントも考えられ，これはよい方法と考えているが，この場合も患者が拒否することが多い．

最近，新しい試みとしてnew spiderを回復期に使い，把持訓練において伸展補助に使っている．伸筋も早期から回復すると考えており，その助けになっていると考えている．さらに予期していなかったことだが，母指球が早期から疎通効果を出しており，積極的に使うべきと考える．

以上が，脳血管障害におけるスプリント療法の概略であるが，スプリント療法よりも熟練したセラピストの徒手療法に勝るものはないと考える．また，スプリント療法を行っても，日々の総合的な治療訓練は欠くことはできない．

2）安静用スプリントと関節肢位

安静用スプリントは，手指を良肢位に保つためのものである．この良肢位とはどのような状態のことをいうのか，とよく問いただされるが，安静肢位はわれわれが手を机の上に軽く置いた状態であり，屈筋，伸筋ともに安息の位置にある状態といえる（**図143**）．また，機能的肢位とはやや屈筋が伸張され，常に筋収縮ができるような準備状態にあることをいう．安静用スプリントの種類にはいろいろあるが，**表11**にそれを示した．また**図144**にいろいろな安静用スプリントを示した．

表 11 安静用スプリントのいろいろ

装具（スプリント）	手関節	MCP 関節	PIP 関節	CM 関節	MCP & PIP 関節
標準型	15～35°伸展位	20～40°屈曲位	30～50°屈曲位	対立位（掌側外転）	中間位あるいは軽度屈曲位
軽度伸展型（痙性型）	15～25°伸展位	軽度屈曲位（20°以下）	軽度屈曲位	対立位〔軽度橈側外転〕	中間位
関節リウマチ型	0～25°伸展位	20～40°屈曲位 尺側偏位防止用の壁をつける	30～50°屈曲位	対立位	中間位
熱傷用 イントリンシック（＋）型	10～30°伸展位	60～70°屈曲位〔イントリンシック（＋）肢位〕	中間位（0°伸展位）	対立位かやや外転 （時に，この部位は除去される）	中間位
安全伸長型	30～50°伸展位	中間位	中間位	中間位〔掌側・橈側外転の中間位〕	中間位

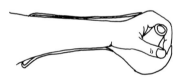

A：痙性用スプリント
前腕を中間位 (mid-position) に保持しながら，コーン型の握りで心地よく支持し，第一ウェブスペースを確保している．

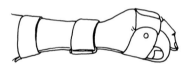

B：Wanchik 中間肢位スプリント
中間肢位 (neutral position) での安静用スプリントといわれている．

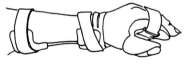

C：関節リウマチ用スプリント
（LMB Wire-Foam による）手の機能的肢位保持を目的とする．

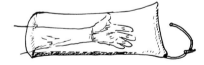

D：エアースプリント（ロングアームスプリント）

図 144　いろいろな安静用スプリント

3．脊髄損傷におけるスプリント療法

　脊髄損傷においては，その損傷レベルにより残存する身体機能および生活レベルが決定される．上肢装具は頸椎レベル，下肢装具は腰椎レベルの損傷および残存機能と非常に関係が深く，その装具療法は，欧米ではすでにシステム化され，広く利用されている．わが国のこれら脊髄損傷患者の装具療法は，欧米のようにシステム化されたプログラムとは程遠いものがある．その第一の原因は生活様式の違いで，第二の原因は装具療法に入る前の急性期の治療体系における治療訓練プログラム実施の不

十分さにある．前者は，車いす，自助具，装具などを利用して障害者が独立生活を送ることができる物理的環境が十分に整っていないことである．後者は，救急病院に徐々にリハビリテーションスタッフが揃いつつあっても，これら重度な患者を時間・手間をかけて治療訓練をするだけ，ゆとりある医療システムの確立までには至っていないということである．その結果，装具を利用する時までには必要な関節運動が失われて，十分に装具を使いこなせないのが現状である．

頸髄損傷の装具療法をよりスムーズに導入するには，早期からの関節運動域の確保や必要な筋群の機能的強化を図るべきであり，装具への橋渡しである簡易的スプリント（RIC型把持スプリント）の利用を早期から試みるべきと考える．このように，われわれセラピストが積極的に早期から将来装具が使用できるような治療訓練環境を整えていくべきである．臨床からみて，どのような条件を整えることが，それぞれの予後を向上させることになるか，もう一度考えるべきである．そこで，頸髄損傷に対する上肢装具，すなわちスプリント療法を通じ，その流れを考えてみたい．

1）脊髄損傷と治療訓練

脊髄損傷者の機能レベルは，その損傷範囲によりさまざまであり，幅が広い．しかし，セラピストが作製するスプリントは主として頸髄損傷レベルのもので把持装具の適応が多い．この頸髄損傷における機能障害に対する治療訓練は非常に幅が広く，保存療法を中心にリハビリテーションが行われるものもあれば，観血的手段によって段階的にリハビリテーションが行われるものもある．実際には患者が救急病院に運ばれてきて，全身状態が安定してきた時から作業療法が開始される．多くの病院では理学療法がまず開始されるが，現在のリハビリテーション体系の中では同時に開始されることも増えている．

早期の治療訓練の目標は関節肢位とその可動域の維持にあるが，これは病棟業務を行う人たちと力を合わせて行う．同時に患者のこれからの機能レベル（脊髄レベル，筋機能とそのレベル）を十分に観察し，評価していく．ショック期では十分な意思の疎通もできないため正確に筋機能を評価することは難しい．しかし，この時点の知覚領域などの情報と合わせた正確な機能評価は，後のスプリント療法に大きく役立つ．早期の治療訓練目的は関節機能の維持にあるので，関節そのものの拘縮があれば十分に管理し，改善していく．しかし，この関節制限が筋の短縮からくるものであれば，テノディーシス様作用（図145）をより効果的にするためにも，他の疾患のような完全伸張は必要ない．

徐々に筋機能が明確になり，損傷レベルが確定してくる中で，将来の生活レベル・装具の必要性も明確になってくる．すなわち，それぞれの症例の装具療法が決まってくるわけである．そこで，セラピストは腱移行術の可能性があれば，その筋の筋力強化を，また，把持装具が使用できるレベルであれば，それに必要な筋の強化を行う．そして，全身的な条件が整ったところでスプリントを用いて，テノディーシス様作用を利用した前装具療法的訓練を開始する．このようにして，装具への道を開いていくのもわれわれセラピストの役割である．

以上，スプリントを中心に説明した．治療訓練は幅広く奥深いが成書に任せる．

2）スプリント療法の条件

両側性に上肢機能が著しく低下した頸髄損傷患者の装具療法は，スプリントから装具へと漸時行われる．すなわち，医療用仮装具（スプリント）から更生用装具まで継続的に行われる．そこでセラピストは，装具療法に先立ち，それに必要な患者の内的，かつ外的条件を整えておく必要がある．

まず内的条件とは，装具・スプリントの使用（装着）に必要な関節可動域，筋機能の維持と知的機能をいうが，ほかに全身状態の確保が必要である．また使用（装着）する姿勢の座位の保持も不可欠である．そこで，それに必要な下肢の運動機能も整えておく．患者の強い希望から時には，骨盤帯などの付いた下肢装具が処方されることもあるが，上肢機能が低下していたり，体幹の支持性が弱いため，実際の生活のスピードにそぐわないなどの理由で，結局は車いす生活を選択することが多い．

次に外的条件であるが，これは車いす生活を支える環境のことである．国土の狭いわが国では，弱者である身体障害者の声は無視されがちなのが現状である．特に狭いこと，段差があることが大きい障害になっているが，さらに車いす生活を支える設備（トイレ，エレベータなど）の不備，歩行者保護のためのガードレールによって車いす利用者はその場から除外されている．このように，われわれの前には大きな問題が横たわっている．セラピストはこうした外的条件も評価し，環境整備をしてい

表 12　四肢麻痺患者の装具療法に必要な関節可動域

肩関節	0～90° 屈曲, 外転
	60～0～45° 内旋, 外旋
肘関節	−15～135° 伸展, 屈曲
前腕	60～60° 回内, 回外
手関節	50～50° 屈曲, 伸展
手指・母指	可能なかぎり正常域に
股関節	0～90° 屈曲 ⎫ 座位がとれる
膝関節	0～90° 屈曲（伸展）⎭

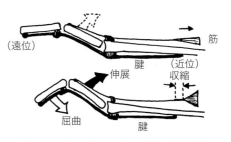

図 145　テノディーシス様作用の原理
（詳細は本文参照）

く必要がある．また，再開発を進める地域では，これら障害者が移動するに十分な環境（設備を含む）を確保するように願いたい．

3) スプリント療法の実際

頸髄損傷の装具療法（把持装具の装着）はセラピストと義肢装具士（PO）の連携プレーといえる．すなわち，セラピストは早期から患者の身体的条件を整え，維持することが最初の仕事であり，同時に，総合運動（動作）としての日常生活動作の中で，装具への掛け橋としてのスプリントを作製し，その装着訓練・使用訓練を通じて，将来の装具療法の可能性を引き出さなければならない．実際の臨床の場では以下のように行われる．

当然，機能の維持は非常に重要である．しかし，すべてが正常域でなければならないわけではなく，特に頸髄損傷後，筋緊張が著しく亢進した症例ではそれは不可能である．そこで重要となるのが機能（実用）的な関節可動域の確保である．例えば，下肢機能では，車いす生活も可能な座位がとれる関節可動域と身体的な耐久性の確保である．上肢は，机上動作と手が顔に届くことを可能にする肘関節，肩関節の実用可動域の確保である．このように，脳血管障害者などのようにほぼ正常域の確保をめざす治療訓練とは多少異なる．一般に，装具の使用は，余力を残した他動的な関節可動域を必要とするが，余分な他動的関節可動域は必要としない．また，必要以上の筋の伸張も避けるべきである．将来，装具療法に必要としない関節については，多少関節運動の制限を生じても，痛みがないかぎり十分に機能を果たしうる．そこで，セラピストは頸髄損傷の装具療法に必要な関節可動域を知って対処しなければならない．**表 12** に四肢麻痺患者が装具療法を行うにあたり必要と思われる関節可動域を示す．

これと同時にわれわれセラピストが理解しておくことは，把持装具の基本原理であるテノディーシス様作用である．これは，手の運動（動き）が多関節運動であるがゆえ起こる生理的な現象で，**図 145** のように 2 関節以上の関節が関与した運動でみられる．この図は 2 関節のモデルである．掌側は腱が遠位と近位で固定されている．そこで，背側に筋を図のように付け，それを収縮させると近位の関節で中間部を背側方向（➡矢印）に動かす（伸展）．それに伴い，掌側に固定された腱は絶対長が変わらないので，遠位部を掌側方向（⇨矢印）に動かす（屈曲）．これがテノディーシス様作用で，把持装具の基本的原理である．

4) 基本的な機能訓練とスプリント

このスプリント療法は，頸髄レベル 5 および 6 の残存機能へのアプローチである（**図 146**）．これらの機能レベルは手関節背屈が残存しているか否かであり，これは把持装具が使用可能かどうかということでもある．また，この装具の力源を外力とするか（外力駆動），自力とするかも問題となる．損傷レベルが高位の時は，腕橈骨筋が力源となる．この筋が 4 プラス以上の筋力であるならば，手関節伸筋腱に移行することで手関節伸展運動を再建することができ，一般的な把持装具が使用可能となる．しかしながら，このように手関節の運動を自らの力でコントロールできなければ，把持装具は外力によって操作（外力駆動）しなければならない．すなわち**表 13**（104 頁）の Zancolli の分類で 1 - A 以上の場合である．また，把持装具を操作する筋機能があっても，それをほかに使用するために温存する場合などでも外力駆動が選択される（→ 37 頁「4) 把持装具」参照）．

外力駆動の把持装具は，まず外力を何にするか決定し，次にそのスイッチコントロールをどこに置き，どのように操作するかを決定し，実用化することである．セラピストはそれら装具を使えるだけの関節可動域を確保し，操作能力を高めなければならず，また，この装具を使用し，机上動作（書字・

筋	C2	3	4	5	6	7	8	Th1	装具療法の内容	上肢日常生活レベル
胸鎖乳突筋									臨床的には，蓋形筋までがC4 レベルであり，全介助で，特殊なコントロールシステムを使用した電動車いす生活．装具は，BFOに外力駆動式把持装具．	生命維持がなされた後で： 車いすなどにヘッドレストを使用すれば座位保持も可能．電動車いすはマウスステックで操作可能．
僧帽筋	○									
肩甲挙筋										
横隔膜	○									
菱形筋										
小円筋									肩の機能は不十分である．そのため，耐久性を補助するためにBFOを使用することもある． 肘の屈曲，伸展運動が可能であり，外力駆動式把持装具が使用可能である． 腕橈骨筋の筋機能が十分で筋力が4プラス以上あれば，手関節伸展力として腱移行術による手関節駆動式把持装具の使用も可能である．	
棘上筋										座位保持はバックレストがあれば可能．BFO・PSBで食事動作が一部可能．外力駆動式装具でより拡大することも可能である．
棘下筋										
肩甲下筋										
鎖骨下筋										
前鋸筋										
三角筋	○									
上腕二頭筋・上腕筋*	○									
腕橈骨筋・回外筋										
大胸筋	○									
烏口腕筋										
大円筋									まだ，手関節伸筋力は使用できない．	ハンドプロジェクションが必要で本の取り扱い可，食事はコテンシルホルダが必要である．
長・短橈側手根伸筋										
広背筋	○								母指と示指の感覚の残存，手関節の伸展力が3プラス以上あれば手関節駆動式把持装具の使用も可能である． 母指の対立は筋のバランスがとれず機能しない．	起き上がりは，ループ付きベッドロープ使用で可能．
小胸筋										
上腕三頭筋	○									
円回内筋・橈側手根屈筋	○									
長母指屈筋										
母指対立筋*										
尺側手根伸筋									手関節の支持性が出はじめる．また，肘の伸展力が出てくる．指（MCP関節）の伸展が可能となる．	起き上がり(臥位→座位)，車いすからベッドの移動は一部介助で可能，更衣も一部介助が必要である．歯みがき，洗面，書字も同様．
指伸筋・長母指伸筋	○									
示指・小指伸筋										
長母指外転筋										
肘筋									手関節の支持性，母指の対立が不十分であり，長対立装具，あるいは指駆動式把持装具が考えられるが，臨床上，装着を希望する人は少なく簡単な自助具で機能的補助をしているものが多い．	更衣，排尿，排便は一部介助が必要であるが，その他はほぼ自立できる．
尺側手根屈筋										
浅・深指屈筋*	○									
方形回内筋										
短母指外転筋・短母指屈筋*										
長掌筋									母指の対立は十分機能するが指はまだ完全とはいえない．	
短母指伸筋										
小指屈筋・小指対立筋										
母指内転筋									C8 レベルで上肢筋はすべて出てきて Th1 で完全となる． 一般に C7 以上のレベルではあまり，装具装着を好まない．	C8 レベルの残存があれば上肢に関係したADLはほぼ完全である．
短掌筋										
小指外転筋										
虫様筋▲										
背側・掌側骨間筋										

(○は機能的にポイントとなる筋，＊二重神経支配筋，▲4指にあり，撓側2指は正中神経，尺側2指は尺骨神経が支配する)

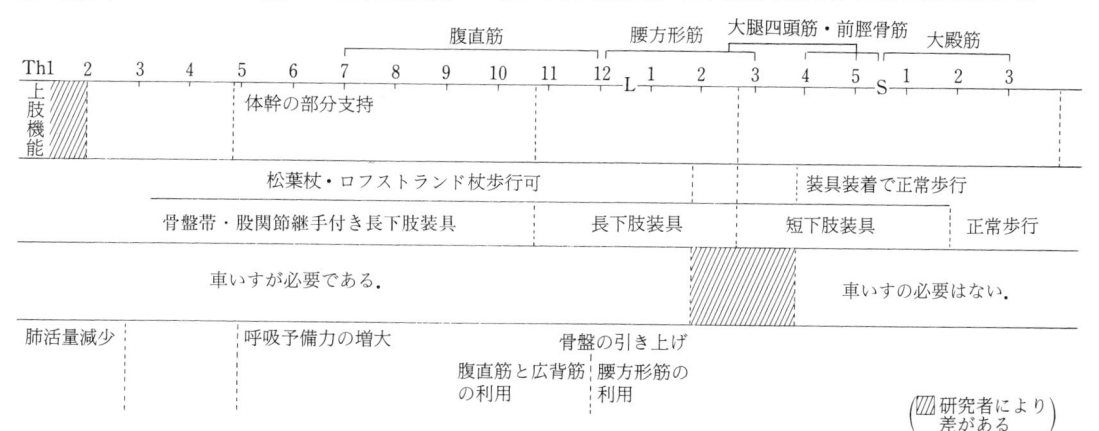

図 146　脊髄損傷レベルと装具

表 13 四肢麻痺における Zancolli の分類と国際分類 (1985：改変)

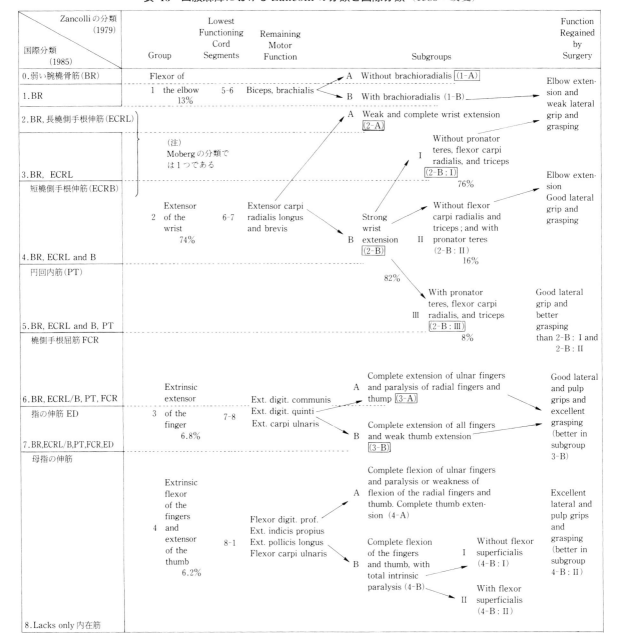

食事動作など）ができるように座位の耐久性も改善していく．そして，患者が自分で装具の取り外しができるように指導・訓練していく．これらは把持装具の使用訓練と同時に進めていく．

自力駆動には2つの方法がある．前述のような腱の移行術によって手関節の伸展機能（伸展力）を再建する方法が第一の場合である．これは，術後，移行腱筋そのものの筋力を一段階下げるといわれており，このため術前・術後の準備が必要となる．この把持装具の最小駆動力としての筋力は3プラス以上必要で，そのための筋力強化が必要である．関節の可動性の確保はここでも当然必要となる．次に，手関節の伸筋群が把持装具の操作機能を残存しているのが第二の場合であるが，この場合も3プラス以上の筋力が必要である．実用性を考えると筋力は4以上必要であるため，これを満たすための筋力維持と強化が必要となる．このようにして，装具療法の準備を行う．

5）スプリントから装具へ

装具療法の基本的準備（必要な筋機能）ができた時，いきなり把持装具を作製し装着するより，簡易的な RIC 型把持スプリント（図 147）で治療訓練（前装具療法的訓練）を行うことをすすめる．この時点では，すでに手関節支持用装具と自助具を合成した四肢麻痺用自助具（万能ホルダー，図 148）が使用され，日常生活動作も拡大されている．RIC 型把持スプリントは，手関節の動的支持がなく，訓練

Ⅱ. 疾患別スプリント療法　105

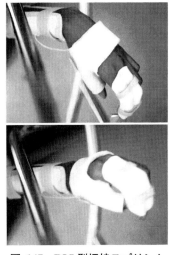

図 147　RIC 型把持スプリント

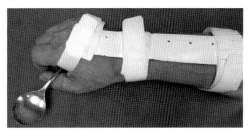

図 148　万能ホルダー

万能ホルダーは，多くの場合，手関節支持用スプリントと併用して使われる．そしてホルダーにはいろいろなものをさし込めるようにする．

には時間がかかる．しかし，実用性は低いが，把持装具の訓練の前段階として，使用準備をさせるにはよいスプリントである．また，いろいろな動作への可能性を秘めた試みの第一歩でもあり，それは同時に何もできなかった手が再び機能するということであり，それによって患者が非常な喜びを得ることも確かである．RIC 型把持スプリントで前装具療法的訓練を行った後に把持装具を装着した患者は，把持装具の使いやすさを語る．つまり，この訓練手順は，スプリントからスムーズに装具の導入・使用ができるという心理的効果もねらえるわけである．

　頸髄の損傷レベルが低ければ残存機能も実用性が高く，手型の手指屈曲，あるいは伸展補助のためのスプリント・装具などが使われる．しかし，これらの装着によって得られる機能改善や使用（装着）上の諸問題から，使用度は著しく低い．一方，高位の頸髄損傷では肩関節機能も十分に回復しないので，外力駆動による把持装具を装着しても実用性は低い．そのため上肢全体のコントロールを目的としてBFO も利用される（49頁，「11) バランス式前腕補助具（BFO）」参照）．しかし，わが国での普及率は非常に低い．むしろ，最近ではポータブルスプリングバランサーの普及が高まっている（44頁，「9) ポータブルスプリングバランサー（PSB）」参照）．ただ，セッティングに手間がかかり診療時間の関係からまだまだ十分に使用されていない．

　以上，頸髄損傷の装具療法を述べてきた．これら装具は幅広く，機能的な作製は非常に難しい．これらの装具療法の成功の鍵はリハビリテーションチームのチームワークにかかっている．現状では社会的な条件を整えることが難しく，医学的条件より大きな障害となっている．そこで，臨床的に早期から把持装具が十分に使えるだけの条件を整え，簡易的な手関節支持用スプリントを利用し，それにいろいろな自助具を取り付け，早くから患者の生活意欲を高め，独立心を養うことを考えてゆく必要がある．実際，この方法が，装具の普及が不十分なわが国のリハビリテーションの現実なのかもしれない．今後，より医療体制が整い，特に手外科領域のサービスが充実すれば，外固定よりは，観血的な手術による内固定を望む患者も増えてくるだろう．すでにこのようなサービスの恩恵を受けている人々も多くなっているが，それに携わるセラピストの教育も必要である．しかし，高齢化が進み，外見的にはそれほどの"怪我"にみられないものでも，中心性頸髄損傷を起こし"手・手指"の内在筋の麻痺を起こすケースも多い．筆者の経験から簡単なコイル式 MCP 関節過伸展防止用スプリントの利用により，手の機能の改善が見られ，その使用により関節拘縮なく自宅療養が可能になり，かつ趣味を維持しながら老後を楽しんでいるケースがある（図 149, 150）．

4．熱傷におけるスプリント療法

　わが国の熱傷のリハビリテーション医療は，欧米とでは多少異なる．筆者は，米国から帰国して数年後に，熱傷協会の主催する研究会に出席する機会を得たが，日本では早期から皮膚移植を中心に積極的な観血的治療が行われていた．これは後に続くリハビリテーションプログラムを大きく左右する．しかし，このアプローチをすべての病院が行っているのではないことも，後に知らされた．

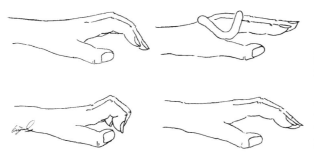

図 149 手の機能維持とスプリント
左上は，入院中の手で，退院後は左下のような拘縮を起こすことが多い．しかし，右上のコイル式スプリント（虫様筋カフ）の使用により右下のように一定の機能が維持できる．そのほか簡易的な伸長訓練を（母指を含め）指導する．

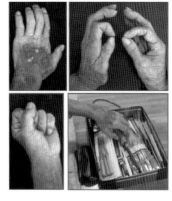
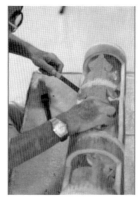

図 150 スプリントの使用で手の機能維持
スプリントは，機能低下を抑え，自宅療養を可能にする．

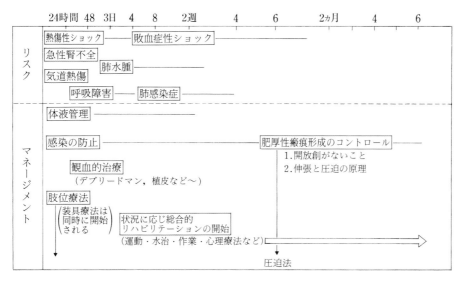

図 151 熱傷の治療の流れ

1) 熱傷の治療訓練

　熱傷の治療訓練は，創の管理上の注意の理解から始まり，熱傷の状態（程度）と創の状況を考慮して関節機能を中心にした運動機能の維持である．装具療法は，感染を防止しながら熱傷の状態と関節運動の許容範囲の理解から始まる．具体的には，創に間接的に接触しうる装具・スプリントを消毒し滅菌することで感染を防ぐ．また，関節運動により運動機能を再び損なうおそれがあることに注意をしなければならない．これは，深達性Ⅱ度熱傷以上では，深部組織への影響も大きく，関節運動が腱の断裂・脱臼，時間結合の損傷などを起こす可能性があるためで，非常に重要なことである．

　熱傷の状態と治療訓練は図151に，表14に示す．治療訓練においてセラピストが注意することはやはり感染の防止である．感染症はその熱傷を一段階悪化させ，その後の治療訓練に大きく影響する．

　実際，熱傷の治療訓練は，深達性Ⅱ度から関与する．しかし実際には全体が一様に深達性Ⅱ度の熱傷であることは少なく，それ以上の部分もあり，それ以下の部分もあるのが普通である．このことは，同時にそれぞれの前後の状態を想定して治療訓練に入らなければならないことを意味する．そして，装具療法はこれらの中で最も条件の悪いものを基準として開始する．また治療訓練は熱傷部の治癒を妨げずに関節運動を維持することである．皮膚，軟部組織はその治癒過程で次第に肥厚し，硬化して

表 14 熱傷の程度とその特徴

深さ	度数分類	臨床的特徴	痛み	機能・変形の特徴	治療，その他	原因
表皮（上皮外層）	I度	ピンク色から赤まで，皮膚は乾燥．水疱はなし，時にやや腫脹をみる	触診に対して疼痛を訴える（ヒリヒリした感じ）	数日間の機能不全．変形はなし	冷水にて洗浄，保護	日焼け，炎など
真皮（浅層，深層に分ける）	II度	ピンク色から蒼白．湿気をもった皮膚．水疱：やぶれない浅層，やぶれた浅層/深層．徐々に浮腫がひどくなる	激しい疼痛を訴える．特に深層に及ぶ熱傷では，神経の自由終末の露出のために激しい．ただ受傷直後からみられるショック状態（24～48時間）では無痛のこともある	痛みによる機能不能．また痛み，浮腫による変形の助長	肢位療法（スプリント療法も含む）：浮腫防止，関節可動域訓練（深層の場合，制限下で行う），筋力維持，増強，肥厚性瘢痕のコントロール	湯，熱いものに触れる，その他
皮下組織	III度	皮膚は白，桜色そして黒の混合で，乾燥，静脈は閉塞．皮のような感じで硬い	神経の自由終末が破壊され，痛みはかえって軽減する	植皮を必要とし，著しい肥厚性瘢痕を形成し，さまざまな変形が起こりうる	同上	電気，化学物質，熱い液体，その他
深部（筋，骨）	IV度	皮膚は炭化し陥没する（乾燥した開放傷がみられる）	ほとんどない	壊死を起こし切断することが多く，欠損となる	なし．切断後に行われたり，それに接する部分へのアプローチが中心となる	同上

表 15 熱傷の固定肢位

部位		①手掌への熱傷	②手背への熱傷
手関節		30～50°伸展位	10～30°伸展位
手指	MCP関節	0°伸展位	60～70°屈曲位
	PIP関節	ともに 0°伸展位	ともに 0°伸展位
母指	CM関節	外転・伸展位	対立位かやや外転位
	MCP関節	0°伸展位	0°伸展位
	IP関節		

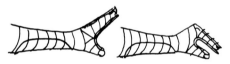

①手掌への熱傷　　②手背への熱傷

注意事項
1) 指間はガーゼで間隔をとる．
2) スプリントの材料は殺菌可能なものとする．
3) ストラップは使用せずに傷を処置した上から弾性包帯でとめる．
4) 前腕についてはある程度回内・回外ができるようにする．肢位はやや回内位に置く．

いく．これは長い年月を経るうちに，また軟化してくるが，この線維化した部分はその弾性が消失し，関節運動などに機能障害を起こす．そこで早期からこれら肥厚性瘢痕形成を抑制する治療プログラムが必要となり，持続的な伸張と圧迫によって抑制する．すなわち，開放創が存在する場合は伸張も十分に注意しながら持続的に圧迫し，創に滲出液がなくなった時は，創よりも大きめに均等な圧迫を持続的に加えることで抑制する．この原理をスプリント療法に使うわけである．

2) 熱傷のスプリントの基本

熱傷の装具・スプリント療法は急性期の肢位療法から開始される．一般には，受傷後，生命維持の見通しがつけば行う必要がある．この時の装具・スプリントはその場で作製せず，前もって作り準備する．これらは十分に滅菌して準備する．さらに他疾患と違うのは，創のカバーとして包帯をし，その上から装具・スプリントが装着され，固定は包帯固定となることである．固定肢位は**表15**に示すが，多くの場合，特殊肢位をとるため十分に理解していなければならない．そのほか，指間（指と指の間）は癒着を防止するためにガーゼで間隔を保つ．また，身体全体の基本的支持肢位については**表16**に示した．これらは将来（治癒過程で）拘縮が予想される場合の予防肢位である．以上のような基本的な条件が満たされた時に，装具・スプリント療法は開始される．

表 16　熱傷の際の身体各部の基本的保持肢位

体の部位	肢　位	方　法
首	伸展位	タオルでロール式の枕を作る．その他円柱の材料（スポンジなど）を使用し枕を作る
体幹	背臥位（中間・自然肢位）	必要があれば，砂のう，バスタオルを使用
股関節	約 10°外転伸展・屈曲 0°，回旋：中間位	(A)はタオル砂のうで行う
膝関節	自然肢位／伸展 0°	時に伸展スプリント（装具 B）
足関節	中間位	スプリント（装具）あるいはシーネ型補助具（足底板は簡単ではあるが管理が大変で効果は少ない）
肩関節	90°外転やや外旋位（初期は 60°外転位に保持する）	スプリント（装具），タオル，砂のう，8字式弾性包帯法
肘関節	伸展 0°位（初期は 30°屈曲位に保持する）	スプリント（伸展用装具）

ところで熱傷の装具・スプリントは，前もって作製され滅菌して準備することはすでに記述したとおりである．ここで，装具は問題とならないが，スプリントの材料はこの滅菌処理に耐えられないことがある．こうした場合，プラスチック系の熱可塑性材料を使わず，これらの問題を避けるためゴム系の熱可塑性材料を使うとよい．

3）スプリント療法の実際

熱傷におけるスプリントは，上肢，特に手のスプリントが作製される．これは関節の肢位保持のためのものであり，スプリントの全面接触よりも関節の肢位が正確に保たれているかどうかが問われる．しかしながら，このスプリントはすでに作製されているものを利用するため作製上の問題は少ない．また滅菌は温度調節を注意して行うことで解決する．急性期を過ぎて，創からの滲出液もなく乾いており，肥厚性瘢痕が進んでいるならば，またその可能性があれば，その部位に対する治療訓練が必要となる．

肥厚性瘢痕形成は，前述のように原則的に伸張と圧迫によって抑制される．圧迫療法は末梢の部位の循環障害を引き起こすこともあり，損傷部位を含む広範な部位に圧がかかるように作らなければならないことから，装具・スプリントでは行うことができず，米国では臨床的には特殊な肌着（Jobst社）が作製され，手の熱傷に対し，同材質で手袋も作製されている．これはわが国では作られていないが，非常に興味深いので紹介する（図 152）．

現在わが国では，市販の特殊な婦人用手袋を裏返し，症例に合わせて縫い装着させる．これで Jobst の特殊肌着に多少似た「皮膚への圧」を 30 mmHg 程度かけることができる．圧が均等化されないときは，すでに紹介したように，弾力性のある特殊材料を使い，スプリントと併用すると加圧と伸張を同時に行うことができ，相乗効果が得られる．

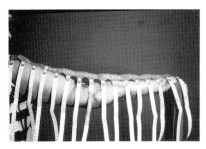
A:四肢はこのように決められたメジャーで計測される．

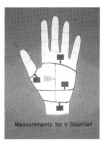
B:圧迫療法用手袋は，上記の周径と手指の各関節での周径，手指の長さを計測して作製される．

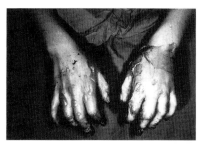
C:装着前のⅡ度熱傷（浅達性〜深達性）例．

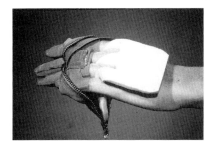
D:均等に圧がかからない部分には，スポンジを入れたり，エラスタマ法を併用する．

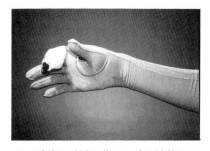
E:手袋は浮腫の著しい手の外科症例にも利用できる．

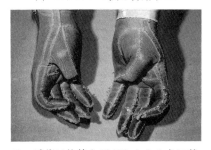
F:手袋は均等な圧がかかるように特殊な材料が使用されている．また24時間装着される．

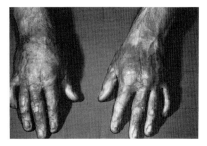
G:創の炎症がある程度おさまった時点から使用され，約18カ月は続けられる．写真はCと同症例で装着後6カ月くらい経たもの．

図 152 均等圧を基本とした特殊肌着（Jobst 社）を用いたアプローチ（Malick 氏のご厚意による）

5．肩関節障害におけるスプリント療法
―肩関節：回旋筋腱板損傷，骨折脱臼などを中心に―

　肩関節・肩周辺機構の損傷や障害に対し，スプリントが処方されることは少ない．それは，低温熱可塑性プラスチックでは，十分な支持性を得ることができないからである．ただ，優れた装具が市販され，術前に採型し，ほぼ完成の状態で仮合わせまで行っているところが多い．

　最近，肩関節・肘関節・前腕，そして手部まで調節式のものが広く利用されている．症例に合わせて作られる部分は体幹を接触面とする本体であり，腸骨稜を型どり，支持しやすく形成する．これに上腕を支持する調節部分を取り付けることで，各症例が必要とする姿位保持が可能となり，普及しつつある．しかし，すべての症例がこのような経過をとり，スムーズに行われるとは限らない．筆者らも，時々緊急に飛行機型肩関節スプリント（肩関節外転用スプリント）を作らざるをえないこともある．そこで，その対応として，作製できる心の準備が必要であるのでここで，少し触れておきたい．

　肩関節・肩周辺機構の損傷・障害をもつ患者の多くは治療訓練の処方が出される．そして，その目的は，基本的な機能の維持・回復といえる．これら患者の多くは基本的な治療訓練プログラムの繰り返しによって回復する．特に観血的手段（手術）で整復・再建されたものは，手術後一定期間の固定が必要であるが，その固定期間を含め，段階的に治療訓練が開始される．この整形外科的疾患に対す

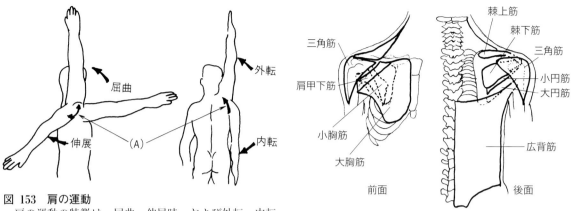

図 153 肩の運動
　肩の運動の特徴は，屈曲・伸展時，および外転・内転時に運動軸（A）が大きく動くことである．

図 154 肩の筋の位置関係

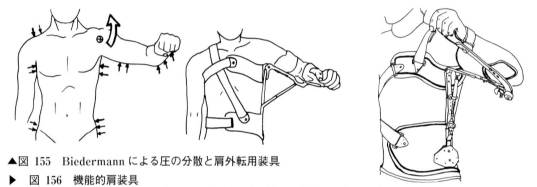

▲図 155　Biedermann による圧の分散と肩外転用装具
▶　図 156　機能的肩装具
　肩外転用装具の一つとして開発され，肩関節，肘関節など微妙な調節が可能となる．その結果，臨床では，ゼロポジションのみではなくいろいろの肢位に保持できる肩装具であり，わが国では，尾崎，黒川，児玉により，そして熊本機能病院でそれぞれ開発されている（第4回義肢装具学会学術展示より）．

る急性期の治療訓練には，非常に高度な技術が必要であるが，それぞれの手術方法や治癒過程における手順と禁忌事項を十分に理解していれば，多少異なった治療訓練であっても応用することで対処でき，十分な教育を受けたセラピストであれば治療訓練を開始するにあたり支障はない．すなわち，患者にとってその障害を解決してくれるセラピストであれば誰でもよいということである．

1）肩関節障害と治療訓練

　肩関節障害の治療訓練といっても特に定められたものはない．セラピストの行う訓練内容は基本的な関節機能，筋機能，知覚機能を助け，同時にこれらが総合的に作用するように機能化していくことである．また，それぞれの目的に合った日常生活機能を回復させることである．そこで，まず肩関節そのものの運動機能を熟知していることが基本となる（図153, 154）．ここでいう運動とは，肉眼的に見ることのできない関節内運動（動きの要素：滑り，転がり，捻り）も含めた関節運動である．そして，われわれの治療訓練の最終目的はこの運動様式の回復であるので，肩周辺機構の損傷・障害に対する治療訓練はモーションセラピィともいえる．すなわち，治療訓練には懸垂関節の理解，具体的には上腕骨頭はどのように支持されているかの理解が必要である．

　上腕骨頭は，「操り人形」のように2つの異なった筋群で肩甲骨に引き寄せられ，体幹に引き付けられている．しかしながら，この上腕骨頭の受け皿である肩甲骨窩は著しく狭いため，関節の安定性に欠け，かつ抗重力位では，肩甲骨窩は斜めで，構造学的に上腕骨頭を支えることは非常に困難となる．そのため，肩関節（懸垂関節）はさまざまな筋により支えられることになる．なかでも，外来筋と内在筋はたくみに作用し合い，その働きは重要である．この関係が崩れた場合は徒手的にその運動を修復してから医療機器などを利用した訓練に入るべきである．それらについては，ここで述べることは紙面の都合で難しいので詳しくは成書に任せることとする．

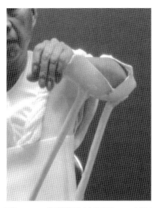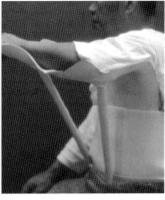

図 157　肩関節外転用スプリント（飛行機型肩関節スプリント）
ニューポリキャストによる肩関節外転用スプリント.

2）肩関節障害のスプリント療法

　肩関節回旋筋腱板損傷などの肩の損傷では，その後の固定肢位に2つの異なる方法がある．すなわち，肩関節を0°肢位（下垂位）で固定する場合と肩甲骨面で約60°外転肢位で固定する場合などがある．この時，回旋は中間位をとらせることが多い．この回旋筋腱板損傷後の固定は非常に重要であるため，スプリントでは十分にその目的を果たすことができないことから，あまり推奨できない．そこで，多くの場合は義肢装具士による装具が利用される．この装具は図155のような黒い矢印の部分を支持面として装具が作られる．そして，白抜きの矢印のように，肩関節を外転位，かつ回旋・中間位で保持する．この時，前腕を十分に支持させなければ肩関節で内旋方向への力が加わり，また手を十分に支持しなければ下垂手様の力が入り，患者自身は装具装着に対する違和感を訴える．このように，肩関節の固定においては，屈曲・伸展方向のほかに回旋についても十分に考慮しなければならず，同時に前腕と手の支持をしなければならないために，図155のように広範囲の支持面を必要とする．

　下垂位で固定する場合は，スリングで肘屈曲90°として，体幹と上腕との間にタオルのような物を置き，その上をスワッシュ（ブレスバンド）で固定する．このようにして完全固定をはかる．この固定法は，上腕骨頭の骨折で使用されることがある．現在，この装具も部品化され，市販されているため，腸骨稜などの支持面として適合させる部分は採型され，患者に合わせ作製されるが，そのほかの部品は市販のものを利用し，患者を前に，その場で簡単に合わせ，調節し，手早く完成させる（図156）．

　一方，スプリントでは固定力の問題から考えると適切な手段とはいえない．もし，このような装具をスプリントで代用する場合は図155のBiedermannが示すような固定法を用い，腸骨稜に十分な支持面をもつ構造で，ストラップの取り付けには十分に注意し，作製しなければならない（図157）．

6．手外科領域のスプリント療法

1）神経損傷におけるスプリント療法 ―末梢神経損傷を中心に―

　神経損傷は，中枢性損傷と末梢性損傷の2つに大きく分けられる．中枢神経損傷については，すでに脳血管障害，頸髄損傷（四肢麻痺）のスプリント療法を述べてきた．そこで，この項では末梢神経損傷におけるスプリント療法について述べる．

　一般に末梢神経損傷には，Seddonが分類しているように3つの型がある．すなわちneurotmesis，neurapraxia, axonotmesisの3つである．また，Sunderlandは5段階に分類し，それらを説明したのが表17である．このうちneurotmesisは，放置しても（保存的治療では）改善せず，観血的に神経縫合術（マイクロサージェリー）が必要で，技術的向上により機能的改善は期待できるが，根気強く，かつ注意深い治療訓練が必要である．観血的治療では，その後の機能的改善はまったく期待できない．これらの症例の筋機能は完全麻痺を示し，なんらかの筋機能の援助（代用となる力・力源）が必要となる．外固定（外的支持）である装具・スプリントはその一手段として作製・装着される．神経損傷でも後2者（neurapraxia, axonotmesis）は，一般的に筋の過伸張の防止，熱傷の予防など二次的損傷（障害）を防止しながら保存療法を行うと，数カ月後には回復するといわれている．しかし，回復しない場合は，損傷部位を観血的に開き神経の剝離術が施行されることがある．これらの症例では筋は不完全麻痺を示し，筋力の低下をみるため，なんらかの補助が必要である．この補助は，回復の程度に

表 17 末梢神経損傷の分類

Seddon (1954)	neurapraxia	axonotmesis			neurotmesis
Sunderland (1951) (Bauwens, 1960)	1st degree	2nd degree axonostenosis / axonocachexia	3rd degree	4th degree	5th degree
損傷の種類	圧迫・摩擦，牽引，瘢痕化（注射等，炎症，血行障害）				ひきぬき損傷，切創，鋸創，斜創
損傷状態 (degree) （肉眼的所見）	通常，大径有髄線維の限局的脱髄による伝導障害	軸索と髄鞘が損傷をうけ変性する．シュワン鞘や神経鞘は連続性を保つ	神経内膜管の連続性が失われ，再生軸索は過誤支配を起こすこともある	連続性は認められるが，その組織は結合組織，シュワン細胞，軸索などでできている神経腫である ←―連続性はある→	連続性が完全に失われる ←―連続性はない―
組織学的変化 髄鞘	×	×	×	×	×
軸索		×	×	×	×
神経内膜			×	×	×
神経周膜				×	×
神経上膜					×
臨床症状 運動障害	+	+	+	+	+
知覚障害	±	+	+	+	+
自律神経障害	±	+	+	+	+
自然回復	近位筋・遠位筋が同時に回復する	近位筋から順序正しく回復する（回復が遅れると神経剝離術が行われる）	－ （修復が必要である―――――――――――――――――――――――→）	－	－
病理学的変化	節性脱髄	ワラー変性（広義） 1次変性 早期に中枢側，末梢側の限局された部位の変性（受傷） → 軸索の崩壊 → シュワン鞘の崩壊，シュワン tube の萎縮（基底膜の連続性はある） → 基底膜の崩壊，シュワン細胞の萎縮（シュワン細胞は生存している）			

従って，変化させなければならない．必要以上の補助は筋機能の回復を妨げることにつながるからである．

このほか，末梢神経損傷は知覚障害を伴うことも多いが，この情報は装具装着部位（圧迫可能部位）を示唆してくれることになる（図158）．また知覚障害の変化（回復）は，筋機能低下の局在性やその程度（回復度合）と合わせると，その障害部位や回復度を決定するよい材料となる．

（1）末梢神経損傷と治療訓練

末梢神経損傷は，運動と知覚障害の2つの要素から成り立っている．治療訓練も実際この2つの大きな方向性をもっており，その一つは筋機能の改善であり，もう一つは知覚機能の改善である．

筋機能は，その損傷状態から完全麻痺と回復とともにみられる不完全麻痺に分けられる．不完全麻痺の場合，その機能的レベルは幅広く，評価は難しい．完全麻痺は，その損傷状態によって回復する場合とそうでない場合がある．神経縫合によって回復を待つ場合は，回復までの予防的治療訓練内容と回復症状がみえ始めた時の訓練内容は異なる．回復がみられないときは，腱移行術など再建術も施行される．一方，不完全麻痺は，それぞれの機能的レベルに合った筋機能回復を目的とした訓練が開始される．

筋機能の回復までの予防的治療訓練では，各関節の正常可動域を確保し，麻痺筋そのものを過伸張（オーバーストレッチ）しないように注意する．筋機能の回復にあたっては，損傷を受けた手を日常生活で可能なかぎり使用することが大切である．その時の筋機能レベルは装具などで代用・補助されるが，徒手筋力検査法で3～4プラスレベルに保たれながら，筋機能の改善を促す．このような，予防の原則，筋機能の訓練方法の基本を守り，作業，あるいは要素動作を用いて機能回復を図る．

知覚機能（正中・尺骨神経）は，図158に示したように手の機能と深い関係をもっている．また「知覚の目」といわれている手は，視覚的フィードバックを行うことなく使用することも多い．そのため，麻痺期に熱傷などを中心に二次的損傷を起こしやすい．また，これらの創は循環障害などにより治癒に時間がかかることも多いので注意が必要である．回復期では，その初期にみられるような異常感覚による事故を防止したり，異常感覚の軽減訓練を行う．また痛みがあれば，減感法（desensitization：異常感覚・痛みに対して行われ，治すことのみではなく「馴らす」訓練でもある．）を施行する．これ

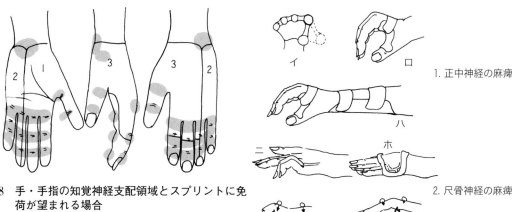
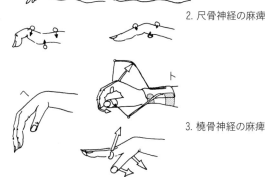

図 158 手・手指の知覚神経支配領域とスプリントに免荷が望まれる場合
1. 正中神経, 2. 尺骨神経, 3. 橈骨神経

図 159 正中・尺骨・橈骨神経の麻痺に対するスプリントとその原理

らの時期を過ぎると本格的に知覚機能が回復してくるが、感減法とは逆の段階的知覚再教育が開始される（**表18**）．詳しくは成書に任せる．

　以上のように，神経損傷後の治療訓練では回復と同時に段階的に筋・知覚機能の訓練が開始され，神経機能（筋・知覚機能）が実用レベルになるまでの保護・予防の指導は非常に重要である．

（2）末梢神経損傷のスプリント療法の基本

　末梢神経損傷における装具は，医療用装具から更生用装具まで幅広く使う．医療用装具には，いわゆる治療訓練用と二次的損傷の予防用スプリントがある．更生用装具は神経の回復が期待できない時に処方されるが，患者はこのような外固定より観血的手段の内的な固定を望むため，装具療法は制限されてくる．またこの更生用装具が術前評価的役割を果たし，観血的手段が行われることもある．

　医療用装具での訓練を主とする場合は，筋機能の回復目的が主であり，補助という立場をとる．すなわち，筋力が低下した分だけ補助するが，長時間使用する場合は残存する筋機能をより長く保つために，残存筋力と補助力（一般に動的装具の牽引力である）が徒手筋力検査の5レベルがよいと思われる．また筋力強化のためのものであれば，3～4レベルに落として，筋機能の改善を促す．

　以上のようにして，神経損傷に対する装具療法は行われるが，注意を必要とするのが知覚神経障害を伴う場合で，スプリントの装着による身体への影響は免れない．なかでも圧迫は二次的損傷を引き起こす第一の原因となる．麻痺した手は，その前ぶれであるしびれや痛みの発生などを感知することができないので，あらかじめ免荷するように注意する（**図158**）．

（3）スプリント療法の実際

　ここでは，実際に臨床で接しうる手の末梢神経損傷とそのスプリント療法について話を進めていきたい．そこで，末梢神経を正中神経，尺骨神経，橈骨神経の3つに分けて考える．

　この3つの末梢神経損傷後のスプリント療法には，基本的なアプローチがあると考えられる．それらを簡単に述べると正中神経麻痺は，母指の対立運動ができず，この場合，母指を把持肢位に保持（支持）する目的で静的スプリント療法が行われる．尺骨神経麻痺は，第4・5指のMCP関節が過伸展を起こすことによる運動障害が問題となる．そこで，この2つのMCP関節の運動制御が必要となり，これも静的スプリント療法となる．最後に，橈骨神経麻痺である．この場合，下垂手・下垂指の保持だけではなく，拮抗筋の機能の維持も考え，動的スプリントの装着を基本とする．

表 18 末梢神経損傷とリハビリテーション（知覚の再学習を中心に）

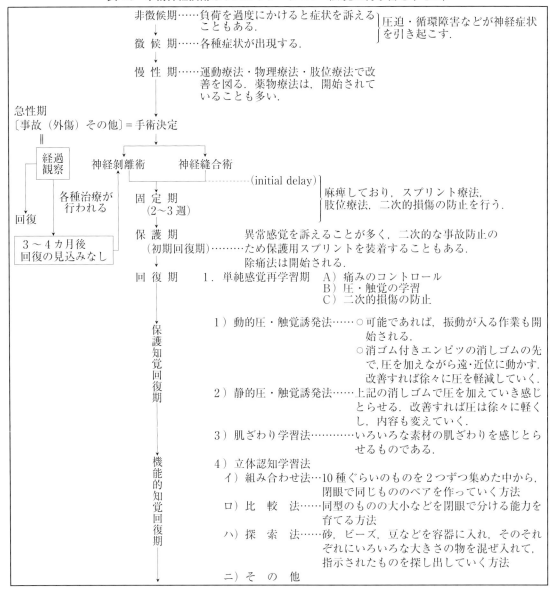

① 正中神経

　正中神経は，手の機能でも特に母指の対立運動に関与しており，そのほか，手指の屈曲，手関節の屈曲などに尺骨神経とともに関与している．神経の損傷が手関節レベルの場合，母指の機能を中心に機能が低下する．その結果，特に母指を対立位，言いかえれば把持肢位に保持できなくなる．また前腕近位部よりも高位（近位）の場合，手指の屈曲運動，手関節の固定力が低下する．そこで手の把持機能の再構築のために，母指を把持肢位に保持し，かつ第一ウェブスペースを十分確保する対立装具・スプリントが用いられる．運動学的には母指の対立位は小指への対立か掌側外転そして，橈側外転位まで広い範囲である．実際，対立装具・スプリントで，母指は運動学的な対立位ではなく，把持肢位に保たれる（図 159 イ）．一方，神経の損傷部位が高位（近位）では手関節の固定能力が低下するため，手関節の支持機能を含んだ長対立装具・スプリントが作製され（図 159 ハ），低位（遠位）は短対立装具・スプリントが肢位保持を目的に使われる（図 159 ロ）．

② 尺骨神経

　尺骨神経は手の内在筋の機能を支配し，第 4，5 指の MCP 関節の運動（PIP 関節の伸展時における MCP 関節の屈曲）を制御している．また，母指の内転機能にも関与している．実際，手関節レベルでの損傷では，MCP 関節の屈曲コントロール，母指の内転機能が低下するため，MCP 関節の伸展運動の制御が崩れ，手指の伸展運動（手指の開閉）において MCP 関節の過伸展が起こる．それと同時に，

Ⅱ．疾患別スプリント療法　115

表 19　末梢神経の機能と麻痺による代用・補助用スプリント

神経損傷	運動・作用の障害	知覚・感覚障害	装具・スプリント
分娩麻痺 Erb's 型麻痺（$C_{5,6}$）（上位型）[1] Klumpke's 麻痺（C_8, Th_1）下位型[2] 混合型 腋窩神経麻痺	肩筋群の麻痺 手指（手内筋）筋群の麻痺 全麻痺（上位型と下位型を合わせる） 三角筋・小円部の麻痺	$C_{5,6}$ あるいは $C_{5,6,7}$ 上肢外側 C_8, Th_1 あるいは $C_{7,8}, Th_1$ 上肢内側 上肢内側の感覚の障害 三角筋部の麻痺	飛行機型装具 （肩関節外転用装具） アームスリング
筋皮神経麻痺	肘関節屈筋群の麻痺 （上腕筋は橈骨神経による二重支配である）	前腕の外側	なし
橈骨神経麻痺（下垂手） 後骨間神経麻痺 （特に母指の伸筋群麻痺）	手関節・手指・母指の伸筋群の麻痺 　必要な作用　　移行可能な腱 高位 　2-5 指 MCP 関節伸展　橈側手根屈筋(U) 　母指 IP 関節伸展　　浅指屈筋筋 　母指外転　　　　　長掌筋 低位 　手関節背屈　　　　円回内筋	手背の橈側 なし	オッペンハイマー型装具 トーマス型懸垂装具 MCP 関節支持付きカックアップスプリント ガレンガー型スプリント
正中神経麻痺（猿手） 高位 　前腕の筋群に入る前で損傷がある 　（回内筋症候群など） 低位 　手根管症候群 前骨間神経麻痺	手関節・手指・母指の屈筋群 回内筋群，母指の一部麻痺（対立筋） 　必要な作用　　移行可能な腱 高位 　母指の対立屈曲　　長橈側手根伸筋 　　　　　　　　　　尺側手根伸筋 　示指中指の屈曲　　示指伸筋 　　　　　　　　　　小指伸筋 低位 　opposition　　　　浅指屈筋筋Ⅰ,Ⅱ(Ⅲ) 　　　　　　　　　　短母指屈筋 　　　　　　　　　　長掌筋 長母指屈筋方形回内筋の麻痺	手掌の橈側 なし	長対立装具 短対立装具 （動的把持スプリント）
尺骨神経麻痺（鷲手） 高位（尺骨溝神経麻痺， 　　　　肘部管症候群） 低位（ギヨン管か運動枝のみの麻痺）	手・手指屈筋群の一部麻痺 母指の内転不可 小指・環指の MCP 関節の屈曲 手内筋のみ 　必要な作用　　移行可能な腱 低位 　環・小指 IP 関節の伸展　浅指屈筋筋 　母指の内転　　　　　　長橈側手根伸筋 　示指の橈屈（外転）　　尺側手根伸筋 　　　　　　　　　　　　長掌筋 高位 　尺側手根屈筋と　橈骨手根屈筋(±) 　環指・小指の深指　DIP 関節の固定術 　屈筋の麻痺が加　深指屈筋の腱固定術 　わる	手掌・手背の尺側 なし	ナックルベンダ型スプリント コイル式スプリント，虫様筋カフ

[1] 骨盤位牽出術の際，上腕神経叢が鎖骨に過度に圧迫されて起こる麻痺で $C_{5,6}$ からの神経根障害に起因し，分娩直後上肢は弛緩し，上腕は肩とともに下垂し，前腕は内転し，手掌は後方に向かうことを常とする．
[2] 骨盤位牽出術の際 Erb 型よりは稀な前腕の障害．C_8, Th_1 から出る神経根の障害によるもので，小指球筋および知覚神経の麻痺をきたし，かつ眼球瞳孔症状として瞳孔および瞼裂の狭小，眼球の陥落をきたす．

指の他の関節（PIP と DIP 関節）の完全伸展が不可能となり，屈曲位をとる（図 159 ニ）．この MCP 関節の過伸展運動を防止するために，運動制御を目的として作製されたのがコイル式スプリント（虫様筋カフ）である（図 159 ホ）．また母指の内転運動に対する問題については，もし対立運動が残っていれば第 1 CM 関節の運動域を治療訓練で保持することで十分に確保できる．もし正中神経損傷を合併している場合は，第 2，3 指の MCP 関節の伸展運動の制御機能が低下しているので，第 4，5 指同様に MCP 関節の過伸展を防止すればよい．また，同時に母指は，つまみ時に必要となるやや尺側気味の掌側外転位支持（対立装具用対立位：把持肢位）とすればよい．

表 20 腱機能障害を起こす原因

1. 運動指令の遮断：運動神経（中枢および末梢神経）の損傷
2. 運動の力源の消失と障害：筋の機能障害（収縮と弛緩の障害）
   筋そのものに問題がある場合
   1) 病的なもの：筋の収縮力の低下など
   2) 外傷性のもの：筋線維の損傷
      (1) 筋線維が収縮できない
      (2) 筋線維が滑動できない
3. 神経・筋が正常である場合（筋腱移行部より末梢に問題がある）
   腱の連続性が保たれている場合
   1) 腱滑動の消失/低下
      (1) 腱の癒着：腱床，紐，腱鞘，滑車，周辺組織
      (2) 腱の肥厚：滑車内を通れない
   腱の連続性が保たれていない場合
   （その損傷の度合いで再建術が決まる：特に，関節リウマチのように反復摩擦損傷，腱損傷のように腱の一部が欠損すると腱全体が短くなることもある）
   断裂腱―縫合―治療訓練
      (1) 腱滑動の再生
      (2) 腱の癒着（腱剥離術など）
      (3) 再断裂（再度腱縫合，二段階腱移植術，関節固定術など）

③ 橈骨神経

橈骨神経は，指のMCP関節の伸展運動，母指の伸展運動，同じく手関節の伸展運動に関与している．この神経が損傷されると，指のMCP関節，母指，手関節の伸展運動が消失するために下垂手を示す（**図159ヘ**）．そこで，指のMCP関節と手関節の2つの関節を同時に支持し，さらに母指のCM・MCP・IP関節の代用・補助をするスプリントが作製される．基本的にはトーマス型懸垂装具が臨床的に広く使用されている．また，この装具はスプリントでも作製される（**図159ト**）．橈骨神経麻痺は，拮抗筋の機能の維持という目的を含め，動的スプリントが基本となる．また静的スプリントであるカックアップスプリント（掌側型が多く利用される）の遠位端をやや延ばし，MCP関節の支持機能を加えたものが利用されることもある．一般に，この橈骨神経の損傷は数カ月で回復することが多く，スプリント材料の耐久性からいっても使用に十分耐えうるものと考えている．

以上，末梢神経損傷におけるスプリント療法を説明してきたが，これらをまとめたのが**表19**（117頁）である．

2）腱の機能障害におけるスプリント療法

手・手指の腱の損傷やなんらかの疾病による腱の機能障害における装具療法は，単に腱損傷後の装具療法，特に，広く関心度が高い屈筋腱損傷後の早期運動開始法による装具療法（Kleinert法など）だけではない．腱がもつ正常な腱滑動がみられないとき（屈筋腱損傷も含まれる），その原因は実にさまざまである．**表20**は，この腱の機能障害を起こしうる損傷・疾病について検討し，区分したものであるが，この表から原因が多岐にわたることがよくわかる．おそらく，装具を必要とする患者すべてが，この腱の機能障害のためにリハビリテーション（治療訓練）を処方されるといっても過言ではない．ところで，まずわれわれが装具療法に先立って行わなければならないのは，腱が機能していない時の原因究明である．この結果から，治療訓練，スプリント療法の方向性が決定される．

(1) 腱の機能障害と治療訓練

前述のように，腱が機能しない，すなわち腱滑動が起こらず，関節運動が消失した時，まずその原因を明確にすることが第一であるが，そのうえで次の治療段階に入ることになる．すなわち，ここで腱の機能障害の原因別の治療訓練プログラムが組まれるわけである．

表20のように筋は脳からの情報を神経を介して得て収縮・弛緩する．もし神経機能に異常が生ずれば，筋はその機能（収縮と弛緩）を果たせなくなる．一方，神経系が機能していても，筋自体になんらかの損傷・障害があれば，同じように筋は作用しない．また，神経・筋自体の機能が正常でも，腱滑動が十分にみられないことがある．これは，腱そのものに原因を求める必要がある．このように，腱の機能障害の原因を考える場合，神経，筋，腱の3つの因子を思い浮かべる必要があるわけである

が，神経・筋についてはすでに述べているので，ここでは，腱を中心に説明する．

腱の機能障害の重要な治療訓練目標は，腱滑動の回復である．腱滑動の障害は，外傷性，あるいは疾病によるものとに分けられる．外傷性の滑動障害は，腱そのものの連続性が保たれているものと保たれていないものとに分けられる．この「腱の連続性が保たれているもの」で，かつ腱の滑動作用が失われている手は，多くの場合，挫滅創によるものが多い．この時の損傷の特徴は周辺組織を含んだ広範囲にわたる癒着で，骨折などの合併症も考えられる．このような手の損傷の評価は簡単ではなく，治療訓練も手間がかかる．また，腱そのものの損傷状態もつかめないので，治療訓練にあたっては十分な注意が必要である．特に，部分断裂の可能性も大きく，また栄養状態が悪いこともあるため，筋の最大収縮によって完全断裂を起こす可能性が非常に大きい．挫滅創などの治療訓練はこのような状況のなかで開始され進められるが，この時，筋機能の回復に伴う関節の可動性の確保は非常に重要なので，常に手指を動かすように指導していかなければならない．これは軽い筋収縮で十分であるが，早期に行われるべきで，それによって少しでも腱の滑動が維持できれば，その後の関節運動の改善に大きく役立つ．また，この腱の滑動作用の維持と逆行する浮腫の制御はたいへん重要であり，この場合も早期に手指運動を開始することが非常に効果的である．

「腱の連続性が保たれていないもの」には当然，腱の滑動作用はないわけで，この腱の滑動を回復させるためには，腱の連続性を再建（縫合）しなければならない．これが，よくいわれる「屈筋腱および伸筋腱損傷後の縫合」である．これには図160に示したようにいくつかのアプローチがあり，リハビリテーションが行われているが，詳しい説明は成書に任せる．

（2）腱の機能障害のスプリント療法の基本

腱の機能障害の回復，すなわち腱の滑動作用の再構築は，その症状（損傷状態）によって異なるが，次のような目的が考えられる．① 保存療法として腱を固定する：小児の trigger finger（弾発指）の症例，② 筋作用を高め，腱の滑動を二次的に高めていく（このとき同時に伸長することもある）：挫滅創などの症例，③ 癒着に対して伸長する：腱癒着のすべての症例，④ 腱の縫合後の治癒過程で腱の保護をする：腱縫合後の症例，などが考えられる．これらの目的から装具を考えると，治療的意味を含め，治癒過程で利用する治療訓練（医療）用スプリントで，段階的に変化させていく静的スプリントや，筋機能を高める動的スプリントが考えられる．

① の小児の trigger finger 用指伸展スプリント（図161）は，特に trigger finger が原因である幼児期の母指の屈曲拘縮などに非常に有効である．③ のような腱の癒着に対して動的スプリントが処方されることもあるが，腱の損傷程度によっては断裂を起こすこともあり，結果的には早期の徒手機能訓練に勝るものはない．また，持続的伸長で癒着部を剥離させる方法（静的スプリント療法）もあるが，広範囲では無理で，観血的手段に頼らざるをえない．臨床的に癒着部の伸長を目的にスプリントを作製する場合は，多関節にまたがる癒着であるかを評価し，その情報をスプリントの構造に反映させる．④ の腱の縫合後の治癒過程で保護が目的で使用されるスプリントは，関節肢位，固定期間，さらに許される関節運動などの十分な理解が必要である．この場合の牽引力は他のスプリントとは異なり，50～100gと非常に少ない力でよい（動的スプリントの項参照）．

（3）スプリント療法の実際

小児の trigger finger 用のスプリントは簡単な伸展用スプリントで，親の監督下で非常によい結果を得る．ただ3～4週かかるため，患者（小児）の管理の面で根気が必要である．

挫滅創は広範囲に癒着が起こる可能性があり，癒着形成が進む前に早期から筋活動を引き出す必要がある．腱の癒着を防止するために動的スプリントが作製されることもあるが，腱損傷の状況（程度）が十分につかめていない間は原則的には行わない．癒着を防止するための治療訓練の一つとしてスプリントを利用する場合は，静的スプリントを利用して段階的に伸長（牽引）する．また，動的スプリントを早期から利用する場合，伸長は弱い牽引力を使用する（100～150g程度）．筆者自身は，この時期に伸長を行うことは高度な技術を必要とするために，あまり歓迎しない．むしろ，筋作用を高め（収縮と弛緩により筋の長さの変化度を改善する），間接的に，自力（自動的訓練として）で腱滑動を高めていく方法をすすめる．

腱の再断裂の可能性が薄れた時期に，伸長は開始される．この方法は屈曲拘縮であれば，安全ピン

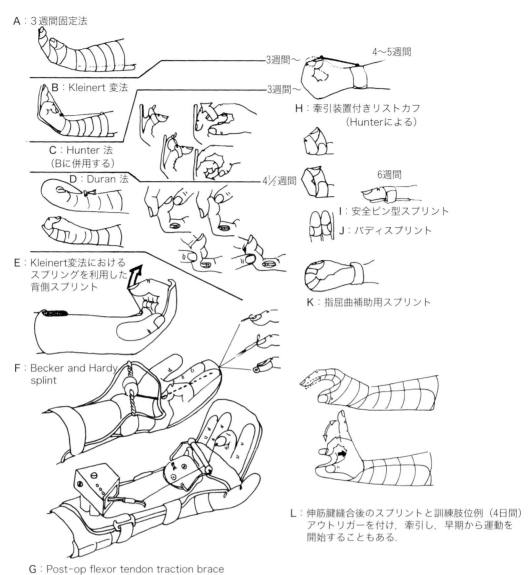

図 160　屈筋腱・伸筋腱の縫合後のスプリントのいろいろ

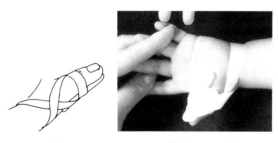

図 161　小児の trigger finger 用指伸展用スプリント
　安全ピン型の指伸展用スプリントがよい．また，はずれやすいので，8文字式のストラップを利用するとよい．

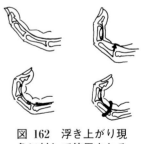

図 162　浮き上がり現象に対して使用されるリング

型（図160I）か平行棒式スプリントを基本としたスプリント療法があり，癒着が単関節のものか，あるいは多関節にわたるものかを十分に評価したうえで行われるべきである．一方，伸展拘縮であれば，屈曲補助用スプリントが基本的に使用される（図160K）．ここでも，静的スプリントによる段階的な改善が基本となる．動的スプリントは，痛みなど二次的問題を引き起こし，装具療法の効果は低い．これらスプリント療法を進めていくにあたり重要なことは，屈筋腱損傷後の腱縫合に対して靭帯性腱鞘（滑車，プーリー）が機能しているか，あるいはなんらかの問題があり，腱の浮き上がり現象がみられるかどうかという点である．腱の浮き上がり現象が出現した時はこれに変わるリングを使用し，訓練を行う（図162）．

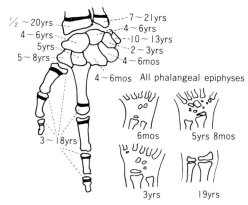

図 163　年齢と骨の成長（Hollinshead，1969 より）

　腱縫合後のスプリント療法のうち，関節包などに直接損傷がないものでは，伸筋腱の縫合後に早期に運動を開始するのはそれほど重要ではないという意見もある．臨床的にも，4 週間固定をした後に訓練を開始しても十分な機能回復が得られる．しかしながら，伸筋支帯，あるいは関節包が絡んでいる場合は早めに運動を開始して癒着を最小限にすべきであり，この場合固定用スプリントを 1 日 2 回程度取り外して治療訓練を行うことで十分に管理できる（図 160L）．ただ，これらは高度な治療訓練技術が必要となるため十分な注意が必要である．

　屈筋腱の縫合後の治療訓練についてはいろいろなアプローチがあり，図 160 に示した．この屈筋腱縫合後のスプリント療法では，その固定・支持性がやや不完全なので十分に注意すべきである．基本的には，事故（再断裂）を防止するため，手関節および手指の屈曲肢位を保持するものであり，これによって縫合腱を内力・外力から保護する（図 160A〜G）．これには 1 日何回か他動的運動を行うもの（図 160D），3 週間固定を続けるもの（図 160A），縫合した指の爪に牽引装置を取りつけて，早期から他動屈曲，自動伸展運動を開始する方法（図 160B，E，F，G）とがあり，臨床的にはいろいろな方法が取り入れられて行われている．Hunter は 3 週後，再断裂防止のため牽引装置付きリストカフに移行し（図 160H）段階的に運動域を拡大した．また関節拘縮に対しては徒手的治療も行った（図 160C）．この手・手関節屈曲支持用スプリントは，スプリント内での手の滑り現象を防止するために手関節部を絞るようにして成型する．詳しくは「Ⅲ．スプリントの作製」で説明する．

3）手・手指の骨折におけるスプリント

　手・手指の骨折後のリハビリテーションは，その損傷程度と骨折部位により治療方法が大きく異なり，一定の方程式を作ることは不可能である．

　医師の絶対数が少なく，整形外科医が地域に十分充足していなかった時代は，日本に古くから伝わる治療を行っていた接骨院に多くの患者が通っていた．現在では医師の補充が進み，各地に整形外科医療が浸透してきており，それに伴って患者の通院場所が少しずつ変わってきている．しかしながら，その手軽さから接骨院の人気もなお高く，まだ多くの患者が通院している．骨折の程度により患者自身が，これら医療機関を使い分けていると考えられるが，セラピストである筆者は，設備の整った病院での治療をすすめる．

　骨折の治療訓練は，セラピストが骨折そのものを理解していること，各症例の骨折の状況を把握していること，そして，患者の年齢と骨の成長を理解していることから始まる（図 163）．そして，骨折部の転移を防止しながら骨癒合を促進させ，骨の強度を確保し，関節運動の低下を防止，あるいは維持していくようにする．その開始にあたっては，放射線学的検査をはじめとしていろいろな検査が行われるが，それらの医師からの医学的情報をもとに評価・治療訓練が進められる．

　骨折治療は，まず骨折部の整復固定である．これは骨折の程度によりその手段も変わる．それに損傷の度合によっては合併症も考えなければならない．このことは，骨折の治療が非観血的方法から観血的方法まで幅が広いということを意味する．

　整復・固定で開始された骨折の治療では，それぞれ必要な固定期間を経た後，固定関節部の運動訓練を開始する．しかし現在では，固定期間であっても予後のよりよい機能レベルを獲得し，かつ治療

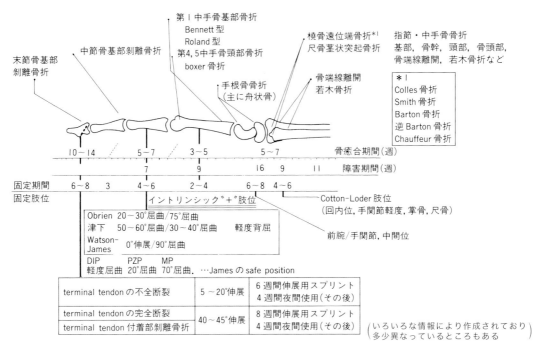

図 164　各部位の骨折の種類と骨折後の骨癒合に要する期間・固定期間など

訓練を短期間で終えるように，早めにギプスカットが行われ，その後早期に機能訓練が開始されている．その結果，治療訓練自体も複雑化し，高度化している．このなかには，これら治療訓練の円滑化をもたらす装具療法も含まれる．

図164は，骨折後の手・手指の骨癒合に要する一般的な期間，固定期間などを示している．臨床的には，合併症の有無，固定法の種類などによってこれらは変化する．そして，固定期間中，固定後の運動開始の内容にも大きく影響を与える．

(1) 手・手指の骨折の治療訓練

図165は，一般的な骨癒合に必要な期間を上段に，障害期間を下段に示したものである．現在，骨折後ギプス固定中あるいはギプス固定期間を短縮し，早期から治療訓練が処方されることは非常に稀かもしれない．しかし，臨床で早期から治療訓練を開始した患者と固定期間が長く運動開始が遅れた患者の回復経過と予後の機能レベルを比較した場合，大きな差がある．ただ早期運動開始といっても，知識のない未熟なセラピストが治療訓練を行うならば，かえって二次的損傷・障害を引き起こすことがあり，これは日常的にみられる危険な現象で，急性期における治療訓練の難しさでもある．

骨折後の治療訓練で重要なことは，骨折部位の転移の防止を完全に行いながら，各関節の関節運動を機能レベルに確保すること，すなわち，筋の基本的な収縮と弛緩の作用を回復させることである．この時，合併症を伴っていれば，その合併症に必要な禁忌事項を十分に守りながら行う．

固定期の治療訓練の基本は，固定されている以外の関節運動の確保であり，生理的筋活動の正常化である．これは家庭内訓練（自宅療養）でも十分にできる．また，整復・固定して間もない急性期には，炎症の影響が多少残っていること，あるいは運動の低下のために浮腫が著しいことも多くある．こういう場合は肢位療法が最も効果的であり，隣接する関節の運動維持がその防止法となる．またこの時期に非常に重要なことは，ギプス固定下で筋機能（収縮と弛緩）を最大限維持することである．

非抵抗運動期に入ると，ギプスはハーフシーネ，あるいはスプリントに換えられる．この時，ハーフシーネは一部を削ったり，スプリントは装着部分を狭くしたり，ギプスに比較すると小さく，軽いものとなる．そのため関節運動の許容範囲が拡大するので，基本的な筋活動の範囲は広がる．しかしながら，ここでの筋の最大収縮は骨癒合が完全でないため避けなければならない．このように，許された範囲で筋活動をより正常に近づけることがこの時期の治療訓練の最大の目標となる．また当然，筋活動の巧緻性の獲得もこの時期に開始されるが，ここでの関心事は自動運動と他動運動の差に注目し，その原因を探ることである．

抵抗運動期に入ってからは筋活動をより高めていく．すなわち関節運動を増加させ，自動運動と他

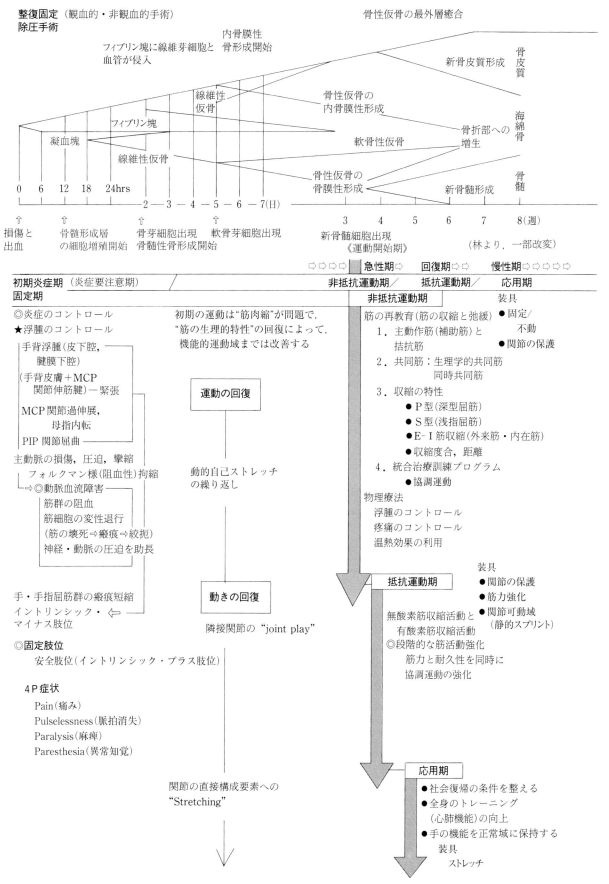

図165 骨折の作業療法—骨の癒合と運動の回復

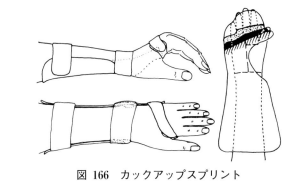

図 166　カックアップスプリント

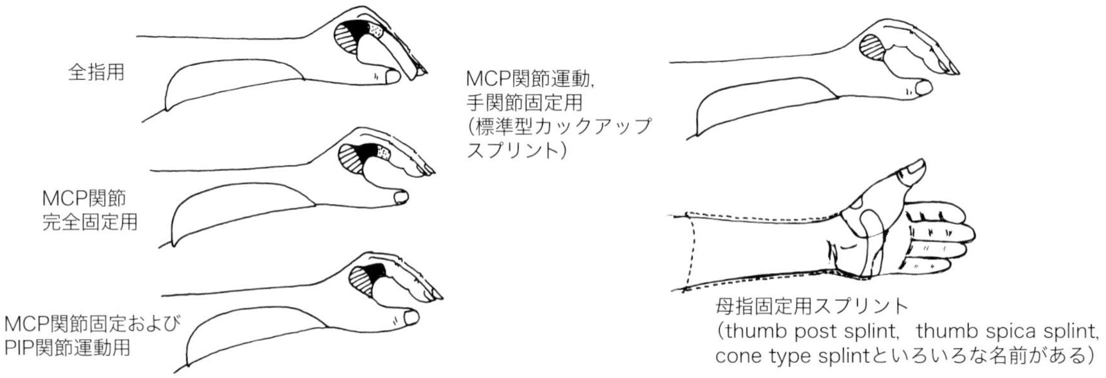

図 167　カックアップスプリントのいろいろ
遠位部の長さでMCP関節の可動域を調整する．

動運動の差を縮めていくわけである．しかし，なんらかの原因で回復が遅れることがあれば，その原因に沿った治療訓練がいろいろ試みられる時期でもある．またこの時期は，職業人であるならば，8時間労働に耐えられるだけの全身の機能も改善（維持）していかなければならない．

（2）手・手指の骨折のスプリント療法

　手・手指の骨折に対する装具療法は，大きく分けて3つある．1つは，観血的，あるいは非観血的に整復術を行い，骨折部をギプス固定した後，完全な骨癒合を待つことなく早期から関節運動を行って，治癒過程の日常生活で上肢全体をスムーズに使えるように，また治療訓練に支障がないように配慮する目的で，早期に装具療法に切り替える方法である．この治療訓練アプローチは，ギプス固定期間を少し短めにして装具・スプリント療法を引き続き行うわけであるが，完全な骨癒合を待たずに関節運動を開始するため，十分なリスク管理が必要である．2つ目は，受傷後，観血的・非観血的整復術を行った後に，すなわち受傷後・術後の炎症期を過ぎた時点から，装具・スプリント療法に切り替えて日常生活に戻していく方法で，一般に骨折装具療法といっている．これは多少固定力が低下しても制限下で運動を行えば逆に骨折の治癒力が高まるので，リハビリテーションはよりスムーズに行われ，その結果，予後の機能的レベルは上がり，社会復帰も早まる．

　最後は従来の方法で，固定し，スプリント療法への移行を早期に行わず，骨癒合が進んでから行う方法である．これは，骨癒合の難しい症例や骨転移しやすい症例，そして年齢的に管理しにくい症例（幼児・小児など）に対して効果的である．もし治療訓練で患者の自己管理が十分にできるならば，スプリント療法は早めに開始することも可能であるが，それだけスプリントそのもののでき具合が問題となる．さらに骨折装具療法の問題点は，症例の選択とともに，目的に合った装具の作製が可能かどうかである．これには，義肢装具士の高度な技術が必要となる．すなわち，患者を取り巻く治療チームのチームワークと高度な技術が必要となるわけである．いろいろな報告をみると，下肢の骨折ではその適応・対象の選択を考慮することで非常によい結果を得ているようである．

（3）スプリント療法の実際

　手・手指の骨折に対するスプリントの代表的なものは，カックアップスプリント（図166）である．

これは，スプリントの遠位端を調節することで，手関節部からMCP関節部まで，ひいては指全体へと幅広く使用できる．そのほか，骨折のスプリントは非常に種類が多く，方程式どおりでないものが多い．**図167**は，標準的カックアップスプリントからいろいろな条件に合わせて変化させ，作製されるスプリントのトレースである．このようにすることによって，母指のベネット骨折から手指の骨折まで幅広く作製できる．

筆者は，この骨折に対するスプリントではストラップを使用することなく，弾性包帯で固定することが多い．その理由は，固定性がストラップよりもあり，患者が気にする他人の目をそらすことができるからである．また，皮膚とスプリント材との関係から吸水性が問題となるが，これはストッキネットを使用することで解決している．これによる固定力の変化もないし，十分に効果も得られ，二次的問題は生じない．

参考文献

1) 赤松功也編：整形外科クイックリファレンス．文光堂，1986．
2) 第4回日本義肢装具学会大会講演集．日本義肢装具学会誌，Vol. 5, 1985．
3) 第6回新潟手のリハビリテーション研修会テキスト．新潟手の外科研究所，1991．
4) Flatt AE：The care of the rheumatoid hand, 3rd ed. C. V. Mosby, St. Louis, 1974.
5) 平川　寛編：骨折治療の実際．整形・災害外科　**32**：1141-1285, 1989．
6) Hollinshead WH：Anatomy for surgeons, Vol 3：The back and limbs. Harper & Row, New York, 1969.
7) Hunter JM et al（ed）：Rehabilitation of hand. C. V. Mosby, St. Louis, 1978.
8) 岩手リハビリテーション学院：身障OTのための教材．1985〜1986．
9) Licht S（ed）：Arthritis and Physical Medicine. Elizabeth Licht, Baltimore 1969.
10) Malick MH et al：Burn-scar management with pressure techniques. Jobst Institute, Toledo, 1978.
11) 三浦隆行編：骨折・外傷シリーズ8．手指の骨折と合併損傷．南江堂，1987．
12) 日本ハンドセラピィ学会編：ハンドセラピィ1，手指腱損傷．メディカルプレス，1991．
13) 野村　進編：末梢神経損傷．整形外科Mook 19, 金原出版，1981．
14) 尾崎二郎，他："Zero-position"肩機能装具を用いた腱板断裂の後療法．整形外科　**36**：799-803, 1985．
15) Smyth CJ：Optimum therapeutic program in seropositive nodular rheumatoid arthritic. Med Clin North Am　**52**：687-698, 1968.
16) 鈴木　愉，他：痙性麻痺手のSplint．骨・関節・靱帯　**2**：807-811, 1989．
16) Wasserman J：Splint with Aquaplast（カタログ）．WFR corporation, 1976.
17) 矢﨑　潔：手の機能回復訓練と作業療法．理学療法　**1**：137-146, 1984．
18) 矢﨑　潔：手指の障害学（臨床編）3．屈筋腱損傷・知覚の再学習—強直手を中心とした手の治療訓練．理・作・療法　**21**：323-331, 1987．
19) 矢﨑　潔，他：均等圧を加えた熱傷治療法の紹介．理・作・療法　**14**：349-351, 1980．
20) 矢﨑　潔，他：脳卒中片麻痺患者の上肢装具．日本義肢装具学会誌　**7**：351-356, 1991．
22) 矢﨑　潔：スライドシリーズ"手のスプリントのすべて"．サンビレッジ国際医療福祉専門学校教材，2005．
23) 矢﨑　潔：スライドシリーズ"手のリハビリテーション"．サンビレッジ国際医療福祉専門学校教材，2005．
24) 矢﨑　潔：手指の腱損傷に対するセラピィ・運動・物理療法　**16**：162-169, 2005．
25) Zancolli E：Structural and dynamic bases of hand surgery. 2nd ed, Lippincott, Philadelphia, 1979.

Ⅲ．スプリントの作製

1. スプリント作製の全体的な流れ

スプリント療法，そしてその作製は，医師の処方によって開始される．スプリントは，一般に，セラピストが下図の流れに沿って，患者を目の前にして短時間に作製するもので，また装着後は，日々の状況変化に合わせ調節する．

[処　方]

[評　価]
1. 目的の確認：その達成法は？
2. 治癒過程の経過と時期，禁忌は？
3. 関節の確認：可動関節，非・不動可動関節？
4. 皮膚の状況：支持面（全面接触・3点固定）
5. 材料・道具・技術……セラピスト自身の技術は？
6. その他

《評価時の留意点》
1. 歴史的背景（文化の違ったスプリプトの固有名で処方が出されることも多いので注意する．）
2. 身体的背景
3. 社会的背景
4. 技術的背景

[作製・手順]
採型法　①トレース法
　　　　②採寸法
　　　　③ギプス採型法
直接法
適合法（ユニバーサル方式）

＊作製法は材質によっても変化する．

＊スプリントはトレース法が多く，型紙を作り，手に合わせチェックして修正し，材料を切断し，加熱し，そして手に合わせてフィッティングしながら作製する．

《スプリントの作製手順》
ここではトレース法を紹介する．

| 手の最終的な確認 | ── 危険などのないことを確認する：禁忌の確認
⇩
| トレースする |
⇩
| 型紙を作る |
⇩
| 型紙合わせとチェック・修正 |
⇩
| 裁断（材料を切る） |
⇩
| 材料の加熱 |　（指定温度で加熱する）
⇩
| モールディング（フィッティング） |
⇩　（患部：装着部はストッキネットで覆う）
| 修正（トリミング，スムージング他） |
（ストラップの固定，牽引角度・力の最終チェック，ほか）

[仮合わせ] ── この時仮装着を行い，圧迫部位，循環障害などをみる
指示肢位，牽引力・角度の最終チェック

[仕上げ] ── 目的の確認，肢位の確認
スプリント作製表の記入

[装　着]

[再評価] ……… 使用しはじめるとさまざまな問題が生じる．そこで一つひとつ日々の治療訓練のなかで修正されることが多い

[フォローアップ]　（継続・終了・中止：これらについては経過をみながら医師が決定する）
またセラピストも医師に積極的に相談して，よりよいスプリント療法を提供する．

2．スプリント作製のための上肢の評価

　スプリントは医師の指示のまま，何の評価もせずに作製され，装着されていることが多い．また，装着されたスプリントは，医師のもとで責任をもって定期的に再評価を行い，十分なフォローアップがなされているとは言い切れない．では，責任をもってスプリントを作製し，スプリント療法をより効果的にするにはどのようにしていったらよいか考えてみたい．

　当然，スプリントの作製・装着が二次的損傷を引き起こすことなく，目的を十分に果たすことができるものを作製することが最も重要なことである．そこで必要なことは，手の機能障害を正確に把握することである．つまり，基本的な評価を実施し，その情報をもとにスプリントを作製することである．その際，特に，装着部や，その周辺のみならず，上肢全体を評価すべきである．そして残存する有効な機能への侵襲は最小限にとどめなければならない．

　下図の上肢装具・初期評価用紙は，スプリント作製時の手の機能評価用紙の一例である．ここでは，この評価用紙をもとに評価の実施方法と書き方の要点について説明を加える．また，作製情報（作製ノート），フォローアップに関する情報（フォローアップシート）を記入できるようにしておくと便利である．

上肢装具：初期評価　　　　　　　　　　　　　　　　　処方医

氏名：　　　　　男・女（　歳）職業：　　保険　　　利き手：右／左

診断名　　　　　　受傷日　．．　手術日　．．　リハビリテーション開始日　．．

現病歴・既往歴　　　　　　　　　装具開始日　　適応・目的

現在の経時的位置づけと禁忌　　　装具名

　　　　　　　　　　　　　　　　特に指示すること（肢位など）

機能的評価

手の評価図

1. 観察（皮膚，創，浮腫など）

2. 筋，関節，知覚

精神心理的評価

スプリントの予想図

社会的評価

作製ノート

フォロー・アップシート

セラピスト／作製者　　　日付

《評価の実際と方向性》

●一般的情報（医学的情報を中心に）

　　処方を受けた患者が，すでに他の治療訓練を受けているならば，一般的な情報はもっているので，詳細な情報の収集は必要ない．しかし，フォローアップのために，詳しい情報も加えておくことは，その時の仕事をしやすくする．スプリントのための評価を行う場合は，一応，診断名・既往歴・併存症などについては重複しても記入しておくとよい．既往歴・現病歴（併存症も含む）は，その後の損傷の回復速度の予測や二次的損傷防止に役立つ．

　　医学的情報で最も重要な事柄は受傷日，手術日，リハビリテーション開始日などの時間的経過と損傷（症状・治療訓練）そのものである．これらの情報は，個々の治療経過の中でスプリントの役割を位置づけ，スプリント療法における牽引や伸長の時期やそれらの程度を決定づけ，われわれに知らせてくれる．また，現在の治療の経過状況から禁忌事項，二次的損傷の予測がつき，可能性のある事故の防止ができる．これらの情報は，次の機能的評価とともにスプリントの作製には欠かすことができない．

●機能的評価

　　次は，機能的評価で，スプリントの作製に向け，最終的な情報が得られるので重要な評価である．特に，障害の成り立ちは重要になる．ここでいくつかの項目を説明する．

　　機能的評価の開始は手そのものの観察から行われる．

　　観察：皮膚の状況，創の治癒状況，浮腫や腫脹などの基本的な側面を確認する．ここでの情報は，すでに「医学的情報」で得たものなどと一致するのか確認するために正確にみておくべきである．この観察によって，損傷の程度を予測することも可能である．また，スプリントの作製にあたり，その構造・スプリントの装着面や牽引方法に大きく影響を与えるので，十分に注意して手を観察する．そして，同時に皮膚の状況などから知覚・感覚障害なども予測できる．

　　筋機能：筋は収縮と弛緩の基本的機能の評価から開始する．この収縮と弛緩は1筋でみて主動作筋と拮抗筋の関係からも観察する．これは筋の再教育・ファシリテーションという点から必要なことである．次の段階としては筋力である．筋力は，ただ単に筋力低下のみではなく，その筋がP型かS型かを正確に評価する．このことはどのように筋力強化をすべきかの方向性や，スプリントの目的に合わせ，アウトリガーの牽引力を決定する裏づけとなる．筋機能の最後に耐久性を評価すべきであり，その結果から必要性に応じ，動的スプリントが利用されたり，装着時間を考えるなど，いろいろな方法が検討される．

　　関節可動域：関節可動域の計測結果は，動的スプリントに対して間接的にではあるが，筋力強化を目的とする牽引力の牽引角度，関節可動域の改善を目的とする牽引力の牽引角度を決定するための基本的情報となる．

　　感覚・知覚：感覚・知覚機能の評価はスプリントにおける圧迫部位を決定してくれる．そして，二次的損傷を防止する情報を提供してくれる，非常に重要な評価項目の一つである．

●精神・心理・社会的評価

　　この項目が，意外とスプリントの効果に影響していることが多い．スプリントは，「正確に装着している」ことがその効果を上げる第一条件である．そして，適切な場面や時間（時期・期間）に装着することである．スプリント療法は他の治療訓練と並行し，また短期間に使用されるものが多い．それを必要以上に装着すると二次的障害を生み，改善を遅らせる．時には予後の機能レベルを著しく低下させることもある．若いセラピストの作製するスプリントの見栄えが悪いのは，現代風のファッションかもしれないが，他人の目を気にする国民性を考えると"出来栄え"は，重要である．時にストラップの代わりに弾性包帯でスプリントを覆うことも必要である．また，患者のさまざまな訴えは謙虚に受け入れ，次へつなげる努力も必要である．

　　　　　　　　　　　　　　　　＊　　　＊　　　＊

　　作製ノートを同時に記入するとその後のフォローアップに際してまごつかない．そして，その後のよりよいスプリント作製に役立つことになる．

3. スプリント作製工程

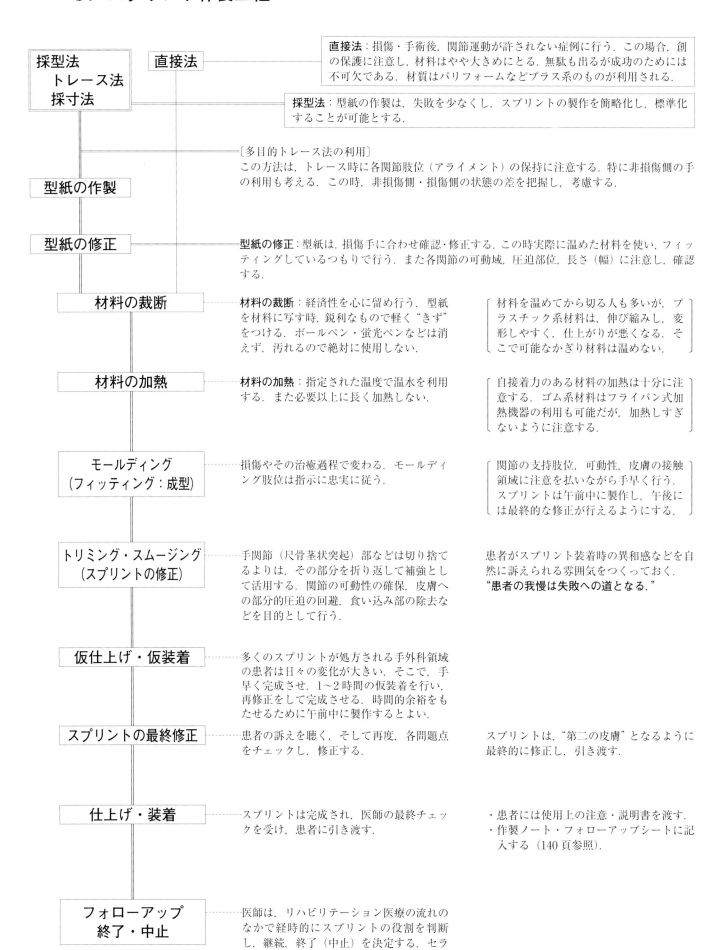

●図説　作製手順

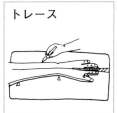

トレース ①
トレースは，関節肢位に注意し，紙の上に静かに手を載せ，その輪郭をとり，各ランドマークをつける．

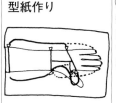

型紙作り ②
多目的トレース法などに従い"ランドマーク"をもとに型紙を作り，はさみで切る．

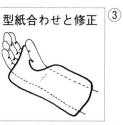

型紙合わせと修正 ③
材料の裁断前：型紙を手に合わせ修正し，失敗を避ける．

裁断 ④
型紙を材料の上に置き，先の鋭いもの（千枚通しなど）で印をつけ，はさみで切る．この時，ボールペンや蛍光ペンは使用しない．

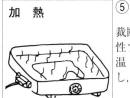

加熱 ⑤
裁断した材料（熱可塑性プラスチック）を適温（70℃前後）で加熱し，軟化させる．

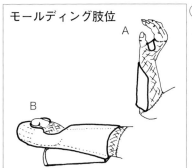

モールディング肢位 ⑥
モールディング肢位
A：掌側対面方式
機能的スプリントは機能的肢位（前腕回内位）でモールディングし，作業時の装着感をよくする．

B：掌側上面方式（小銭受け取り方式）
安静用スプリントは多少余裕をもってこの方式でモールディングを行う．

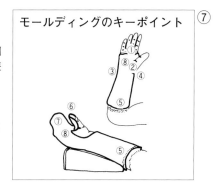

モールディングのキーポイント ⑦

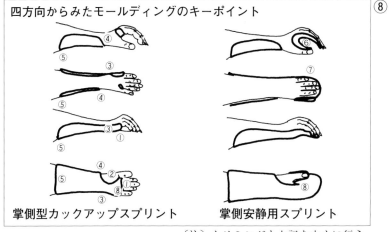

四方向からみたモールディングのキーポイント ⑧

掌側型カックアップスプリント　　掌側安静用スプリント

〔注〕トリミングも上記を中心に行う．

モールディングのキーポイント
① MCP関節の運動制限の度合の決定．
② 母指球の圧迫を避け，CM関節の運動域を保つ．
③ 尺骨茎状突起部への圧迫を避ける．
　特に，前腕の回外・回内のチェックをする．
④ 橈骨茎状突起部への圧迫を避ける．
⑤ 前腕近位部は1/3まで延ばし，圧迫しないように丸味をつける．
⑥ 母指は対立肢位をとり，第一ウェブスペースを確保する．
⑦ 安静用スプリントは，指間を数mm空ける．
⑧ アーチの確保
　縦，横，対立アーチを同時にモールディングする．
カックアップスプリントは全面接触で!!
安静用スプリントはゆったり装着で!!

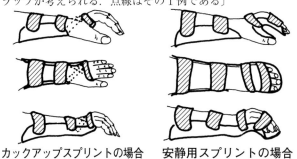

ストラップ 〔以下の2つの方法のほかにもいろいろなストラップが考えられる．点線はその1例である〕 ⑨

カックアップスプリントの場合　　安静用スプリントの場合

日本人は目立つストラップを避け弾性包帯で固定を希望する人が多い．
斜線部はストラップ．

スプリント作製・フォローアップシート	スプリント装着の心得（患者指導用ノート）
（140頁参照）	（141頁参照）

●多目的トレース法の基本トレース：手・前腕軸

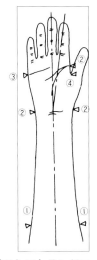
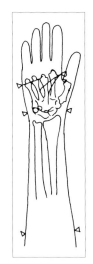
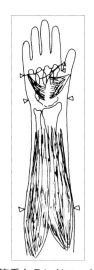
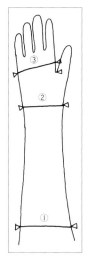

手のシワとランドマーク
① 前腕近位1/3点
② 手関節点（遠位手関節シワ）
③ MCP関節点（遠位・近位手掌シワ）
④ 第一ウェブスペース点

骨格系とランドマーク

筋系とランドマーク

ランドマークと基線・基点
① 前腕線（近位1/3線）
② 手関節線
③ MCP線

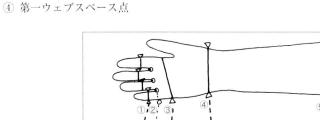
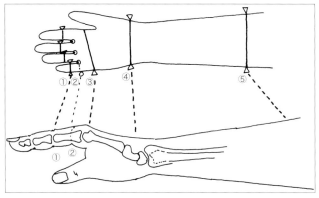

ランドマークと関節運動軸
① PIP関節のシワ，② 水かき部，③ MCP関節の運動軸，
④ 手関節の運動軸，⑤ 前腕近位1/3線

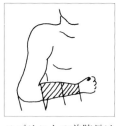

スプリントの前腕長は，肘屈曲運動を制限させないために前腕長の2/3以下とする．

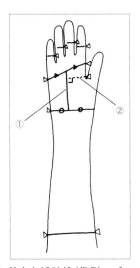
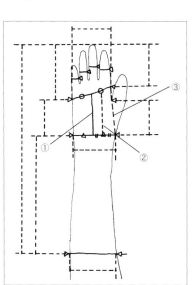

基線・基点と補助線（掌側アプローチ）
① 手掌中心線／② ウェブスペース線

基線・基点と補助線（背側アプローチ）・採寸基本幅・基本長（点線部）
① 手背中心線／② 橈側1/4補助線／③ 橈側補助線

●基本型，基線・基点と型紙の実際

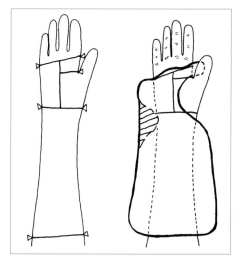

掌側型カックアップスプリント
（斜線部はカットせずに，折り返して手関節部の支持性を強化する）

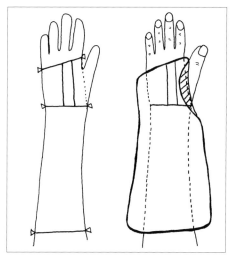

背側型カックアップスプリント
（斜線部は，母指の可動性を高める時はカットし，背側型動的スプリントではカットしない．143, 147頁）

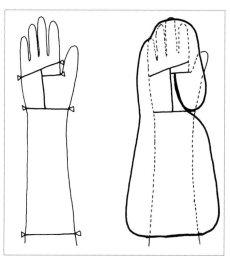

掌側型安静用スプリント

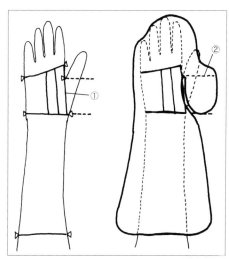

背側型安静用スプリント

橈側補助線（①）と，第一ウェブスペース点から橈側に線（②）を延ばす．この補助線（第一ウェブスペース外側補助線）は母指を支持する．Cバーと対立バーの役割を果たすため母指幅の2倍よりやや広くとる．

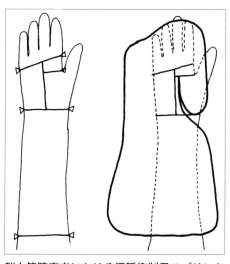

脳血管障害者における浮腫抑制用スプリント

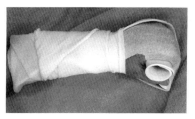

完成写真

●型紙のいろいろ

掌側型

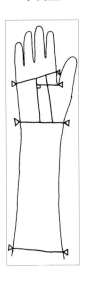

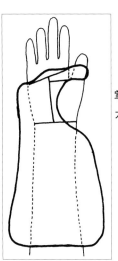

掌側型
カックアップスプリント

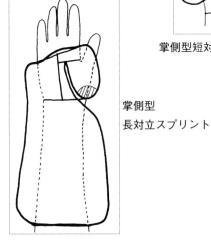

掌側型短対立スプリント

掌側型
長対立スプリント

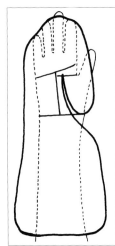

掌側型
安静用スプリント

関節リウマチ用にして尺側偏位を防止する場合は，示指，中指，環指には防止用壁を加えることがある．

背側型

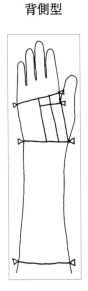

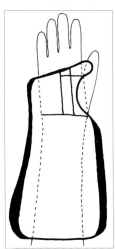

背側型
カックアップスプリント

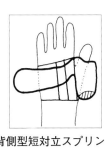

背側型短対立スプリント
（Engen 型から改良）

背側型
長対立スプリント

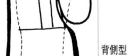

背側型
安静用スプリント

黒塗りの部分は，背側型の橈側と尺側の返し部では必要なく，やや狭くなる．
斜線の部分を切りぬくと，指部は掌側型となる．ただ，この場合，指部と手部のつなぎに補強が必要となる．

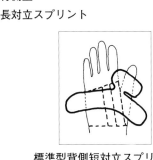

標準型背側短対立スプリント
（Herschell 型から改良）

〔注〕長・短対立スプリントは母指の先（指腹）を使用できるようにするため▨の部分を切り落とすこともある．

●採寸法から型紙へ

（Ⅰ）

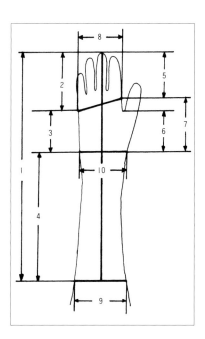

（Ⅱ）

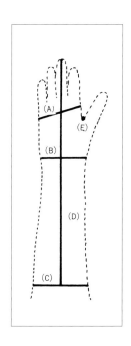

（Ⅲ） カックアップスプリント
（手関節背屈支持用スプリント）

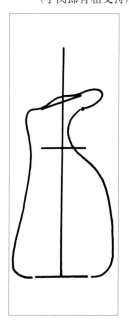

（Ⅳ） 安静用スプリント

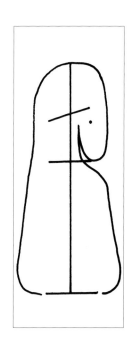

採寸から型紙作り

この方法の基盤はトレース法にあり，4つの基線を作り出す作業となる．この4つのうち3つは，トレース法で説明されているMCP線（A），手関節線（B），前腕線（C）である（→132頁参照）．最後の基線は，前腕から指尖の全体長（D）である．この基線と第一ウェブスペース点（E）によって，型紙作りが可能となる．

上記の4つの基線と1つの基点を出すためにはいろいろな方法がある．そこで図（Ⅰ）の1～10までの採寸が必要となる（5と7は，どちらか一方でよい）．図（Ⅱ）は基線と基点を表している．また，点線は予測される手のトレースである．

図（Ⅲ）と図（Ⅳ）は，カックアップスプリントと安静用スプリントの型紙作りを示している．

実際，採寸からの型紙作りは下記のように行われる．

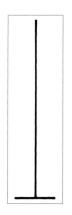

前腕幅と全体長の線を引く

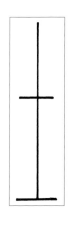

手関節幅の線を引く

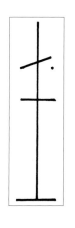

MCP関節幅の線を引き，第一ウェブスペース点をマークする

（ここから図（Ⅱ）に戻る）

● 型紙の修正

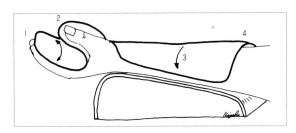
掌側上面方式（安静用スプリント）

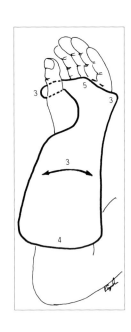
掌側対面方式

　1．指の長さ，2．母指の長さ，3．各部分の幅（返し幅），4．前腕の長さ，5．手掌の長さ，などの長さ，幅をチェックして，必要に応じ，材料の裁断時に調節する．また，型紙の修正肢位は，スプリント作製（成型）時の肢位であり，実際に装着時の肢位が望まれる．特に機能的スプリントは，型紙の修正肢位に注意する．

● 材料の裁断

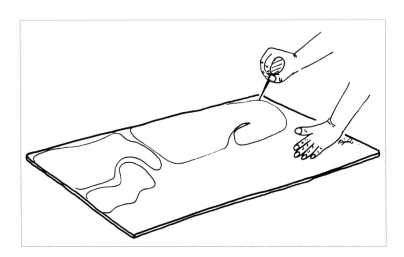

　熱可塑性プラスチック材料のなかでも，低温で軟化し，成型が可能なものは，一般のはさみでも十分に切ることができる．切れない場合は加熱して切ることもある．しかし，自接着力の強い熱可塑性プラスチック材料の加熱後の裁断は，材料の伸び縮み，変形を起こすので避けるべきである．
　裁断に先立ち，型紙を材料に描き写すわけであるが，この時，ボールペンや蛍光ペンは材料を汚すので避けるべきである．線は"千枚通し"のような先の鋭いもので描く．

● 材料の加熱

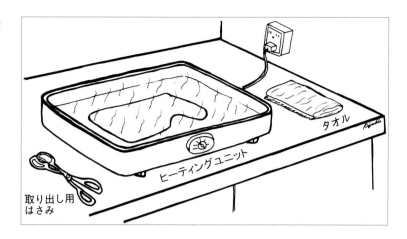

　熱可塑性材料の加熱水温については各発売元が指示している適温（約70～80℃）で行うことが望ましい．また，一般には水を利用してヒーティングユニットで加熱する．一度加熱して裁断する場合は，加熱しすぎないよう注意する．熱可塑性プラスチック系材料は自接着力があり，裁断前の加熱は避けるべきである．

● モールディング：成型と仮仕上げ

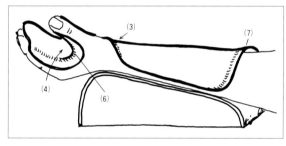

掌側上面方式（安静用スプリント）

（実際はストッキネットで皮膚を保護し成型する）

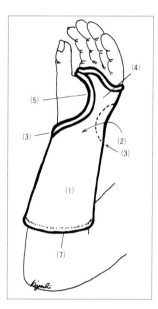

掌側対面方式
（カックアップスプリント）

　スプリントの使用目的で成型肢位が決まる．成型は手早く，全体を同時に行う．初心者は，手指，手（手掌）部から仕上げるとよい．また，前腕部（1）は重力によって引っぱられ，材料が伸び手関節部が薄くなることもあるので注意する．

　手関節部（2）で尺骨の茎状突起に圧がかからないように切り落とすこともあるが，切り落とさずその部位を折り返すことで支持を強化する方法がよい．また，手関節部（3）で成型が適切であればスプリントの滑り現象は最小になる．

　手掌のアーチ（手掌部（4））は，直線の単純な組み合わせではなく，斜に形成されているので成型で曲げる際は十分注意する．特に，示指側に合わせて形づくると，小指ではMCP関節が伸展位となることが多いので，すべてのMCP関節をやや屈曲位に保持し，第4，5CM関節を屈曲位に保持すると対立位に保つことができる．

　母指は，十分に対立位がとれるように（カックアップスプリント（5），また母指球への圧迫はいかなる場合も避ける．安静用スプリントは母指の肢位に注意する．特に第一ウェブスペースを十分に確保する（6）．前腕部（7）は，スプリントの切り口が当たらないように十分にスムージングを行う．

●仮装着

スプリントを仮に仕上げ，10〜15分ほど装着し，圧迫・発赤部位がないかを確認し，完成する．手外科領域の症例では時間が許すならば再度1〜2時間装着し，確認するとよい．この時，以下の項目についてチェックし，スプリントが目的を果たしうるかを再度確認する．確認の際，ストラップを付け，装着する場合もあるが，ストラップの代わりに弾性包帯を利用するとスプリントの全面接着が可能となり，チェックしやすい．

《チェックアウト項目》

1. 可動関節と非可動関節の確認
   - 目的とする関節
     支持）ストラップ/弾性包帯
     固定
     目的とした関節運動が可能か？
   - 二次的に非可動となる関節
     該当する関節
     （二次的障害の防止）
2. 装着（接面）皮膚領域
   - 創との関係はどうか？
   - 圧迫回避領域に圧力がかかっていないか？
   - 循環機能は維持されているか？
3. スプリントの滑り現象はないか？
   - アーチ・隆起部位のスプリントの成型は適切か？
   - ストラップの位置は適切か？
4. 美観
   - ストラップか弾性包帯か
     （患者への心理的作用を重視する）

カックアップスプリントおよび安静用スプリントの接触（接面）領域と循環障害防止

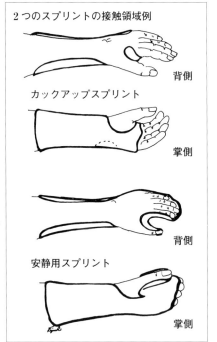

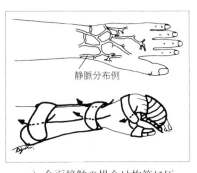

a）全面接触の場合は均等に圧をかけるが，図のように多少すきまをつくり，循環を助ける．

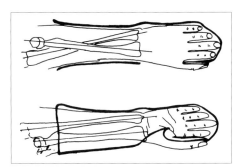

b）安静用装具はスプリント内での回旋運動が可能であり，循環障害は起きない．ただ滑り現象は起こりやすい．

スプリントによる圧迫を避けるべき部位

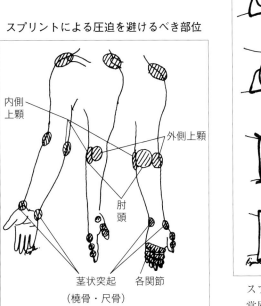

内側上顆／外側上顆／肘頭／茎状突起（橈骨・尺骨）／各関節

スプリントの滑り現象

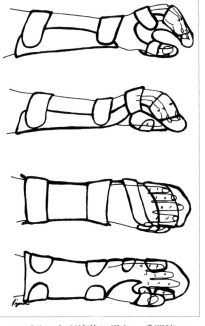

スプリントが遠位に滑り，手関節の掌屈方向へ動き，MCP関節の伸展，PIP関節の屈曲が著しくなる．

スプリントと運動域

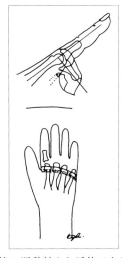

関節の運動軸より近位であればほぼ全可動域が確保される．

●仕上げ

仮装着によって出現してきた問題の部分（圧迫回避領域が圧迫されている，アーチは解剖学的構造に沿っていない）を，ヒートガンなどで修正して完成させる．この時，ストラップを付けていなければ，ストラップを取り付けて完成させる．また，材料の切り口を再度確認し，スムージングを行う．

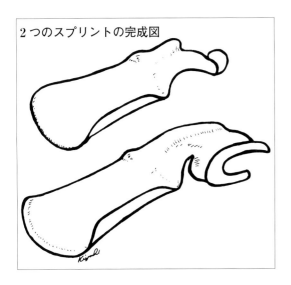

2つのスプリントの完成図

スムージング（ゴム系は深く，プラスチック系は浅く入れる）

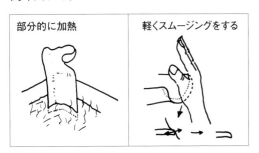

部分的に加熱　｜　軽くスムージングをする

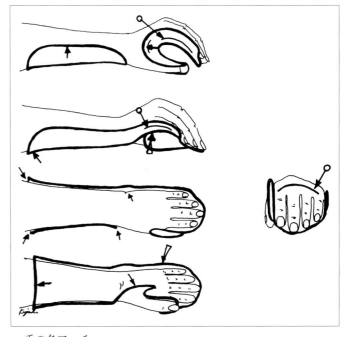

仕上げの問題点．圧迫部（→）と各アーチ（⇢）保持の確認

⇢ 手の各アーチ
→ 局所的に圧のかかりやすい部分でフレアかスムージングを行う
⇒ 第5MCPが関節が伸展拘縮を起こすことのないようにモールディングに注意する

ストラップの取り付け方

1. ビス留め

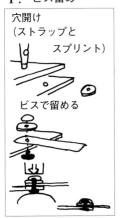

穴開け（ストラップとスプリント）
ビスで留める

2. 接着剤

表面をきれいにして，接着剤をスプリントにぬる

ストラップを貼る．

これだけでなく，ストラップを同一材料で留める

3. 材料同士で接合

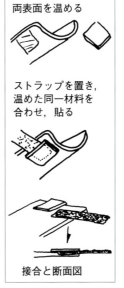

両表面を温める

ストラップを置き，温めた同一材料を合わせ，貼る

接合と断面図

4. 材料にうめこむ

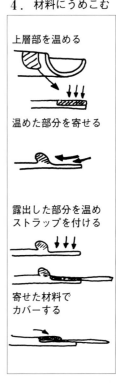

上層部を温める

温めた部分を寄せる

露出した部分を温めストラップを付ける

寄せた材料でカバーする

5. 材料同士をねじこむ

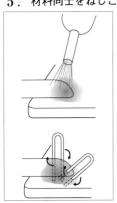

カットの仕方　ゴム系材料

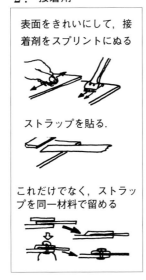

温める
はさみを入れる
内側

[注]はさみは連続的に入れる．

（1，2はゴム系材料に行われ，3，4，5はプラスチック系の材料に行われる）

● ストラップのいろいろ

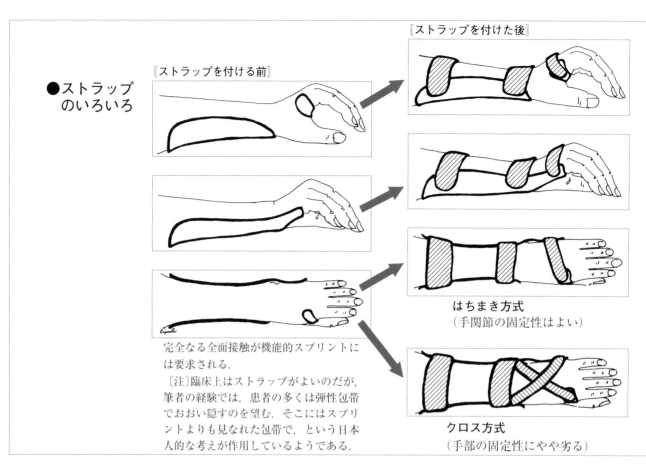

〖ストラップを付ける前〗 〖ストラップを付けた後〗

はちまき方式
（手関節の固定性はよい）

クロス方式
（手部の固定性にやや劣る）

完全なる全面接触が機能的スプリントには要求される．

〔注〕臨床上はストラップがよいのだが，筆者の経験では，患者の多くは弾性包帯でおおい隠すのを望む．そこにはスプリントよりも見なれた包帯で，という日本人的な考えが作用しているようである．

● スプリント作製ノート・フォローアップシート

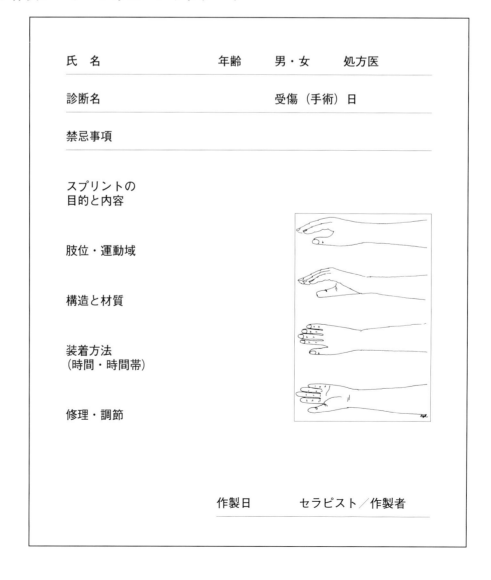

氏　名　　　　　　年齢　　男・女　　処方医

診断名　　　　　　　　受傷（手術）日

禁忌事項

スプリントの
目的と内容

肢位・運動域

構造と材質

装着方法
（時間・時間帯）

修理・調節

作製日　　　　セラピスト／作製者

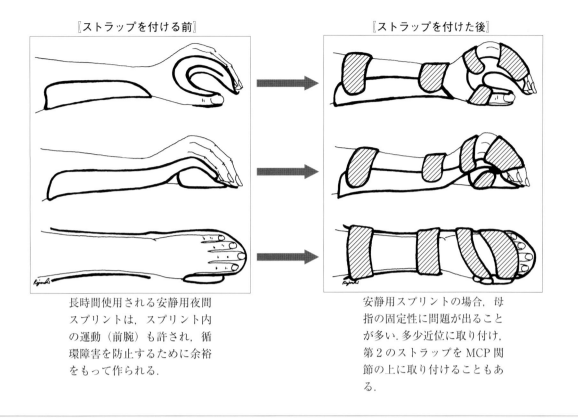

〖ストラップを付ける前〗　〖ストラップを付けた後〗

長時間使用される安静用夜間スプリントは，スプリント内の運動（前腕）も許され，循環障害を防止するために余裕をもって作られる．

安静用スプリントの場合，母指の固定性に問題が出ることが多い．多少近位に取り付け，第2のストラップをMCP関節の上に取り付けることもある．

●装着指導

《スプリント装着の心得》

　　　　　　　　殿　　再評価日

装着上の注意：
　症状が悪化した場合は，来院し，医師の指示を受けてください．また，痛みなど変化が生じた場合も，医師やセラピストにご相談ください．

装着時間：（夜　昼　一日　その他）（　　時間）

修理・調節：
　使用中に，手の状態の変化等によって，スプリントが合わなくなることがあります．すみやかにセラピストに相談してください．

　〔注〕1）汚れは，冷水（せっけん水）で洗う
　　　　2）気温の高くなる所（ストーブ周辺や車の
　　　　　ダッシュボードの上など）に放置しない

　　　　作製日　　セラピスト

装着指導では，スプリントの目的，装着方法，管理等について十分に説明し指導する．装着時間および時間帯はスプリントの目的によって決まるなど，装着内容をよく理解してもらう．スプリントを除去した場合の保護肢位などの教示も大切である．また，患者が子どもの場合は特に，親か家族の理解を含めた指導が必要とされる．「スプリント装着の心得」は，そのつどセラピストから手渡すよう心がけたい．

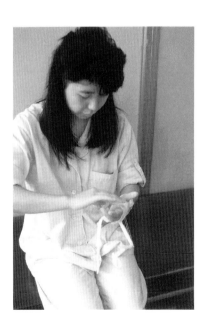

4. スプリント作製のいろいろ

●掌側型カックアップスプリントから MCP 関節用動的スプリントの作製

掌側型 MCP 関節支持用動的スプリント：MCP 関節置換術後など「関節の動的支持用」で利用する．また，MCP 関節の屈曲域改善用スプリントの基盤としても利用される．下の図はトレースからの型紙の作り方である．写真は上が基本型であり，下は橈側支持部をアウトリガー（フレーム）で作ったものである．

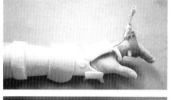
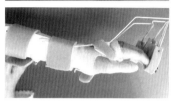
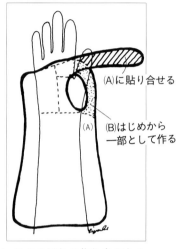

橈側支持部はA，Bの2通りの作り方がある．

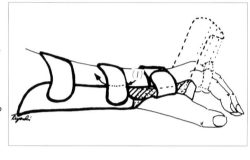

＊掌側型は，ストラップが食い込み浮腫を助長することが多い．両側に"ゆとり"(1)を設ける．
＊手関節部での固定性は低い．

MCP 関節屈曲運動域改善用スプリント：上記の掌側型 MCP 関節支持用動的スプリントを用いて作製するほか，別に作製する場合は，左下の写真のように手袋を加工してもよい．

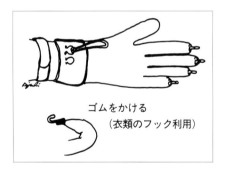

ゴムをかける
（衣類のフック利用）

両側支持式掌側型カックアップスプリントの応用

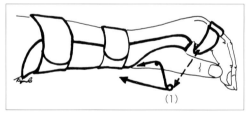

理想的には，牽引力は，点線矢印の方向に行われるべきであるが，アウトリガーが邪魔になるので(1)の滑車を使わず直接牽引する．

屈曲補助用手袋（flexion glove）

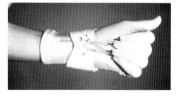

手袋型は，手関節が固定されず効果が出ないこともある．その時は，カックアップスプリントを併用するとよい．

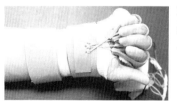

MCP 関節支持用動的スプリントに屈曲運動域改善用スリングを取り付け，兼用スプリントとした．

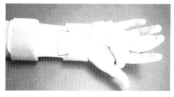

内在筋短縮傾向があり，屈筋（外来筋）が働くと，牽引力が効果的に作用しないために，指にシリンダーキャストを巻き，指伸展位で装着して効果を図った．

●掌側型カックアップスプリントから全掌側型および掌側・背側型安静用スプリントの作製

材質的に支持性が弱いため，高温熱可塑性装具として作製されることの多い安静用スプリントである．

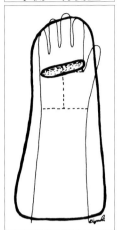

掌側・背側型

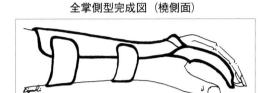

全掌側型完成図（橈側面）

掌側・背側型スプリントは，型紙の図のように，MCP関節部に長円形に穴を開け，手指が通せるように作る．写真のスプリントは，関節リウマチ用の安静用スプリントであり，尺側偏位防止壁が手指間に作られている．作製技術が必要とされるスプリントである．また，痙性用スプリントとして利用されることがある．

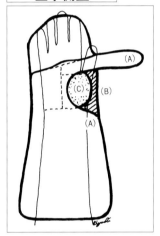

全掌側型

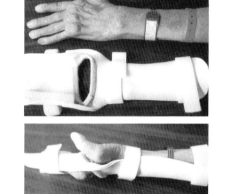

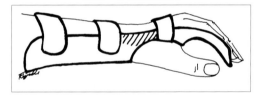

掌側・背側型完成図

作製法には，橈側部(A)を貼り合わせる（貼り合わせ法），斜線部(B)のように，初めから全体の一部（一体法）として作る場合は(C)の部分（母指部）をくりぬく．

貼り合わせ法は自接着力のすぐれた材料を，一体法はそうでないものを使用する．

●背側型カックアップスプリントからPIP関節伸展・屈曲域改善用スプリントの作製

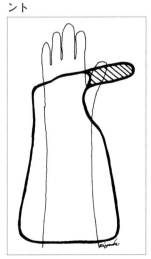

背側型カックアップスプリント

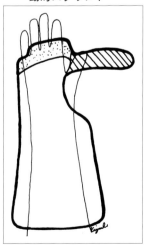

PIP関節伸展域改善用動的スプリント

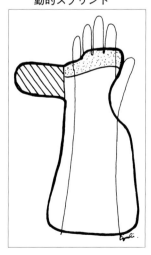

PIP関節屈曲域改善用動的スプリント

斜線部は手掌支持棒(部)である．カックアップスプリントは，支持部はストラップで代用できるが，右の2つのスプリントは固定性を必要とするためあらかじめ加えられる．これは図のように 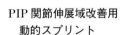 の部分を加えることでMCP関節の過伸展を防止することができる．またMCP関節を固定力を高めるために斜線の部分を大きくとることもある（右図）．

PIP関節伸展域改善用スプリント　MCP関節置換術後のPIP関節屈曲拘縮改善のために使用される．軽い筋機能改善用スプリントとしても利用できる．伸展域改善は，各指の屈曲拘縮の度合に合わせて，フレームが工夫されている．この場合，牽引力は弱い力であり，長い時間装着する．このことから，MCP手掌ストラップは写真のように幅が狭くなる．筋の短縮傾向を伴う場合，各指に合わせ弱い力で長い時間装着するとよい．

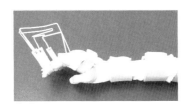

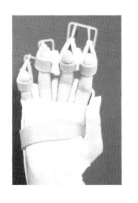

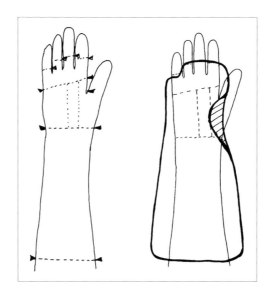

型紙は，小指の部分で他のPIP関節レベルと大きく差があるので注意する．指間を保つために，写真のようにフェルトを入れることもある．また背側型であるためトレース点よりも長めに型紙を作る．
〔注〕筆者は，自接着性のある材料，例えばサーモスプリントを利用する．

装着四方向図

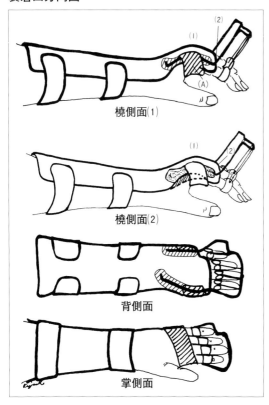

1. MCP・手掌ストラップ(A)が不十分であると，(1)の部分でMCP関節の浮き上がり現象が出現し，牽引力は，テコの原理で考えられるように増加し，(2)のスプリントの遠位端に圧迫力として大きく加わり，二次的損傷の原因となる．そこでストラップは幅広に作る（A）．
2. 作製は，手をテーブルの上に載せて行う．この時，手掌にボールなどを入れると各関節の肢位の確保がスムーズに行える．
3. フレームは，下図のようにする（a）．作製にあたり，示指の手関節レベル接合部（近位端）は崩れを防止するため，折り曲げる（b）．
4. スリングは，指の運動制限を起こさないように「シワ間」の2/3以下，あるいは圧縮可能な材料で指ループを作る（c）．
5. 牽引アライメントは，アーチを考えると扇のように広がるが（点線：e），臨床上，平行かやや橈側から引くとうまくいくことが多い（実線：d）．

〔注〕フレームは先に作り，台となる部分の材料を，成型している時に載せ，自接着する材料で接着させる．（▨部）

フレーム(PIP用)

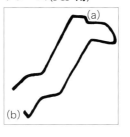

スリング
（ゴムバンドと指ループ）

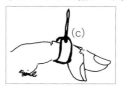

フレームと牽引方向と縦アライメント

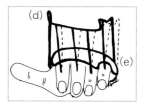

PIP関節伸展域改善用スプリントと新しいアウトリガー「やじろべい」の利用（図132, 86頁参照）

PIP関節伸展域改善用スプリント

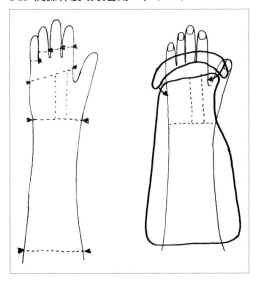

基本的な背側型カックアップスプリントにMCP関節伸展防止（約30°屈曲支持用）バーが付いたものである．
両部品の部分は両側手部で接合するとよい．

アウトリガー「やじろべい」を利用したPIP関節伸展用スプリント

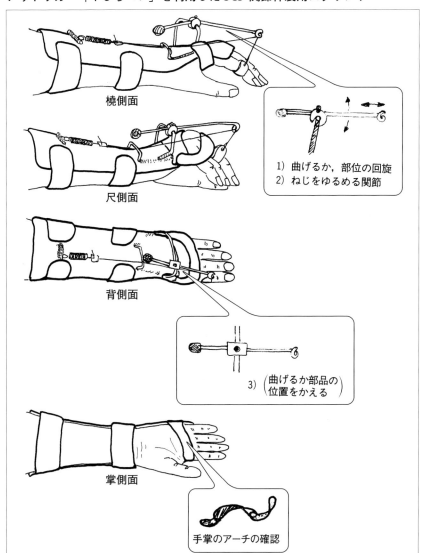

上記のスプリントにアウトリガーである「やじろべい」を取り付けたPIP関節伸展用スプリント．MCPストラップは，本体と同じ材料で両側にベルク口を取り付けるとよい．側方・前後角度の調整は図中1)～3)のように行う．

PIP 関節伸展・屈曲域兼用スプリント　基節骨基部骨折およびK鋼線固定術後

術後の早期運動療法開始により，予後の機能レベルを向上させることとその後の訓練を導入させやすくするために処方される．伸展・屈曲併用型にしたためその結果，MCP・手掌ストラップがそれぞれに作られているが，これについては下記に説明を加える．

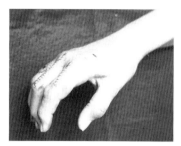

術後，数日で処方が出された．K鋼線が突出している部分もあり，観察を必要とする．

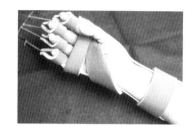

伸展域用

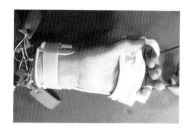

屈曲域用

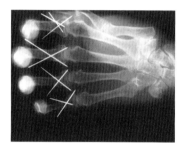

レントゲン写真にてK鋼線の位置は確認できる．

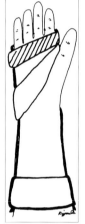

伸展時は強固なストラップを必要とせずとも十分に固定され，PIP関節の伸展も可能である．

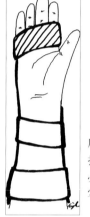

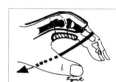

屈曲方向への牽引力は，骨折部の固定を強化して行う必要がある．そのため図・写真のように作られる．

〔注〕矢印は牽引方向　黒塗部は骨折部　斜線部はストラップ

兼用型：屈曲用アウトリガーの取り付け

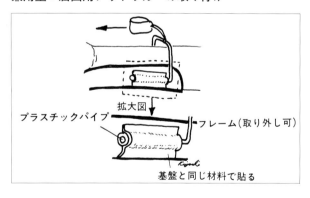

兼用のため屈曲用アウトリガーは取り外し可能とした．左図に示したように作る．牽引方向が遠位になり，その力がそのままアウトリガーの固定力となる．

次に，MCP関節用の動的スプリントの作製について解説する．このスプリントは，背側型カックアップスプリントが基本となる．関節リウマチにより著しい尺側偏位を起こし，関節の機能が失われた時に施行されるMCP関節置換術後に，MCP関節支持用動的スプリントとして利用されている．これには，A. Swansonが考えた動的装具もあるが，見た目に攻撃的で喜ばれない．

MCP 関節伸展保持用動的スプリント　Swanson Implant 使用

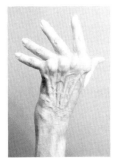
尺側偏位

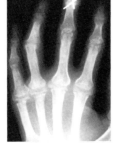
レントゲン像（Implant）

MCP関節置換手術後3〜5日に装具・スプリント療法が開始され，治療訓練が開始される．Swansonは動的装具の使用を奨励している．筆者は背側型MCP関節保持用スプリントを使用していた．

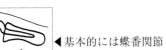
◀基本的には蝶番関節となる．

動的装具
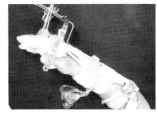

組み立て式装具である．指にシリンダーキャストを併用し，前腕部には屈曲改善用スリングを取り付けている．

背側型MCP関節保持用スプリント
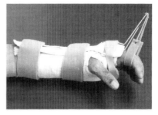

背側型カックアップスプリントに除圧工夫を施している（B）．

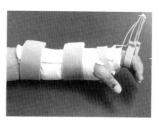

除圧部にスプリントの基盤が届かないように工夫する．

背側型カックアップスプリントの型紙と作製

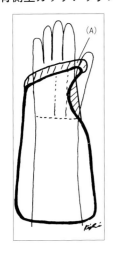

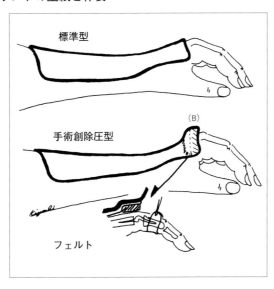

標準型

手術創除圧型

フェルト

作製の基本は背側型カックアップスプリントである．MCP関節レベルでの手術創への圧迫を避けるために型はやや大きめ（A）に，そして創の部分にはフェルトなどを入れて成型し，保護する（B）．

フレームの位置と関節アライメント

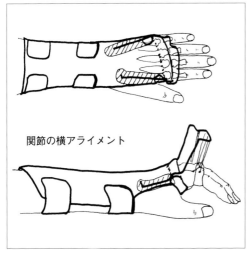

関節の横アライメント

フレームは自接着材料でも作られる．（▨接着部）

索引方向

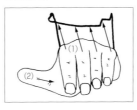

◀一方向の牽引力で保持するために，やや斜めの橈側から牽引を行うとよい（1）．母指の内転方向の力は，示指のMCP関節での回旋力になるので注意する（2）．

フレーム

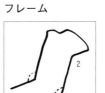

▲1と2の2カ所でフレームは折られ，これらの部分で微調整が可能となる．

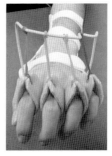
実際例

●尺側偏位防止（改善）用スプリント

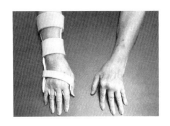

関節リウマチによる尺側偏位は掌側への亜脱臼を伴うことが多く，簡単に矯正することは難しい．しかし，放置することは尺側偏位を助長することにもなる．そこで，スプリントでは次のように作り，夜間用も兼ねることもある．

〔注〕
最近，このスプリントの材料として布などソフトなものを利用したものが紹介されているが，Class I であればよいが，すでに MCP 関節の掌側亜脱臼を起こしている症例では，運動学的に改善するよりも，増悪させる恐れがあり，注意すべきである．

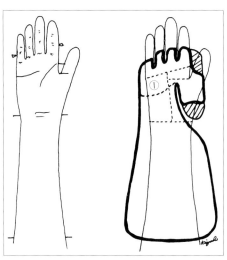

///部をカットすると長対立スプリントとして利用できる．

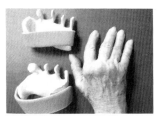
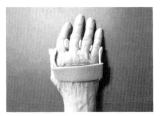

写真は型紙の点線①の部分でカットした手型スプリントである．

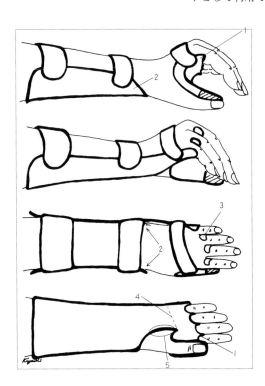

1. MCP 関節支持部は MCP 関節点（手掌シワ）までのばし，MCP 関節の運動を制限する．

2. 橈骨・尺骨茎状突起部に圧がかからないように注意する．

3. 尺側偏位防止（尺側ストッパー）部は，指が出ないように，指の背側 1/2 ほどまでで折り返す．

4. 点線の部分で切り離すと手型スプリントとなる．

5. 母指球への圧迫は避ける．

尺側ストッパーは右図のように作られる．

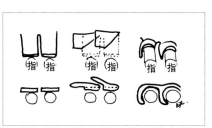

●橈骨神経麻痺に対するスプリント

◎ガレンガー型スプリント
（動的スプリント）

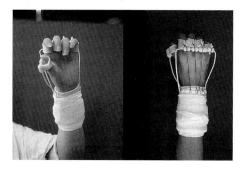

橈骨神経麻痺が圧迫などで下垂指・下垂手が起こった場合，数カ月で回復することが多い．しかし，その間にただ手を垂れ下げていることができないので，手関節支持用装具としていろいろなものが作られる．最近，利用されはじめているガレンガー（Granger）型スプリントの製作を紹介する．

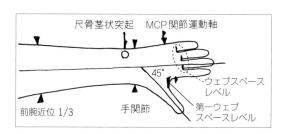

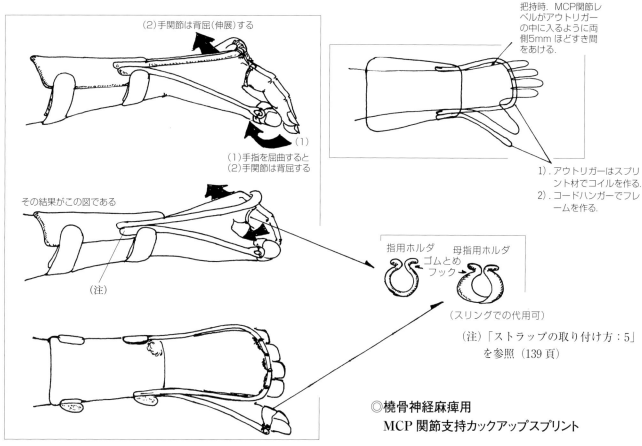

1）．アウトリガーはスプリント材でコイルを作る．
2）．コードハンガーでフレームを作る．

（注）「ストラップの取り付け方：5」を参照（139頁）

◎橈骨神経麻痺用 MCP関節支持カックアップスプリント

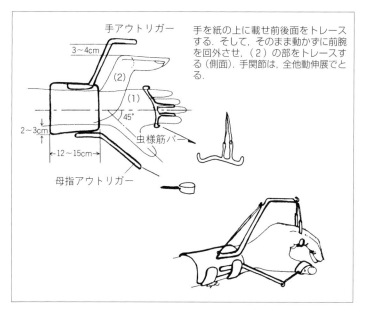
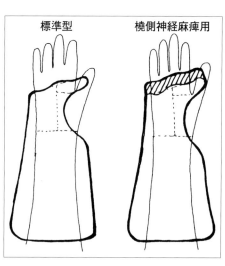

標準型カックアップスプリントにMCP関節支持部（斜線）を取り付けて橈骨神経麻痺用にする．

●平行棒式スプリント　安静用や伸張用に使用される

手関節の支持角度を調節することによって徐々に伸張が可能である．また，この調節を簡単に行うことができる．脳血管障害で把握反射などをおそれる場合は，この方法でスプリント療法を行うこともできる．

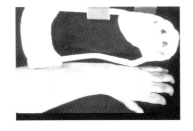
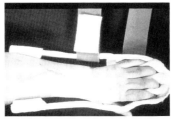

左の症例は，腱，神経損傷であり，再建途中の処方である．二次的損傷の原因となる知覚麻痺による受傷を防いだり人工腱を固定するねじからの圧迫を軽減するため，手部にエラスタマを入れている．

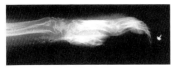

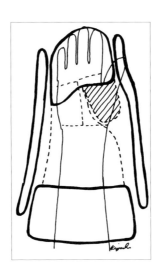

作製は棒2本に，手部，前腕部を図のようにとり，作る．手部の斜線の部分はCバー用であり，必要なければ取り除く．前腕部は10 cmほどの幅にとるとよい．2本の棒は中にコードハンガーなどを入れると強化できる．
材料は自接着が可能なプラスチック系が適当である．ストラップは手関節背側部が支点となり重要である．また，圧もかかるので幅の広いものがよい．

平行棒式カックアップスプリント

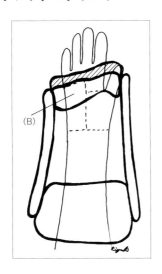

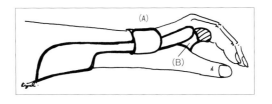

斜線部はMCP関節支持部である．

安静用と同様に作られる．4つの部分（棒，MCP関節支持部，手掌部，前腕部）を個々に作り，貼り合わせる．手関節肢位は両側の棒を曲げて支持角度を決める．伸展域への可動性が低下している場合は問題ないが，可動性が出てくるとストラップ（A）のみでは固定できないために，手背，前腕部に1つずつ必要となってゆく．▨の部分はMCP関節を支持する時には，支持用として（B）の部分を長くする．

●保護用スプリント　腫瘍の切除による骨移植後の固定のために使用した例

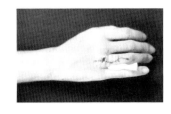

術後，骨移植部隣接関節の固定と外力からの保護を目的にガートレット型の安静用スプリントが処方され，作られる．スプリントの中で最も固定力をもつ構造である．作り方は，手・前腕の厚みを加味して型紙（斜線 A 部分）を作ることが必要であるが，そのほかに変わったことはない．

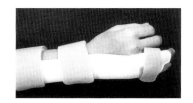
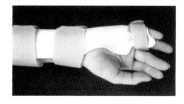

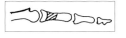

斜線は腫瘍切除後骨移植部

手と型紙

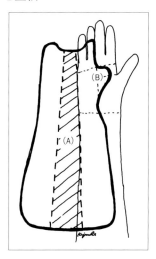

装着図（尺側）
（斜線（A）は身体部位の厚みの部分である）

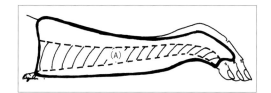

固定を必要とする以外の部位の運動を自由に行えるように手掌部をトリミングする．運動を行っても(B)部の支持が十分であれば固定力は低下しない．また，固定力を強化する場合，スポンジよりはフェルトで行うとよい．長時間の装着を必要とするため，指間での相互圧迫により褥瘡をつくることがあるので，写真のように指間にフェルトなどを入れて除圧し，同時にアライメントを保つよう装着する．

Club hand と支持用スプリント

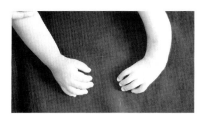
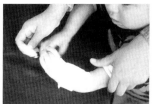

幼児，小児のスプリントの作製・装着は非常に難しい．骨の太さと軟部組織（皮膚を含む）の厚さの比は成人のそれと比較にならないほど大きく，スプリントの滑り現象を助長している．その結果，スプリントの固定は難しくなる．また，club hand は手関節部で橈屈，掌屈傾向をともなう．これを支持，改善するために，また，一部分に圧が集中しないようにガートレット型のスプリントが作られ，図のように全面接触を基本として，3 点固定が行われる．

3 点固定と全面接触

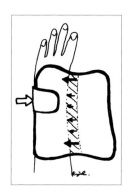

◀小さい黒矢印は，単にスプリントによる全面接触による圧であり，大きい黒矢印は⇨に対しての 3 点固定である．

装着図（橈側）

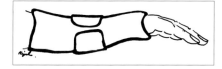

[注意]先天性疾患で注意を必要とするのは，変形改善の目的で一度に大きく伸展しないことである．これは，神経血管系を多大に伸張し，二次的な損傷を引き起こすことがあるからである．

● **保護・治療訓練用スプリント** 屈筋腱縫合術後の保護と早期運動療法開始法（Kleinert〈変〉法）に使用される．

装着は屈筋腱の治癒状況によって多少変化するが，手関節や手指の伸展制限をし，再断裂を防ぐことを目的に約3週間以上固定される．そこで，心地よいものを作る必要がある．スプリントは，シーネ固定に比較すると固定性や心地よさに欠ける．特に，固定性の低下は，再断裂を引き起こす原因となる．再断裂は，予後の機能的レベルを低下させるとともに，機能の回復を著しく遅らせる．

◎ Kleinert 変法

トレース肢位と型紙　　　　　　　　　　　Kleinert 変法での成型肢位

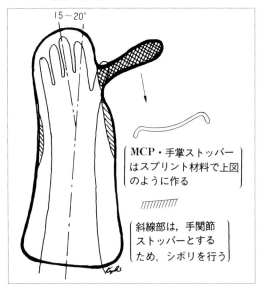
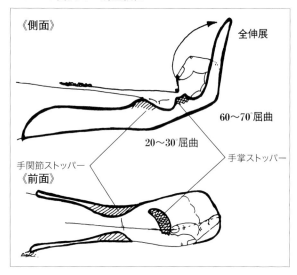

手関節を20～30°屈曲位に保つため，この時生じる尺屈を予測して，トレース時にやや尺屈位で行う．また，MCP関節，手関節部での滑り現象を防止するために，MCP関節と手掌にストッパーを作製し，手関節部はシボリ（斜線部）を行ってストッパーとする．

このスプリントは，作製する前に，患者に「再断裂防止法」を説明する．患者がこの方法を理解した時点で作業を開始する．
作製作業の間，患者は可能なかぎり手関節を"他動的"に屈曲位に保っていなければならない．
セラピストは成型を行う時も，この原則を守る．成型時上図のように，手関節は20～30°掌屈，MCP関節は60～70°屈曲，そして，2つのPIP関節は，全伸展できるようにする．また，指を全屈曲位に保つための牽引力はP. Brandは200～300 g以下というが，50～100 gほどで十分である．Kleinert 変法は，手掌部に滑車を付け全屈曲を助けている．自動伸展時に痛みが出現したり，牽引力が強いと屈筋群の同時収縮を引き起こすので注意が必要である．

＊Hunterは，この後に1週間ほどリフトカフにゴムバンド牽引を取り付けた簡易的な保護用スプリントが使用される．最近は端々縫合の技術もすすみ，再断裂の恐れも少なくなっている．最近は，手関節を20～30°の屈曲肢位に保つことは，異和感を生じさせるため，対象者が管理下で，十分に治療法を理解できるならば，手関節も中間位に近づけている．また同時にMCP関節も約50°の屈曲に緩和されている．

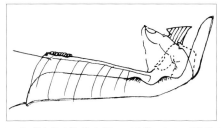
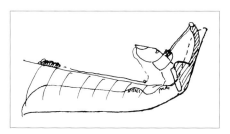

Hunterは，「再断裂は腱縫合部へ，近位，および遠位からの牽引力が同時に加わった時に起こるが，どちらか一方であれば，その可能性はきわめて低い」と述べ，さらに「縫合腱を緩める保護肢位であれば，1つの関節のみ，特にPIP関節の伸長は可能である」と述べている．上の図は，左がMCP関節を全屈曲位にしてPIP関節の徒手的な伸長を示し，右は同じようにMCP関節を全屈曲位に保ちながら伸長するPIP関節伸展補助用アウトリガーである．ここでの原則は弱い力で長時間装着することである．

〔注〕屈筋腱縫合後の問題として，時にPIP関節の屈曲拘縮があるが，「シリンダーキャスト法」によって改善することもできる（156頁参照）．

●RIC型把持スプリント　前装具療法としての訓練用スプリント（スプリント療法）

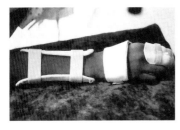

簡易的ではあるが，作製には高度な技術が必要である．また装着，使用訓練は根気が要求される．作製にあたり，把持メカニズムとテノディーシス様作用を十分に理解していなければならない．時に指伸筋が作用していれば，164頁のコイル式スプリントを利用することでPIP関係の屈曲拘縮が防止でき，手の機能は拡大される．

写真はRICの一つの型である．一般に前腕部は橈側が開いたガートレット型にするとよい．

手部（短対立スプリント）

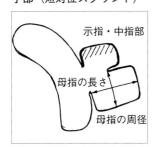

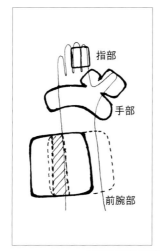

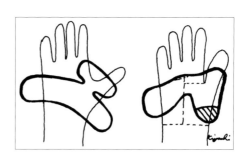

Herschell型　短対立スプリント　　Engen型　短対立スプリント

RIC型把持スプリントの4方向装着図

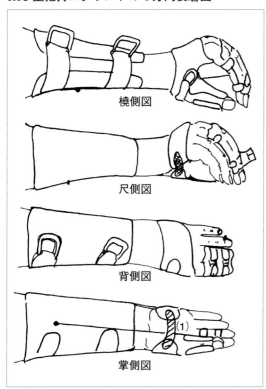

橈側図／尺側図／背側図／掌側図

成型のポイント

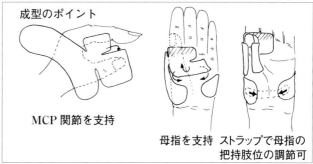

MCP関節を支持　母指を支持　ストラップで母指の把持肢位の調節可

手関節の支持性はないが把持装具を使用する前の訓練用スプリントとしては便利なものである．装着し，操作するのは大変ではあるが，把持装具が処方された時，その導入が非常に楽になり，患者は自信をもつ．また，一定のレベルの患者に，そのままの能力でも装具などの使用により機能は拡大し，生活そのものの幅も広がることを理解させることができる．

≪作製上で注意すること≫

1. 指部の成型時，示指と中指の指尖部が平行していないと把持動作時，母指とこれら二指が「成型後の把持肢位」のように合わなくなる．このため成型時，中指のPIP関節の屈曲度はやや大きくなる．
2. 手部は，母指が適当な把持肢位に保てるように，背側型スプリントの手掌部（掌側図：(1)）両端に穴を開け，その橈側・尺側端を引き付けられるようにストラップを取り付ける．また，力の変換用の「ひも(2)」は，この下を通すとよい．
3. 力の変換用の「ひも」の長さは，手関節を軽く伸展した時に把持できるように決める．
4. 前腕部は橈側でストラップで留め，ストラップにはDリングを付けると操作しやすくなる．患者がこれらを容易にできるようスプリントはガートレット型にするとよい．ただ把持装具への前段階の訓練用であるので，セラピストが代わりに装着を行ってもよい．

成型後の把持肢位

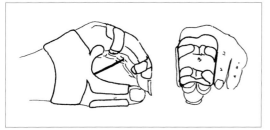

上の図は手指部を示している．示指，中指はともに先端（指尖部）が横からも前からも一致していなければならない．

●長対立スプリント・短対立スプリント（短把持スプリント）　正中神経麻痺用スプリント

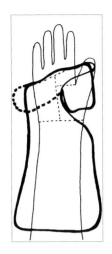

母指を把持肢位（図61, 37頁）に保つスプリントである．特に正中神経の麻痺により母指が示指・中指などと把持作用を行うことが不可能となった時，母指を把持肢位に保ち可能とする．手関節の支持が必要か否かで，長あるいは短対立スプリントとに分かれる．しかし，機能的には，静的把持スプリントである．

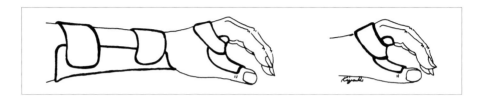

　　　　長対立スプリント　　　　　　　　　　　　短対立スプリント
　　　　　　　　　　　　　　　　　　　　　　　　（短把持スプリント）

◎短対立スプリント：手型動的把持スプリント（随意伸展・他動尺側内転）

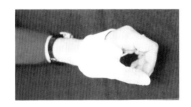

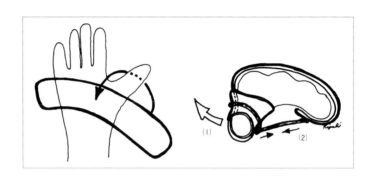

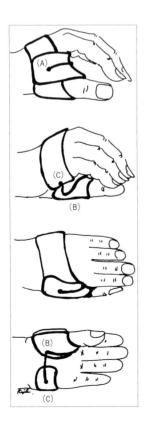

静的把持スプリント（短対立スプリント）の装着により，手の機能の一つである把持機能は改善する．しかし，手を台の上についたり，物を押す時，掌を開くことができず不便なことも多い．正中神経麻痺のみで尺骨・橈骨神経支配筋が残存している時は有効である．橈側外転方向への動き（1）を（2）のストラップで調節できる．

作製は，左図のように細長く材料をとり，母指を中心に巻きつけるようにして作り上げる．そして，ゴムバンド（尺側内転力）を（A）から，（B）を介して（C）に取り付ける．この時（B）は滑車様の働きをさせる．

●ウェブスペーサー

(1)エラスタマの使用例　幼児：母指形成術後

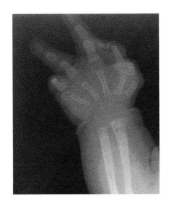
レントゲン像

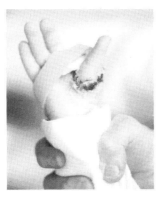
手術後10日ほどで処方された

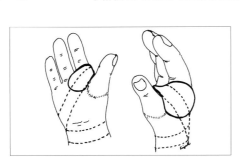

本幼児の例では母指形成術後の第一ウェブスペースの確保，手術創の肥厚性瘢痕性拘縮の予防のために処方された．スプリントは，これら2つの目的を同時に満足させるために「エラスタマ」（「5．スプリントの適応」，52頁参照）を使用し，創に均等に圧がかかるようにした．また，ストラップは，スプリントの"すっぽぬけ"を防止するために「8文字式ストラップ」で手関節にもかかるようにしている．エラスタマの使用は，ウェブスペースの創全体に均等圧がかかる目的で使用された．他の方法としては，一般的な材料で，ウェブスペーサーを作り，装着にあたり，手とスプリントの間に「エラスタマ」を流し込み，均等圧をかける方法がある．

ウェブスペーサーとストラップ
手の重要な機能で，対立運動の大きな担い手である母指の掌側外転域を確保する．

(2)一般的材料の使用例　子ども：再接着

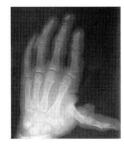
レントゲン像
（一部皮膚は付いていた）

拘縮の予防用としてのウェブスペーサーである．このウェブスペーサーは，簡易的なものであり，改善にともなって徐々に可動域を広げることができる．

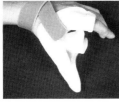
夜間用ウェブスペーサー
（示指のMCP関節）

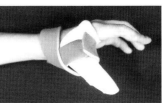
昼間用ウェブスペーサー

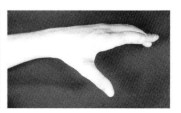
装着後の第一ウェブスペース
（十分に確保されている）

(3)ウェブスペーサーとスタンプキャスト　成人：部分切断

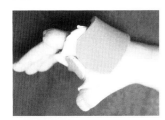
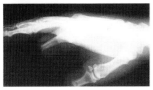

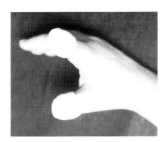

ウェブスペーサーとスタンプキャストが同時に使用できるように作る．スタンプキャスト（断端ギプス）は，断端の形を整えるために利用される．

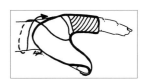
夜間用ウェブスペーサー

ストラップは「8文字式ストラップ」が固定力があり，有効である．母指については多少運動ができるように一部切除してもよい．

●**保護用スプリント（サムスパイカ）**　母指 MCP 関節での尺側側副靱帯再建術後の保護

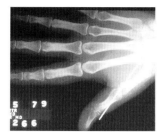
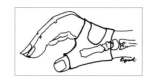
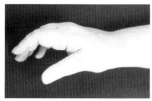
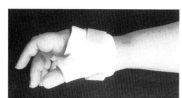

手術後，手全体の機能低下が生じ，手の使用を促すために，スプリントで保護しながら手指の訓練が行われた例．作業用であり，多少第一ウェブスペースが狭くなっているが，本例ではストレッチングは入れなかった．必要であれば夜間用としてウェブスペーサーも含めた構造にできる．サムスパイカともいえる．

〔保護の条件〕
1．PIP, CM 関節の運動制限．
2．手部全体で保護する．
3．固定が十分でなければ，一部手関節にかけることもある．

●**安全ピン型指伸展用スプリント**（古くから使われている伸展域改善用スプリント）

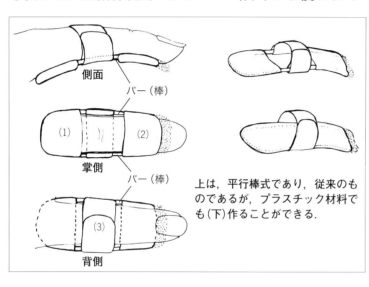

両側のバーは，ピアノ線やコードハンガーを利用し，(1),(2)の部分はプラスチック材で成型する．(3)のストラップは，ベルクロで作る．これは，PIP 関節上にくるようにする．(2)の部分は DIP 関節の支持が必要であれば，多少長く作る．この時 DIP 関節の過伸展を起こすことのないようにして注意する．
PIP 関節の屈曲角度は両側のバーで調整し，両側とともに伸展位にしていく．
また，バーの材料を SMA 鋼線にすることで多少の屈曲運動を許すものもできる．

●**シリンダーキャスト**

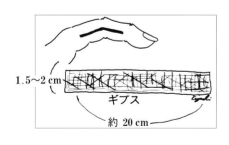

油性のクリームを拘縮指にぬり，ギプスを巻き，乾く前にやや伸展させる（伸長）．また取り外し用として遠位部を切り取ることもある．プラスターパリスは，3〜4枚使用する．

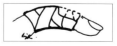

〔注〕毎日と週1回のアプローチでは差はないという報告があるが，筆者の臨床経験では，3〜4日に一度は替えるのがよい．

●運動学習・可動域改善用スプリント

先天性骨成長異常による基節骨遠位部の側屈変形を骨切り術によって矯正し，骨のアライメントを改善した例．術後の訓練で指伸展がMCP関節での過伸展，PIP関節での軽度屈曲という運動パターンに変化した．同時にPIP関節での屈曲拘縮傾向が著しくなり（写真），上記の目的でスプリントが作られた．

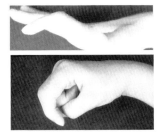
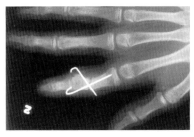

アウトリガーは牽引に使用するゴムバンドとの関係が大きい．こうしたケースでの牽引力は，弱い力で長い時間装着できるようにするのがよい．また，示指以外の母指・指の運動の妨げにならないように基盤（スプリント本体）を作る．

骨切り術後の骨アライメントを示している．

手のトレースと型紙

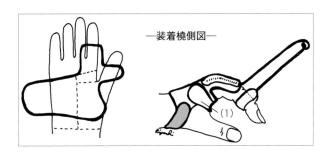

ストラップは，手掌ストラップのみで十分である．スプリントの滑り現象が心配であれば網かけ部の手関節ストラップも考えられる．弱い牽引力であればMCP関節部で浮き上がり現象は生じないが，防止のためストラップ(1)まで幅広のものを作る．

●指伸展用スプリント

簡易的なPIP・DIP関節伸展用スプリントである．MCP関節については目的によって角度を変えることができる．ただ，牽引力は弱いので，拘縮が強い場合は十分な効果を得ることはできない．

手のトレースと型紙・フレーム

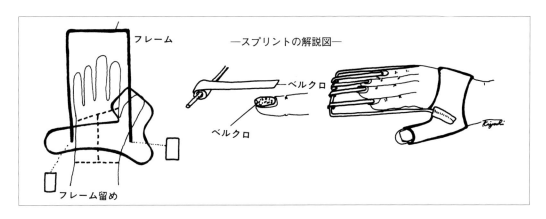

1. 伸展支持はベルクロ（静的）であるが，爪にフックを取り付け，ゴムバンドで牽引してもよい．
2. スプリントによる牽引力は，第一ウェブスペースにかかるためスプリントがずれることがあり注意する．
3. このスプリントは，肢位保持には効果があるが，引っぱり装置が貧弱であり，改善が必要な部分がまだある．

●**再屈曲拘縮防止用スプリント**　デュピュイトラン拘縮による指屈曲拘縮に対する筋膜切除術（fasciectomy）後

デュピュイトラン拘縮は観血的治療後も再び屈曲拘縮を起こすことがあるために，予防の目的で数カ月スプリントが装着されることがある．この症例では，小指，環指のPIP関節レベルで再屈曲拘縮防止用スプリント（手掌スプリント）が作られた．原理はパネル型（手関節の角度を掌屈，背屈のいずれにも調節できる）の装具の一つである手掌装具（palmar orthosis 指伸展用装具）からきたものである．

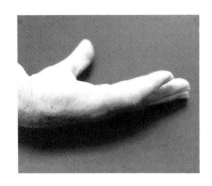 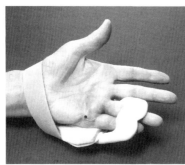 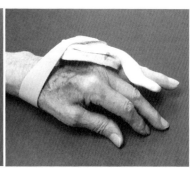

コイル式手スプリントであり，プラスチック系材料が最適である．また，手背部に入れる材料はフェルトを使用し，スポンジは避ける．

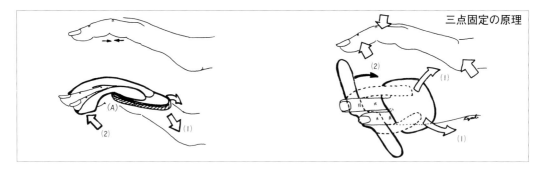

(1)は，手関節ストラップでスプリント本体を調節する．(2)は，スプリントの指部で，(A)を支点に(1)のストラップで伸長が調節可能となる．

〔この方法を利用すれば，状況が変化してもいろいろなスプリントを作ることができる〕

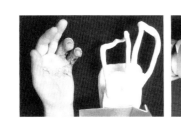 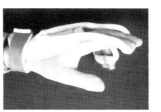

指全体に屈曲拘縮が出現し，それぞれの程度には差がある．特にデュピュイトラン拘縮の手術後の再屈曲拘縮予防用スプリントでは，各指別々に伸長力がかかるように工夫することが容易である．

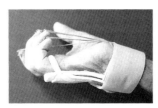 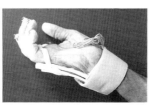

2つのPIP関節のみの屈曲域を改善するために利用した手掌スプリントと屈曲改善用牽引装置（動的リストカフ）の同時使用した例．

●屈曲拘縮改善（伸展域拡大）用装具　動的装具か静的装具か．痛みを伴う腱鞘炎に起因する指の屈曲拘縮

　動的装具（指用逆ナックルベンダ）の牽引力は，痛みを引き起こし，それを軽減するために屈筋群が働き，関節そのものは屈曲位を保つため可動域は改善されない．この症例においても同様な結果が出たため静的スプリント（指伸展用スプリント）が試みられた．静的スプリントでは，弱い力で段階的に，少しずつ矯正される．特に痛みのない範囲内で行われる．また，あっても一時的であり消失する．動的装具では牽引力は改善しても同じようにかかり，"休む間もなく力"が加わり，違和感を引き起こし，屈筋群の収縮を引き起こす結果となる．また，本例は多関節にまたがる拘縮であり，このような単関節アプローチは効果が出なかった．

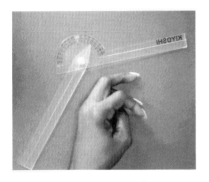
屈曲拘縮角の測定

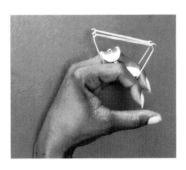
指用逆ナックルベンダの装着
（可動域は改善されていない）

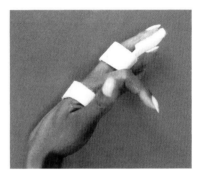
指伸展用スプリントへの変更
（可動域に改善がみられている）

手のトレースと型紙（静的スプリント）

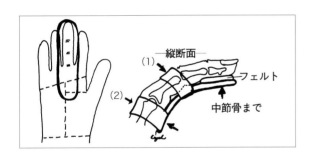

1．DIP，MCP関節を含めてスプリント療法を行うと圧の分散ができる．
2．DIP関節の過伸展を起こしやすいので十分に注意する．
3．ストラップは基節骨部(1)と，MCP関節部(2)とを取り付ける．

●MCP・手掌支持付き指伸展用スプリント　ペイントガン外傷

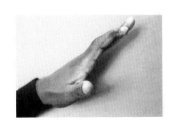 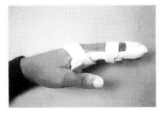

ペイントガン外傷で，多関節にわたる腱鞘の感染症後に起きた指の屈曲拘縮改善用スプリントで，指の伸展域の改善を目的に作られた．この症例は，スプリントの滑り現象を防止するためにMCP関節部・手掌支持部を付けた．

手のトレースと型紙

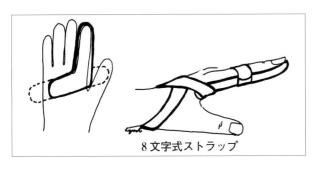
8文字式ストラップ

MCP関節部・手掌支持部は，必要であれば，点線の部分まで拡大し，支持性を強化することもできる（左）．もし，これでも不十分の時は手関節へ8文字式ストラップを取り付ける（右）．

●Capener型ワイヤースプリント

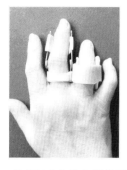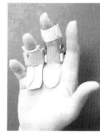

軽度屈曲拘縮と指伸展力が弱い例に利用した．屈曲改善には別に静的スプリントを作った．

伸展補助用スプリントとして利用されることが多く，PIP関節屈曲拘縮の改善としてはあまり効果がない．作製は特殊な道具によってスプリングを作る（下図）．

手 順

① 1mm径のステンレス製のピアノ線を図のように指幅でU字型に作る
② U字型の底を手掌シワ（132頁：遠位近位手掌シワ）すなわちMCP関節運動軸に合わせ，水かきの部位で背側に曲げる（両側）．
③ 背側に曲げた両側のピアノ線を指部の厚さの中心（2等分）点で，さらに曲げる．
④ 図のように骨組みを指にあてがい，PIPシワの部分でベンダーで掌側に540°回転（一回転半）させ，曲げる．
⑤ ④の結果，450°の巻きが可能となる．（矢印）
⑥ ⑤の（矢印）の部位をまっすぐになるように曲げる．
⑦ フレームの完成．スプリントは（イ）（ロ）（ハ）の部分にストラップなどを付け，3点固定を行うことで完成となる．

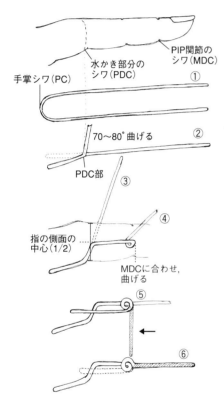

⑦ 完成図

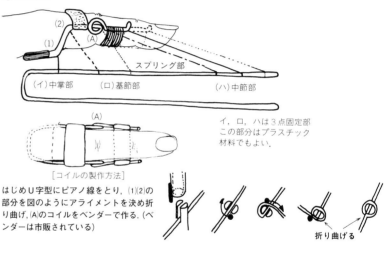

イ，ロ，ハは3点固定部
この部分はプラスチック材料でもよい．

[コイルの製作方法]

はじめU字型にピアノ線をとり，(1)(2)の部分を図のようにアライメントを決め折り曲げ，(A)のコイルをベンダーで作る．（ベンダーは市販されている）

●全指式Capener型ワイヤースプリント

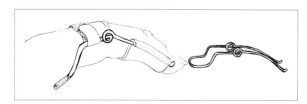

DIP関節の軽度屈曲位で作る．これはDIPの屈曲拘縮を同時に改善する時にも利用できる．

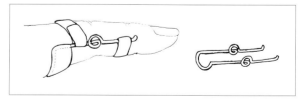

コイルスプリング式安全ピン型スプリントである．

●PIP 関節伸展補助用スプリント

ピアノ線を使用　　　　　　SMA 鋼線を一部使用　　　　SMA 鋼線を使用（反転させ，牽引する）

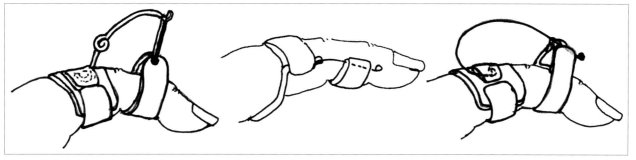

少し，"遊びごころ"で，スプリントの多様性に挑戦する．動的スプリントを効果的にするために，弱い力（50 g/cm²以下）で長時間装着できるものを作る．左からステンレス鋼線によるアウトリガー（スリング式），中央はケープナー（Capener）型のスプリングに代わり，SMA 鋼線を一部使用．右は SMA 鋼線を new spider のように反転させ，スリング式で牽引する．これらの牽引力は鋼線の選択とスリングとの触接面の大小で変化をもたせることが可能である．

◎伸展保持用スプリント

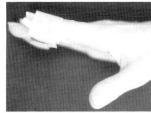

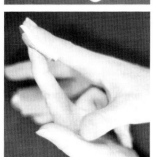

アルミ板製簡易指スプリント

槌指後の非観血療法として簡易的にアルミ材などでシーネ固定（スプリント：写真）を行うことも多い．

8 文字型指スプリント（伸展保持用スプリント）

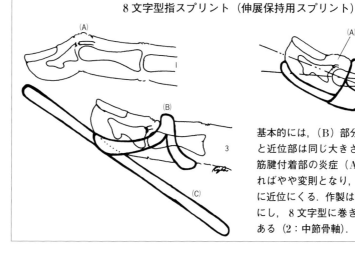

基本的には，（B）部分を境に遠位部と近位部は同じ大きさになるが，伸筋腱付着部の炎症（A）が残っていればやや変則となり，図の3のように近位にくる．作製はコイル状（C）にし，8 文字型に巻きつけるのみである（2：中節骨軸）．

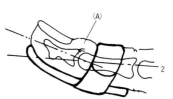

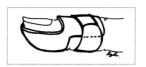

スタックス指装具

この装具はサイズを合わせ，トリミングを行い，ストラップを取り付けて完成する．

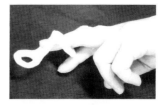

自接着力のあるプラスチック系が最適である．PIP 関節を同時に屈曲位に保つ場合は写真のようにする．この例は，装着指導を怠ったために褥瘡化した例であり，注意が必要である．

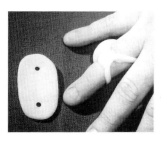

左の写真のようにして作ることもあるが，コイル式指スプリントと装着感を比較すると劣る．

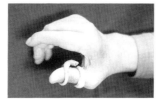

目的は多少異なるが，母指 IP 関節屈曲用スプリントとして 8 文字型指スプリントを利用することも可能である．写真は半年以上使用してこわれたものであり，十分採算が取れる．また，この程度であれば廃材で十分である．

《手指の屈曲補助具》

MCP関節を含め指の屈曲域を改善する．材料はベルクロを利用する．作製は2.5 cm幅のものが利用され，右下の図のようになる．装着は左下の図のようになる．この時，手関節が屈曲すると効果は出ない．そのために掌側型カックアップスプリントを併用することもある．

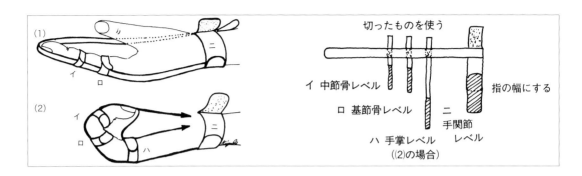

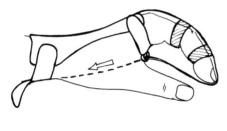

手指の屈曲補助具に，背側型手関節保持部を取り付けると，よりMCP関節レベルでの屈曲作用を強化できる．

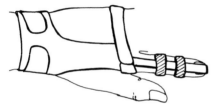

背側型手関節保持部は，背側カックアップスプリントのように前腔口部を十分に作ればより完全なものができる．

バックルアンドストラップ

このスプリントは，図のように指全体を屈曲位で保持し，その周りをベルトでしめる方式をとる．静的スプリントであるが患者自身の手で徐々に"しめる"ことができる．しめても痛みは一時的であり，非常に効果的なスプリントということができる．ただ"しめ過ぎ"を注意させる．

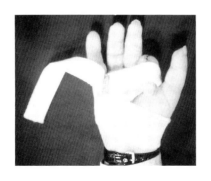

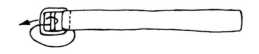

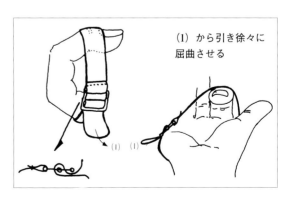

●指屈曲用スプリント

DIPトラッパー　腱損傷後で二段階腱移植術を予定している症例：他動的屈曲域の改善用

術前の他動的関節可動域の確保は非常に重要であり、その目的でいろいろな工夫が凝らされる。このDIPトラッパーもその一つであり、「ふくろう」のような型を下図のようにベルクロで作る。これはDIP, PIP両指節関節を同時に改善することができる。

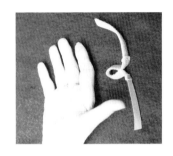
指とDIPトラッパー

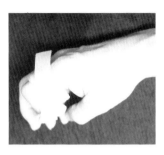
DIPトラッパーの装着

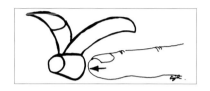

縫い物のキャップのように作り、それにふくろうの羽のようなストラップを付けるものである。羽の部分は左右がベルクロのオス面とメス面が合うように作る。

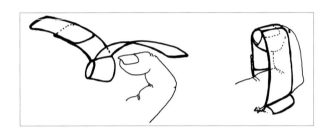

〔注〕：長時間装着すると爪を痛めることもある。特に十分にキャップ部に爪を入れていないと、なりうる。

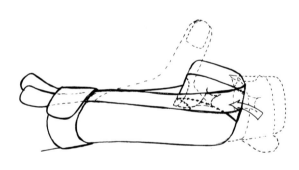

DIPトラッパーと、MCP関節屈曲用バンドを併用すると、手指の全屈曲用スプリントができる。

簡易的DIPトラッパー　関節他動的屈曲域改善補助具

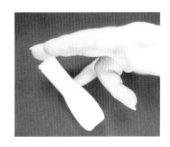
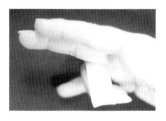

材料は「ゴムテープ」（幅1.5～2.0cmほど）が使用される。製作は、15cmの長さにとり、5cmほどで縫い目を入れ、ループを作るだけのものである。簡単な屈曲補助具ではあるが、効果的である。装着時「爪」にかけないように注意する。

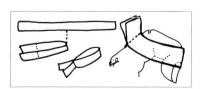

屈曲域改善用簡易 "動的リストカフ" と工夫

1. 過敏症で手を使わない，あるいは痛みのため保護しすぎのため，手の萎縮と内在筋の萎縮による手指の関節の伸展拘縮傾向が著しい症例に処方されたもの．

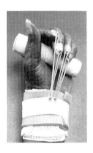 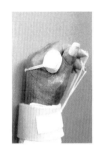

工夫：ハンドロールの利用
動的リストカフでは，牽引力が一部の関節（動きやすい関節）に集中してしまうことがあるが，このハンドロールの利用で全関節の屈曲域の改善ができる．また，患者にとっては，把持動作訓練を自動介助訓練として行うことが可能となる．ハンドロールのサイズを変えることによって，段階的にアプローチしなければならない．

2. 橈骨遠位端骨折後，手関節・手指の関節の著しい運動制限をきたし，その後の訓練でも手指の回復が遅れ，手内筋マイナス傾向の手となったため処方されたもの．

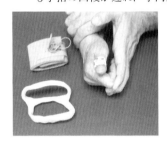 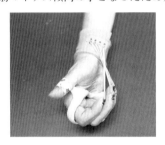

工夫：コイル式スプリントの利用
鷲手様変形，こわばりが著しい手に対して，MCP関節を屈曲位に保持し，指全体の屈曲域を改善していく．すなわち，PIP関節のみの屈曲域拡大とならないように注意する．このコイル式手スプリントはADL訓練に使用し，運動パターンも改善する．

●コイル式スプリント　手用スプリントと指用スプリント

手の内在筋が十分に働かなかったり，中手骨骨折などの後遺症として，MCP関節の過伸展とPIP関節の屈曲傾向が出現し，手が十分に開かない時に，効果的なコイル式手の伸展スプリントである（コイルは5mm径ほど：虫様筋カフ）．

手用スプリント　　　指用スプリント　　　伸展力が強く，横バーを入れた例

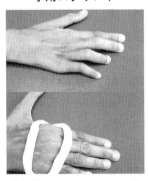 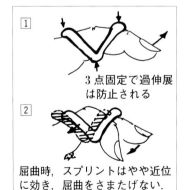 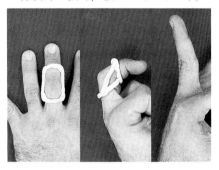

虫様筋カフであり，右に作製法を示す．

3点固定で過伸展は防止される

屈曲時，スプリントはやや近位に効き，屈曲をさまたげない．

MCP関節運動制御としてのコイル式スプリント（虫様筋カフ）

尺骨神経麻痺手に対して
(1) 第4・5指のMCP関節の運動制御

この原理を利用して尺骨神経麻痺手（鷲手変形）にも利用できる。

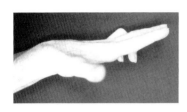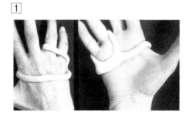

製作上、5〜8mm径ほどのコイルを20〜30cm長に作り、成型する。材料は、プラスチック系のものを使用すると、自接着力もあり、また、手・手指の凹凸に全面接触しやすく、最適といえる。

このスプリントは、使用時、図①のように3点固定となり、指のMCP関節の過伸展は防止される。屈曲時は、スプリント全体がやや近位に移動するため指の屈曲はスムーズに行われ、握り動作は問題なく行われる。

(2) 第2〜5指のMCP関節の運動制御

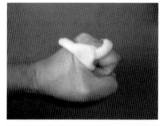
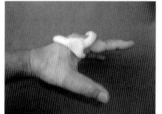
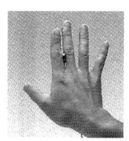

第2指と第5指の間の約4.5倍の幅のコイルを製作する。

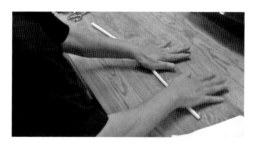

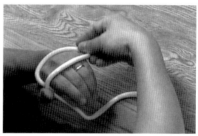
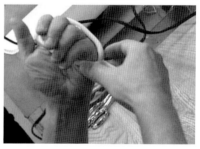

図のように背側に楕円状に巻き、母指側で癒合させ、掌側に持ってゆく。

コイル式スプリント（虫様筋カフ）から短対立スプリント

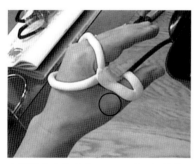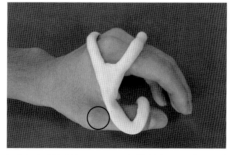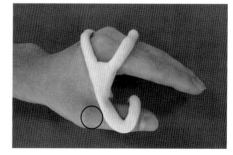

虫様筋を本体として、Cバーと対立バーを兼ねた付属品をつけると簡易的ではあるが短対立スプリントができる。この時、Cバーと対立バーを兼ねたコイルを加えるが、できれば○印のMCP関節の上にくるようにするとよい。

● new spider：Musashi を作る

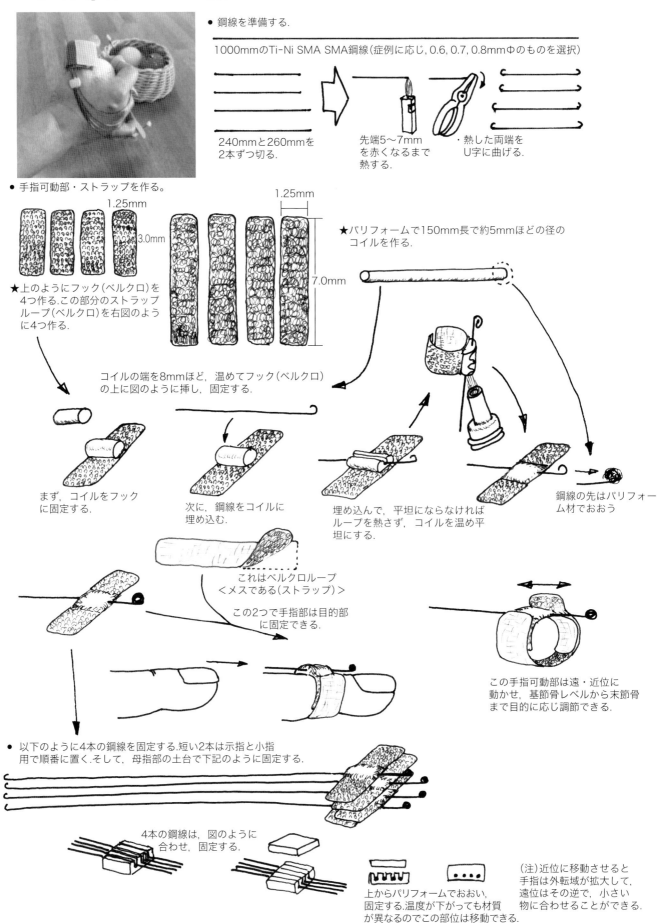

III．スプリントの作製　167

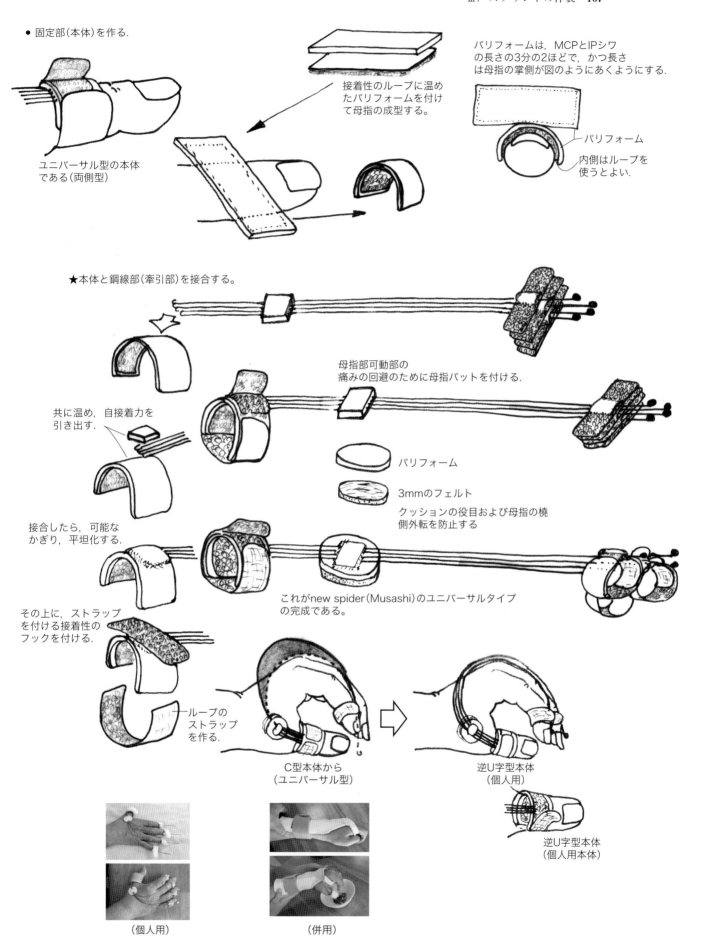

〔注〕ここではユニバーサル型new spider(Musashi)の作製方法を示した。臨床では，これを装着し訓練をしてゆくなかで鋼線部の長さを決定して，各症例ごとのnew spiderを作る。この時，個人用new spiderの本体は上図のように逆U字型とする。また，手関節の屈曲傾向の強い症例では，コイル式カックアップスプリントを併用してもよい。

●資料　スプリント材料の比較表：2014

	特徴	軟化温度・時間と状態	伸張性	接着力	耐久性（材質の劣化）	留意点・そのほか
パリフォーム	手・指の隆起に対し、指紋がつくくらい成型しやすい。自接着があり、細工ができ、動的スプリントに適している。粘土のように使え、手指の細かいスプリントにも適している。	70〜80℃（色の変化なし：3分加熱）。ベタつきは少ないが、折れ重なると自接着する。また、変形しやすく、伸びやすい（形状記憶なし）。	著しい加熱（軟化）後の取り扱いに十分注意。	自接着はよく、細工もできる。細かい切り落としも捨てるところがなく、経済性に富む。	材料保存は相対湿度が65%以下、気温が4℃〜35℃の暗い倉庫や机の引き出しの中なら問題はない。また、スプリント（製品）となった場合でも3カ月以上は問題ない。	加熱時に、まんべんなく熱せられないこともあり、注意する。接着させるときは、一部をよく熱し、両方の材料を混ぜるようにし、その後はスムーズにしておく。再加工はできない。
アクアプラスト	手・指の隆起に対してやや成型しにくい、自接着があり、細工もでき、動的スプリントに適している。	60〜70℃（透明になる：3分加熱）、多少ベタつきがあり、折れ重なると自接着する。また、変形・伸びづらい（形状記憶はよい）。	やや著しい加熱（軟化）後の取り扱いに十分注意。ほかの材料に比較すると、形状記憶とともに机の上に置くともとの平板（形）になる。	自接着力はよいが、ほかの材料に比較すると、形状記憶となり、細工にやや劣る。	保存に関しては相対湿度が65%以下、気温が4℃〜35℃の暗い倉庫や机の引き出しの中なら問題はない。また、スプリント（製品）となった場合でも3カ月以上は問題ない。	形状記憶があり、再挑戦はできるが、一回で成型（モールディング）するようにする。
オルフィット	手・指の隆起に対して細かく成型しやすい、自接着があり、細工ができ、動的スプリントに適している。	60〜70℃（半透明になる：3分加熱）、ベタつきがあり、折れ重なると自接着する。また、変形・伸びづらがある（形状記憶がある）。	やや著しい加熱（軟化）後の取り扱いに十分注意。	自接着はよく、細工もできるので粘着型、切り落としを捨てることもなく、経済性は高い。	保存に関しては相対湿度が65%以下、気温が4℃〜35℃の暗い倉庫や机の引き出しの中なら問題はない。また、スプリント（製品）となった場合でも3カ月以上は問題ない。	加熱時に、まんべんなく熱せられないこともあるので、注意する。接着させるときは、一部をよく熱し、両方の材料を混ぜるようにし、その後はスムーズにしておく。ほかの材料に比較するとリサイクル材料で安価。

この表は、筆者が常用するパリフォーム（Smith & Nephew）に対し、市販されている代表的なものと比較したもので、内容は自らの使用経験に沿った事柄・注意点・留意点を加えてある。筆者は、穴あきの材料は加熱の均等化が難しいことと、熱湯きりが難しいのでストッキネットを使用し、穴なしを使う。

購入先：パリフォーム・アクアプラストはわが国でもこれに準じたキャストでポリキャスト EX という材質もあったが、これも生産中止になっている。オルフィットは類似品と言える。パリフォームとオルフィットは酒井医療（株）、オルフィットはパシフィックサプライ（株）、さらにオルソプラスト（株）。熱可塑性プラスチック材料のみとなっている。現在は生産中止となっている。パリフォームでもこれらに準じたキャストでポリキャスト EX という材質も長く使用されてきたが、これも生産中止になっている。これらを見ると、より手の隆起に対応できるプラスチック系の材料が残っているといえる。最近は、各社とも 1.6 mm から 3.2 mm と幅をもたせた厚さを販売しており、用途に応じて使い分ける。

和文索引

ア

アーチサポート　31
アーチの崩れ現象　77
アームスリング　47
アウトリガー型　77
足継手　22
操り型　77
安静用肩装具　43
安静用スプリント　99
安全ピン型スプリント　118
安全ピン型（針金枠式）装具　33
アンダーアーム型側彎症装具　18

イ

痛み　53
医療用装具　15

ウ

ウェッジ　31
ウェブスペーサー　155
運動学的な対立アーチ　77

エ

エアースプリント　100
エラスタマ　60, 61, 155
遠位横アーチの平坦化　77

オ

オーバーヘッドスリング　43
オッペンハイマー（Oppenheimer）　7
オッペンハイマー型装具　36, 65
オルソカラー　15, 16

カ

ガートレット型（装具）　36, 73, 80
回内・回外前腕装具　41
解剖学的アーチ　77
下肢装具　19, 20
肩関節亜脱臼防止用装具　47
肩関節外転用装具　41, 42
肩駆動式　38
肩装具　41
肩の機能障害　92
カックアップスプリント　7, 54, 74, 122
ガレンガー型スプリント　36, 65, 149
感減法（desensitization）　112

関節リウマチ　91
関節リウマチ用スプリント　100

キ

機能的肩装具　42
機能的骨折用スプリント　40
機能的スプリント　72, 74
機能的分類法　71, 72
ギプス採型法　127
基本的な分類　71
逆Z型変形　97
逆ナックルベンダ　34
胸腰仙椎装具　16
金属足継手　25

ク

クレンザック　22
クレンザック継手　20

ケ

頸胸椎装具　15
痙性用スプリント　100
頸椎装具　15, 16
腱機能障害　92

コ

コイルスプリング式装具　33
更生用装具　15
骨折装具療法　74
骨折用スプリント　40

サ

採型法　14, 127
採寸法　14, 127
サムスパイカ　156
三角ソケット型下肢装具　30
3点固定の原理　75, 80
サンドウィッチ型（装具）　36, 73, 80

シ

尺側偏位　95, 148
尺骨神経麻痺手　165
手関節駆動式　38
　　──把持スプリント　60
　　──把持装具　37
手関節装具　36
手指の骨折　92
術前評価　58
ジョイントジャック　33, 58
上肢装具　32

掌側アプローチ　75
掌側型（装具）　73
掌側型カックアップスプリント　142
掌側上面方式　131, 137
掌側対面方式　131, 137
上腕装具　40, 41
シリンダーキャスト　58, 156

ス

スウェーデン式膝装具　28
スクリュースプリント　33
スタックス指装具　161
スタンプキャスト　155
スパイダー装具　52
スパイラル型（装具）　73
スプリント　3, 60
　　──装着の心得　141
　　──の条件　68
　　──の適応　52
　　──の目的　61
滑り現象　77
スワンネック変形　96

セ

正中神経損傷　35
静的スプリント　74
脊髄損傷　91
前装具療法的の訓練　104
先天性股関節脱臼　29
全面接触の原理　75, 76, 80

ソ

装具　3
創造性　60
側彎症装具　18
ソミーブレース　15, 16

タ

ダーメンコルセット　17, 18
ターンバックル　6, 28, 40
第一ウェブスペース　114
体外力源駆動式　38
体幹装具　16, 17
対立運動域　37
多関節アプローチ　57
ダブルクレンザック　22
短下肢装具　20, 23
単関節アプローチ　57
弾性型　77
短対立装具　34

短把持装具　34

チ
チェック・ポイント　14
虫様筋カフ　165
治癒過程　59
長下肢装具　20
長軸アライメント　78,79
長対立装具　35
直接法　14,127
治療用仮装具　15
治療用装具　15

ツ
継手型　77
つめ車駆動式　38

テ
適合法　127
手外科領域　92
手装具　34
デニスブラウン装具　30
手のアーチ　76,77
テノディーシス（腱固定術：tenodesis）様作用　37
テノディーシス様作用　39,101
デュピュイトラン拘縮　158

ト
橈骨神経麻痺　35,65
動的スプリント　74,76
動揺性　54
トーマス型懸垂スプリント　65
トーマス型懸垂装具　7,36
トーマスリング　30
特殊訓練　58
トラッパー　163
トリミング　14,83,127
トレース法　13,127
トロント型下肢装具　29

ナ
内反尖足　26

ナックルベンダ　34

ネ
熱可塑性材料　83
熱傷　91

ノ
脳血管障害　91

ハ
背側アプローチ　75
背側型（装具）　73
把持肢位　37,114,153
把持装具　9,37,60
8文字型　73
8文字型指スプリント　161
8文字式ストラップ　52
バックルアンドストラップ　33,52,162
バディスプリント　52,118
パラポジウム　29
バランス式前腕補助具　8,49
ハローブレース　15,16
パンケーキ型（装具）　36

ヒ
非機能的スプリント　72
飛行機型装具　41,42
膝継手　22
肘装具　40

フ
フィラデルフィアカラー　15,16
フォローアップ　69,127
フォローアップシート　128,140
プラスチック足継手　25
プラスチック短下肢装具　24
プラットホーム型　36
フレーム型（装具）　73

ヘ
平行棒式スプリント　150
変形の可能性　56

ホ
ポータブルスプリングバランサー　44
ボストン型側彎症装具　18
ボタン穴変形　96

マ
股継手　22
マッキーベン人工筋　38
末梢神経損傷　92

ミ
ミルウォーキー型側彎症装具　18

メ
免荷装具　30
免荷の原理　18

モ
モールディング　14,83,127
モールディング肢位　131

ユ
ユニバーサル法　13
ユニバーサル方式　127
指駆動式　38
指装具　32
指用逆ナックルベンダ　33,159
指用ナックルベンダ　33

ヨ
腰仙椎装具　16,18
横アライメント　79

ラ
ランチョ（Rancho）型把持装具　66

リ
リーメンビューゲル　29
リングロック　20,22

欧文索引

A
axonotmesis 111

B
ball bearing feeder 50
BFO 49
Bisgrove 9
brace 3

C
Capener 型ワイヤースプリント 56,160
Capener 型ワイヤー装具 33
Capener ワイヤースプリント 8
CPM (continuous passive motion) 10,40

E
Engen 型把持装具 4,66,77

F
FB. Thomas 7
functional arm orthosis 50

G
GE Smith 5

H
Hammond 7
Herschell 8

K
Kleinert 変法 63,152
Kleinert 法 63

L
locking mechanism 47

M
mobile arm support 50
Musashi 35,99,166

N
neurapraxia 111
neurotmesis 111
new spider：Musashi 35,99,166

P
PIP 関節伸展域改善用スプリント 144
PTB 短下肢装具 30

R
RIC (Rehabilitation Institute of Chicago) 型把持スプリント 4,9,60,66,101,104,153

S
SMA 鋼線 35
spider splint 80
splint 3

T
trigger finger 117
T ストラップ 26,27

V
VL Nichel 3

Z
Z 型変形 97

著者略歴

矢﨑　潔（やさき　きよし）

　1948年生まれ．1972年3月都立府中リハビリテーション学院作業療法学科卒，都立老人総合研究所リハビリテーション医学部勤務．1976年1月Malick，他のもとでの研修出張を振り出しに，西部ペンシルバニア病院，フィラデルフィアハンドセンター，インペリアルポイント医療センターに勤務．1983年帰国し，岩手リハビリテーション学院にて3年半学生指導に当たり，1987年4月大野中央病院に入職し，2000年3月退職．その後，臨床，および教育現場を数箇所回ったが，「セラピィの理念」から遠くかけ離れている場面に多く遭遇した．そこで，私設事務所（リハビリテーションアカデミー市川）を開設し，細々とその理念を守る人々の手助けをしてゆくことを決意し，2005年1年間を過ごした．2006年に入り再び"手のリハビリテーション"におけるセラピィの向上のため私設事務所内に"Hand on club"を置き，若い人々の技術向上の活動をはじめた．2006年サンビレッジ国際医療福祉専門学校専任教員，2010年より目白大学保健医療学部作業療法学科教授．

手のスプリントのすべて〔第4版〕

発　行	1994年 5月20日　第1版第1刷
	1998年 4月 5日　第1版第4刷
	1998年 8月10日　第2版第1刷
	2005年 2月 5日　第2版第5刷
	2006年 4月10日　第3版第1刷
	2013年 3月30日　第3版第7刷
	2015年 7月30日　第4版第1刷Ⓒ

著　者　やさき　きよし
発行者　青山　智
発行所　株式会社 三輪書店
　　　　〒113-0033 東京都文京区本郷6-17-9　本郷綱ビル
　　　　☎ 03-3816-7796　FAX 03-3816-7756
　　　　http://www.miwapubl.com
表紙デザイン　石田香里（アーリーバード）
印刷所　三報社印刷株式会社

本書の内容の無断複写・複製・転載は，著作権・出版権の侵害となることがありますのでご注意ください．

ISBN 978-4-89590-523-7　C 3047

JCOPY　＜（社）出版者著作権管理機構 委託出版物＞
本書の無断複製は著作権法上での例外を除き禁じられています．複製される場合は，そのつど事前に，（社）出版者著作権管理機構（電話 03-3513-6969, FAX 03-3513-6979, e-mail: info@jcopy.or.jp）の許諾を得てください．